KNAUR
MENSSANA

Dr. med. Christopher Kelly
Dr. med. Marc Eisenberg

MUSS ICH JETZT STERBEN?

Das medizinische Nachschlagewerk – nicht nur für Hypochonder

Aus dem Englischen
von Horst Kappen

KNAUR
MENSSANA

Die englische Originalausgabe erschien 2019 unter dem Titel
»Am I Dying?!« bei William Morrow, Harper Collins Publishers.

Besuchen Sie uns im Internet:
www.mens-sana.de

FSC
www.fsc.org
MIX
Papier aus verantwortungsvollen Quellen
FSC® C083411

Deutsche Erstausgabe

Ein Imprint der Verlagsgruppe
Droemer Knaur GmbH & Co. KG, München

Redaktion: Ralf Lay
Register-Übersetzung: Katja Hald
Covergestaltung: ki 36 Sabine Krohberger
Coverabbildung: Anna Matzen/plainpicture
Abbildungen im Innenteil: Shutterstock.com:
notkoo (llustration auf den Aufmacherseiten),
Miloje (Rahmenelemente)
Satz: Adobe InDesign im Verlag
Druck und Bindung: CPI books GmbH, Leck
ISBN 978-3-426-65850-5

2 4 5 3 1

Für Leah, Becks, Blair und Bryce.
Euch habe ich es zu verdanken, wenn ich mich
niemals fragen muss, ob ich am Leben bin.
CK

Für meine Mutter Hannah und meinen Vater Alan;
und meinen Vierbeiner Max.
Für eure grenzenlose Liebe und Unterstützung
werde ich immer dankbar sein.
ME

INHALT

Teil 4: Frauenthemen

Teil 5: Männerthemen

Teil 6: Blase und Darm

Teil 7: Arme und Beine

Teil 8: Haut und Haar

EINFÜHRUNG

Es ist die Frage, auf die unsere Patienten unbedingt eine Antwort wollen: die eine Frage, die sie nachts umtreibt und dazu bringt, nach Jahren zum ersten Mal wieder zum Arzt zu gehen. Es ist dieselbe bange Frage, die es ihnen unmöglich macht, das seltsame neue Symptom zu ignorieren, das wahrscheinlich nichts zu bedeuten hat – *aber was, wenn doch, wenn es das erste Anzeichen einer schlimmen Krankheit ist und ausgerechnet mir das jetzt passiert? – Muss ich jetzt sterben?*

Die Antwort auf die Frage, ob wir sterben müssen, lautet grundsätzlich natürlich: Ja – vom Augenblick unserer Geburt an steht uns der Tod bevor! Die eigentliche Frage ist aber: Wird er früher eintreten, als wir dachten?

Zum Glück hat es mit den meisten neu auftretenden Symptomen nicht viel auf sich. Manchmal allerdings sind Kopfschmerzen nicht einfach nur Kopfschmerzen, sondern das Anzeichen für einen lebensbedrohlichen Zustand wie etwa eine Gehirnblutung. Mitten in der Nacht kommt uns aber selbst eine 1-prozentige Wahrscheinlichkeit eines tödlichen Ausgangs wie etwas vor, das uns mit 99-prozentiger Wahrscheinlichkeit ereilen wird. Und kein Mensch kann ein Problem ignorieren, mit dem sein Schicksal besiegelt sein könnte.

Wenn Sie also bei sich ein neues Symptom feststellen: Sollten Sie deshalb in Panik geraten oder ruhig Blut bewahren? Reagieren Sie darauf hypochondrisch oder ganz und gar vernünftig? In diesem Buch gehen wir die häufigsten Symptome durch und zeigen, was jeweils als Nächstes zu tun ist – ob Sie sich einen Cocktail einschenken können, zum Telefon greifen sollten, um einen Arzttermin zu vereinbaren, oder aber sich schleunigst in die Notaufnahme begeben müssen.

Natürlich können Sie Ihre Symptome auch googeln. Nur zu, wir warten das Ergebnis gern ab. Sie finden heraus, dass

Ihre verstopfte Nase ein Anzeichen von Krebs ist? Donnerwetter – und unser aufrichtiges Mitgefühl! (Wo übrigens hat Dr. Google sein Medizinstudium absolviert?)

Die meisten einschlägigen Webseiten schüren bei ihren Lesern bewusst Panik, damit sie sich weiter durchklicken oder Geld für ein Wundermittel lockermachen. Wir dagegen sagen Ihnen, wie es ist. Sie bekommen hier dieselben Ratschläge, die wir auch unseren Angehörigen geben würden (jedenfalls denen, die uns sympathisch sind). Und in den meisten Fällen können Sie sich getrost ein Gläschen einschenken und sich erst einmal zurücklehnen .

Natürlich ist es unmöglich, jeden nur erdenklichen Fall abzudecken, und Ihre ganz persönliche Situation kann dieses Buch nicht erfassen. Wenden Sie sich daher im Zweifelsfall an einen Arzt. Wenn nicht anders angegeben, gehen wir außerdem davon aus, dass Sie ein im Großen und Ganzen gesunder Erwachsener sind, dem nicht bereits eine spezifische Diagnose im Hinblick auf seine Symptome vorliegt. Falls Sie also starke Schmerzen in der Brust verspüren und erst vor zwei Wochen eine Herz-OP hatten, wenden Sie sich bitte an Ihren Arzt, und lassen Sie uns da aus dem Spiel! Auch für frühreife Zwölfjährige ist dieses Buch nicht die geeignete Lektüre, da es sich nicht an Kinder und Jugendliche richtet. Und schließlich: Wenn wir einen Wirkstoff empfehlen und Sie wissen, dass Sie gegen ihn allergisch sind, dann nehmen Sie ihn bitte nicht! Sie würden ja wohl auch kaum den Anweisungen Ihres Navis Folge leisten, wenn es Sie irrigerweise in einen See steuern wollte. (Arme Maschinen!)

Unter diesen Prämissen hoffen wir sehr, dass unsere Ratschläge hilfreich für Sie sein werden und dass Sie hier die Unterstützung (und Beruhigung) finden, nach der Sie suchen.

Teil 1

KOPF UND HALS

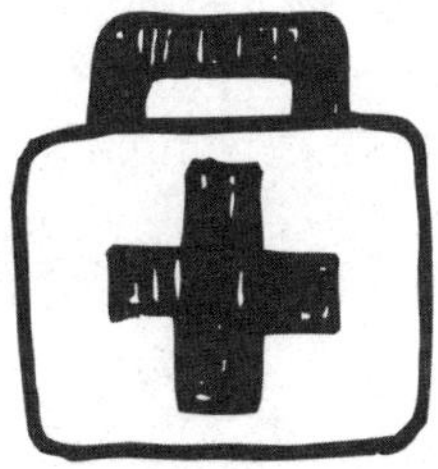

KOPFSCHMERZEN

Wohl jeder kennt dieses Hämmern im Kopf, das sich am Ende einer langen Arbeitswoche einstellt, wenn auch der Kaffee nicht mehr helfen will, einem alles zu viel wird und man sich am liebsten nur noch ins Bett verkriechen möchte. Ein übler Kopfschmerz liefert dann oft die Antwort auf die Frage, ob der Tag eigentlich noch schlimmer werden kann.

Aber was, wenn gerade dieser Kopfschmerz ... anders ist? Was, wenn diesmal etwas wirklich Schlimmes dahintersteckt? Was, wenn Ihr Chef, Ihr Partner, Ihre Kinder es endlich doch geschafft haben, das Aneurysma in Ihrem Kopf zum Platzen zu bringen, wie Sie es von jeher prophezeit haben?

Lassen Sie uns, bevor Sie in Panik geraten, mal kurz die Fakten resümieren. Viele Menschen kennen Kopfschmerzen, die so schlimm sind, dass es sie zum Arzt treibt, und bei einem von fünfzig Hausarztbesuchen geht es um Kopfschmerzen. Die meisten Betroffenen überleben allerdings, und das wird bei Ihnen (vermutlich) auch nicht anders sein.

Oder etwa doch? Manchmal sind Kopfschmerzen das erste Anzeichen eines tiefer liegenden medizinischen Problems, das eventuell sogar lebensbedrohlich sein kann. Andererseits leiden viele Menschen unnötig unter wiederkehrenden Kopfschmerzen, die sich mit der richtigen Behandlung bessern würden. Woran können Sie also erkennen, ob es an der Zeit ist, Ihr Oberstübchen inspizieren zu lassen?

Entspannen Sie sich

Der Kopfschmerz sitzt vor allem in der Stirn oder strahlt ins Gesicht aus, und Sie hatten in letzter Zeit mit Symptomen einer Erkältung zu kämpfen, zum Beispiel mit Fieber oder

einer laufenden Nase. Vermutlich gibt es einen Sekretstau in einer Ihrer Nebenhöhlen, weil die Schleimhäute so stark angeschwollen sind, dass der Nasenschleim nicht richtig abfließen kann. Sie können versuchen, den festsitzenden Schleim durch Inhalationen mit warmen Dämpfen zu lösen. Wenn Sie zu den ganz Mutigen gehören, können Sie die Nebenhöhlen auch direkt mit einer Nasendusche spülen. (Wir raten Ihnen jedoch, das *nicht* im Beisein einer Person zu tun, auf deren weitere Sympathie Sie Wert legen.) Schließlich können Sie etwas gegen die Schmerzen nehmen, etwa ein sogenanntes nichtsteroidales Antirheumatikum, und ein schleimlösendes beziehungsweise abschwellendes Nasenspray verwenden. Wenn die Schmerzen schlimmer werden und länger als eine Woche anhalten, müssen Sie eventuell ein Antibiotikum nehmen; gehen Sie dann zum Arzt.

Sie haben zusätzlich Fieber, Glieder- und Halsschmerzen. Wahrscheinlich haben Sie eine Grippe. Auch eine Grippeschutzimpfung kann leider keinen vollständigen Schutz vor einer Ansteckung durch Grippeviren bieten. Wenn die ersten Symptome vor weniger als zwei Tagen eingesetzt haben, können Sie sich von Ihrem Hausarzt etwas verschreiben lassen, was die Krankheitszeit eventuell verkürzt. (Bei späterem Beginn der Behandlung ist dies weniger effektiv.) Im Übrigen besteht die beste Therapie in Bettruhe, der Zufuhr von ausreichend Flüssigkeit und eventuell der Einnahme einer schmerzlindernden und fiebersenkenden Arznei.

Sie verzichten seit Kurzem auf Kaffee. Hätten Sie je gedacht, dass Sie einmal unter Entzugserscheinungen leiden könnten? Willkommen im Klub! Koffein wird oft als Mittel gegen Kopfschmerzen eingesetzt, aber ein plötzlicher Entzug kann diese tatsächlich verursachen. Sie müssen diese Zeit einfach durchstehen, eventuell auch mithilfe eines leichteren Schmerzmittels.

Der Schmerz fühlt sich an, als wäre Ihr Kopf in einen Schraubstock eingespannt, wird aber durch Ruhe und die Einnahme eines schmerzlindernden und fiebersenkenden Medikaments besser. Diese Symptomatik ist typisch für Spannungskopfschmerzen, also die häufigste und harmloseste Form von Kopfschmerz. Der Name trifft den Nagel aus zweierlei Gründen auf den Kopf: Erstens handelt es sich um ein Spannungs- oder Druckgefühl, das sich im Kopfbereich aufbaut, und zweitens kommt diese Art Kopfschmerz von den Spannungsfaktoren in Ihrem Leben wie Stress oder Schlafmangel. Spannungskopfschmerzen bedürfen keiner ärztlichen Behandlung, es sei denn, sie treten so häufig auf, dass sie Ihre Lebensqualität beeinträchtigen.

Der Schmerz ist unangenehm, aber nicht unerträglich, setzt allmählich ein und tritt nicht in Kombination mit anderen Symptomen auf. Manche Arten von Kopfschmerz passen in kein bestimmtes Muster, sind jedoch gleichfalls nicht alarmierend. Nehmen Sie ein Schmerzmittel zusammen mit einem großen Glas Wasser, und legen Sie sich in einem ruhigen Raum hin. Lassen Sie dem Medikament mindestens eine Stunde Zeit, um seine Wirkung zu entfalten. Danach sollten Sie sich bald besser fühlen. Wird der Schmerz stärker oder tritt er häufiger auf, lesen Sie die folgenden Abschnitte.

Gehen Sie zum Arzt

Sie leiden neuerdings unter häufigem und starkem Kopfschmerz. Ein hoher Stresspegel, Schlafmangel oder abrupter Koffeinverzicht können auch bei Menschen, die sonst nicht darunter leiden, auf einmal Kopfschmerzen verursachen. Wenn es aber keine plausible Erklärung dafür gibt, sollten Sie einen Arzt konsultieren. Je nach Art und Verlauf des Kopfschmerzes müssen eventuell verschiedene Tests durchgeführt werden. Über Fünfzigjährige oder von einer Immunschwäche Betroffene (etwa aufgrund einer HIV-Infektion oder Chemotherapie) haben ein erhöhtes Risiko einer schweren Erkrankung.

Sie leiden gelegentlich unter allmählich stärker werdendem pochendem Kopfschmerz, der mit Übelkeit und einer erhöhten Licht- und Geräuschempfindlichkeit einhergeht. Dies ist das klassische Bild eines Migräneanfalls. Der Schmerz kann unerträglich sein, ist aber in der Regel harmlos. Migräne ist unter Frauen stärker als unter Männern verbreitet und beginnt häufig im dritten oder vierten Lebensjahrzehnt. Normalerweise (aber nicht immer) tritt die Migräne halbseitig auf, und zwar als Reaktion auf bestimmte Auslöser wie Stress, Hunger, starke Gerüche oder auch schlechtes Wetter. Kurz vor dem eigentlichen Migräneanfall erleben manche der Betroffenen eine sogenannte Auraphase, die von ausgeprägten Geruchsempfindungen, Lichtblitzen und anderen Warnzeichen geprägt sein kann.

Wenn Sie glauben, dass Sie an Migräne leiden, sollten Sie einen Arzt aufsuchen, um sich die Diagnose bestätigen und entsprechende Medikamente verschreiben zu lassen. Gelegentliche Migräneanfälle werden für gewöhnlich mit den üblichen Schmerzmitteln behandelt. Wichtig dabei ist, diese Medikamente so früh wie möglich und bei den ersten Anzeichen des Kopfschmerzes oder der Aura zu nehmen, weil sie sonst weniger gut wirken. Häufigere oder schwerere Attacken erfordern andere Wirkstoffe, etwa aus der Gruppe der Triptane. Falls Sie sehr häufig unter Migräneanfällen leiden, dann dürfen Sie sich erstens offiziell als Mitglied im – eher unbeliebten – Klub der Migränepatienten fühlen und sollten zweitens Medikamente nehmen, die die Attacken verhindern, statt ihnen nur entgegenzuwirken.

Sie fühlen sich, als würde Ihnen jemand in regelmäßigen Abständen einen Nagel in die Augenhöhle treiben, auf der schmerzenden Kopfhälfte tritt eine Augenrötung und Lidschwellung auf, Ihre Nase ist verstopft oder läuft, Ihre Stirn dabei heiß und feucht. Dieser höllische Schmerz, bekannt als Clusterkopfschmerz, ist so unerträglich, dass er schon manch einen der Betroffenen in den Suizid getrieben hat. (Ernsthaft!) Er schlägt in regelmäßigen Abständen zu, zum Teil mehrfach am Tag. Ziehen Sie nicht einmal in Erwägung, mit diesem Problem allein fertigzuwerden. Ihr Arzt wird sehr wahrscheinlich eine radiologische Untersuchung des Gehirns anfordern, weil die Symptomatik auch durch einen Tumor hervorgerufen werden kann.

Sie sind über fünfzig, Ihre Kopfhaut schmerzt beim Kämmen, und Ihre Kiefermuskulatur ermüdet nach wenigen Minuten des Kauens. Möglicherweise leiden Sie an einer Krankheit namens Riesenzellarteriitis (Arteriitis temporalis), bei der sich die Schläfenarterien krankhaft verändern und verengen. Zu den wichtigsten Symptomen zählen Kopfschmerzen, gesteigerte Empfindlichkeit der Kopfhaut, rasche Ermüdbarkeit der Kaumuskulatur sowie Sehminderung oder Sehverlust. Wird die Erkrankung nicht rasch diagnostiziert und behandelt, droht dauerhafte Erblindung. Suchen Sie so bald wie möglich einen Arzt auf.

Ab in die Notaufnahme!

Sie können nicht mehr deutlich sprechen oder verspüren Schwäche beziehungsweise Taubheit in einem Arm, Bein und/oder einer Gesichtshälfte. Möglicherweise haben Sie einen Schlaganfall, der dann auftritt, wenn Teile des Gehirns plötzlich von der Blutversorgung abgeschnitten sind. Begeben Sie sich so schnell wie möglich ins Krankenhaus, oder rufen Sie den Notarzt. »Time is brain« (frei übersetzt: »Schnelligkeit rettet Gehirnfunktionen«), wie wir in Fachkreisen sagen, wenn es um einen Schlaganfall geht. Falls Sie früh genug ins Krankenhaus kommen, können die Ärzte mit Notfallmedikamenten die Blutversorgung im Gehirn vielleicht noch verbessern. (Warum lesen Sie hier noch weiter? Ab ins Krankenhaus!)

Sie fühlen sich benommen und haben den Eindruck, dass etwas nicht stimmt. Wenn Kopfschmerzen in Verbindung mit Verwirrtheit, Schlaftrunkenheit oder Persönlichkeitsveränderungen auftreten, kann das ein Hinweis auf einen erhöhten Hirndruck infolge einer Infektion, eines Tumors oder einer Blutung sein. In jedem Fall handelt es sich um eine Notfallsituation. (Wenn Sie sich dagegen aus einem ganz *normalen* Grund schläfrig fühlen und erst *daraufhin* Kopfschmerzen bekommen, handelt es sich wahrscheinlich um Spannungskopfschmerzen, die weiter kein Anlass zur Sorge sind.)

Sie haben Fieber und zusätzlich Nackenschmerzen. Eine Hirnhautentzündung oder Meningitis geht mit hohem Fieber, Kopfschmerzen und Nackensteifigkeit respektive -schmerzen einher. Manche der Betroffenen sind auch besonders lichtempfindlich. Ohne unverzügliche Behandlung mit Antibiotika kann eine Meningitis zu Krampfanfällen, Koma und Tod führen. Sie ist außerdem hochgradig ansteckend, weshalb Sie, während Sie in den Krankenwagen gehievt werden, von Abschiedsküssen einstweilen Abstand nehmen sollten.

Der Kopfschmerz setzt plötzlich und massiv ein. Ein Kopfschmerz, der innerhalb von Minuten sein Maximum erreicht, ist auch als »Vernichtungskopfschmerz« bekannt. Er ist häufig das Anzeichen für ein gravierendes und rasch voranschreitendes medizinisches Problem wie eine Hirnblutung. Sie müssen sich zur sofortigen Abklärung in die Notaufnahme begeben.

Sie haben sich heftig den Kopf gestoßen. Setzen nach einem Schädeltrauma Kopfschmerzen ein, die mit der Zeit schlimmer werden, kann das ein Anzeichen für eine Gehirnerschütterung oder eine lebensbedrohliche Gehirnblutung sein. Mehr darüber finden Sie weiter unten im Abschnitt »Kopfverletzungen«.

Der Kopfschmerz tritt während des Work-outs auf. Wenn Sie im Fitnessstudio anderen imponieren wollen und dabei plötzlich das Gefühl haben, als hätten Sie einen Eispickel im Kopf stecken, hat die Anspannung möglicherweise ein Blutgefäß in Ihrem Kopf oder Hals zum Platzen gebracht. Falls Sie sich vor allem dadurch Bewegung verschaffen, dass Sie in den Werbepausen zum Badezimmer joggen, dann könnte Ihnen dieses Problem auch schon bei weniger intensivem Training begegnen, zum Beispiel auf dem Laufband. Da eine Hirnblutung Ihr rasches Ableben bedeuten kann, sollten Sie sich schleunigst in die Notaufnahme zu einer vollständigen Abklärung begeben.

Der Kopfschmerz setzt beim Sex oder im Anschluss daran ein. Werden Sie beim Geschlechtsverkehr plötzlich von einem explosionsartigen Kopfschmerz überfallen, sollten Sie höflich um Vertagung des Geschehens ersuchen, Ihre Kleider nehmen und den Schauplatz mit der Notaufnahme vertauschen. Genauso wie ein Work-out kann sexuelle Betätigung ein Blutgefäß im Gehirn platzen lassen und zu heftigem, plötzlich einsetzendem Kopfschmerz führen. Wenn Sie beim Sex jedoch öfter leichteren Kopfschmerz verspüren, der zum Höhepunkt hin allmählich stärker wird, dann können Sie die Notaufnahme auslassen, sollten aber innerhalb der kommenden Tage zum Arzt gehen. Wahrscheinlich wird er Sie zum Radiologen schicken, da derartige Symptome auch von einem Tumor oder anderen krankhaften Veränderungen herrühren können.

Sie haben eine ein- oder beidseitige Sehminderung. Es gibt verschiedene Erkrankungen, die Kopfschmerzen verursachen und zugleich das Sehen beeinträchtigen können, alle jedoch sind als medizinische Notfälle zu betrachten. Ein erhöhter Hirndruck kann die Nervenverbindungen zum Auge einklemmen, woraufhin Sie verschwommen sehen. Bekanntermaßen führt eine Verengung der Arterien, die Augen und Schädelbereich mit Blut versorgen, vielfach zu Sehstörungen, Kopfschmerzen, empfindlicher Kopfhaut (zum Beispiel beim Kämmen) und Kaubeschwerden. Ein Glaukomanfall (bei dem der Abfluss des Kammerwassers im Auge behindert ist) kann unscharfes Sehen, eine Augenrötung und heftigen Kopfschmerz zur Folge haben. In seltenen Fällen kommt es auch bei einem Migräneanfall zu Sehausfällen vor oder mit dem Einsetzen des Kopfschmerzes. Falls Sie aber kein beglaubigtes Mitglied im Klub der Migränepatienten sind, sollten Sie jeden mit Sehstörungen einhergehenden Kopfschmerz unverzüglich ärztlich abklären lassen.

Auch Ihre Mitbewohner leiden unter anscheinend grundlos auftretenden Kopfschmerzen. Haben Sie etwa vergessen, die Batterien in Ihrem Kohlenmonoxidmelder zu erneuern? Öffnen Sie die Fenster, und verlassen Sie sofort das Haus. Kohlenmonoxid ist ein geruch- und farbloses Gas. Es kann aus undichten Gasleitungen austreten, von der Garage aus in Wohnräume dringen, wenn dort bei geschlossenem Tor der Wagenmotor läuft, oder aus dem Kamin kommen, wenn der Abzug nicht funktioniert. Eine Kohlenmonoxidvergiftung verursacht Kopfschmerzen, Benommenheit, Übelkeit, Atemnot und führt äußerstenfalls zum Tod. Die Akutbehandlung besteht im Einatmen reinen Sauerstoffs, wodurch das Kohlenmonoxid im Blut schneller abgebaut wird. Eine schwere Kohlenmonoxidvergiftung erfordert die Behandlung in einer speziellen Überdruckkammer, in der unter sehr hohem Umgebungsdruck reiner Sauerstoff zugeführt wird.

Sie haben kürzlich Kokain oder Methamphetamin konsumiert. Gewiss haben Sie nicht angenommen, Ihrer Gesundheit damit etwas Gutes zu tun. Tatsächlich erhöhen diese Drogen das Risiko für einen Schlaganfall oder eine Hirnblutung ganz erheblich. Wenn Sie also im Anschluss an den Konsum starke Kopfschmerzen haben, dann begeben Sie sich sofort ins Krankenhaus. *Machen Sie sich keine Sorgen, deswegen in Schwierigkeiten zu geraten.* Ihr Leben ist dazu viel zu kostbar. In den meisten Notaufnahmen sind auch Leute, die unter Drogeneinfluss stehen. Solange Sie sich nicht aggressiv verhalten oder andere (oder Ihr eigenes Leben) in Gefahr bringen, ist es *äußerst unwahrscheinlich*, dass ein Arzt die Polizei hinzuziehen wird. Die ärztliche Schweigepflicht gilt nämlich auch bei Drogen- oder Alkoholproblemen der Patienten.

ABGESCHLAGENHEIT

Bleiben Sie hinter der Beschleunigung eines abgefeuerten Projektils zurück? Sehen Sie sich außerstande, über hohe Gebäude zu springen?

Wir können nicht erwarten, uns permanent wie Superhelden zu fühlen. Das Leben ist voller Anforderungen, und wahrscheinlich kommen Sie auch nicht jede Nacht auf Ihre acht Stunden Schlaf. Manchmal müssen Sie sich für Ihren desorganisierten und psychopathischen Chef die Beine ausreißen oder sich die Nächte um die Ohren schlagen, um Ihr schreiendes Kind zu besänftigen.

Aber fühlen Sie sich die ganze Zeit über müde, und das ohne ersichtlichen Grund und obwohl Sie offenbar genug Schlaf bekommen? Geht es Ihnen da inzwischen ganz anders als noch vor ein paar Jahren? Manchmal ist es schwer zu beschreiben, wie sich das genau anfühlt, die Betroffenen bezeichnen ihren Zustand als »ausgelaugt«, »erschöpft«, »schwach« und »unkonzentriert« – und sind jedenfalls nicht sie selbst. Wenn Ihre Symptome länger als ein halbes Jahr anhalten, kann man von einem chronischen Zustand sprechen. (Falls Sie an chronischer Müdigkeit leiden, heißt das allerdings noch nicht, dass bei Ihnen eine besondere Erkrankung vorliegt, die man als »chronisches Erschöpfungssyndrom« bezeichnet.)

Vielleicht geht es Ihnen schon besser, wenn Sie einfach nur mehr schlafen und Ihre Schlafqualität verbessern. Es kann auch sein, dass hinter alldem eine Krankheit steckt, die Ihnen die Energie raubt. Also, was steht für Sie an – die Anschaffung einer neuen Matratze oder ein umfassender medizinischer Check-up?

Entspannen Sie sich

Schlaf, Kindlein, schlaf ... Sind Sie sicher, dass Sie genügend Schlaf bekommen? Nur weil sich Ihre Kollegen in der Firma mit sechs Stunden Schlaf einigermaßen durch den Tag bringen, heißt das noch lange nicht, dass für Sie dasselbe gelten muss. Es gibt zahlreiche Belege dafür, dass manche Menschen einfach mehr Schlaf benötigen als andere, um voll leistungsfähig zu sein. Wenn sich Ihre Symptome am Ende eines ein- oder zweiwöchigen Urlaubs regelmäßig bessern – Sie also genug Zeit hatten, den Schlafmangel auszugleichen –, dann müssen Sie wahrscheinlich in der Arbeitswoche lediglich mehr Zeit für Ihren Nachtschlaf einplanen.

Sie leiden unter Mangelerscheinungen. Haben Sie kürzlich eine extreme Diät begonnen? Machen Sie eine Saftfastenkur, bei der Sie sonst nichts zu sich nehmen? Oder haben Sie unvermittelt eine ganze Nährstoffgruppe wie Kohlenhydrate vollständig von Ihrem Speisezettel gestrichen? Vielleicht bekommt Ihr Körper nicht genügend Kalorien, um voll funktionstüchtig zu sein. Wenn Sie bereits eher schlank sind, haben Sie möglicherweise auch nicht allzu viele Reserven in Form von Fettdepots, die Sie verbrennen können. Eine strenge Diät (also eine drastische Reduzierung der Kalorienzufuhr) oder eine Schaukeldiät (Fasten bis zum Abend oder an jedem zweiten Tag) führt zu einer unregelmäßigen und häufig mangelhaften Energieversorgung. Wenn Sie abnehmen wollen, dann setzen Sie sich bei der Kalorieneinsparung ein realistisches Ziel (10 bis 20 Prozent weniger als normal, gleichmäßig über die Mahlzeiten des Tages verteilt).

Sie müssen sich körperlich mehr fordern. Wenn Sie sich nicht regelmäßig bewegen, wird Ihr Körper in den sogenannten »Low-Energy«-Modus verfallen. Versuchen Sie, zumindest dreißig Minuten für einen flotten Gang oder eine kurze Jogging-Runde zu erübrigen (möglichst täglich und mindestens fünfmal in der Woche).

Schätzen Sie Ihr Gläschen am Abend? Alkohol hilft Ihnen zwar, schneller einzuschlafen, aber sobald sein sedierender Effekt nachlässt, wachen Sie wahrscheinlich wieder auf. Er regt zudem die Nierentätigkeit an, wirkt dadurch dehydrierend und sorgt so für häufige nächtliche Toilettengänge. Und auch wenn Sie sich am nächsten Morgen nicht besonders verkatert fühlen, bleiben Sie doch auf einem niedrigen Energieniveau. Beschränken Sie sich nach Möglichkeit auf ein oder zwei Drinks, und auch bei besonderen Anlässen sollten es nicht mehr als drei werden.

Sie nehmen Schlaftabletten. Schlafmittel haben normalerweise eine länger anhaltende Wirkung, um zu gewährleisten, dass Sie nachts durchschlafen. Wenn Sie sie aber zu spät nehmen, haben Sie es am nächsten Morgen mit den Nachwirkungen zu tun. Nehmen Sie Ihr Schlafmittel kurz vorm Zubettgehen und mindestens acht Stunden vor dem Aufstehen. Wenn Sie keine Schlaftablette nehmen wollen, bevor Sie es nicht so mit dem Einschlafen probiert haben, fragen Sie Ihren Arzt nach einem Mittel mit kürzerer Wirkungsdauer.

Ihre Medikamente machen Sie müde. Viele Medikamente – vor allem Antihistaminika (gegen Allergien), Schmerzmittel, Antidepressiva/Angstlöser und einige Mittel gegen Bluthochdruck (insbesondere Betablocker) – können müde machen. Wenn Sie kürzlich an Gewicht verloren haben, müssen Sie möglicherweise die Dosierung reduzieren. Besprechen Sie Ihren Einnahmeplan mit Ihrem Arzt, und gehen Sie beim Absetzen eines Medikaments oder beim Anpassen der Dosierung bitte nicht eigenmächtig vor!

Gehen Sie zum Arzt

Sie sind deprimiert wegen Ihrer Lebenssituation oder -perspektive. Depressionen können viele verschiedene Symptome nach sich ziehen, unter anderem Abgeschlagenheit, Reizbarkeit, nachlassendes Interesse an Ihren früheren Beschäftigungen, Konzentrationsschwäche, verändertes Essverhalten und Gewicht, abnehmende Libido und Schlafstörungen. Denken Sie daran: Auch Superhelden sind mal deprimiert. (Und gerade Batman ist *schwer* depressiv!) Wenn Sie glauben, an einer Depression zu leiden, sprechen Sie mit Ihrem Arzt über die zahlreichen Behandlungsmöglichkeiten. Für Ihre Lebensqualität kann das von ausschlaggebender Bedeutung sein.

Ihre Nachbarn beschweren sich über Ihr Schnarchen (und dabei bewohnen Sie ein ganzes Anwesen). Schlafapnoe ist ein verbreitetes Problem, bei dem es während des Schlafs immer wieder zum Kehlverschluss kommt. Die Folge davon sind lautes Schnarchen und kurze Phasen des Atemstillstands, der Apnoe (vom altgriechischen *ápnoia* für »Windstille, Atemlosigkeit«), die Sie für Sekunden aufwachen lassen. Theoretisch können Sie auf diese Weise Hunderte von Malen in der Nacht aufwachen, ohne sich am Morgen daran zu erinnern. Kein Wunder, dass Sie dann völlig groggy sind. Wenn Sie ein notorischer Schnarcher sind und morgens müde aufwachen, über fünfzig und außerdem übergewichtig sind, einen großen Halsumfang und/oder hohen Blutdruck haben, sollten Sie in jedem Fall einen Termin im Schlaflabor vereinbaren. Falls Sie wirklich an Schlafapnoe leiden, stehen Behandlungsmöglichkeiten zur Verfügung, die Ihre Schlafqualität und Ihr Energieniveau enorm verbessern können. Viele Menschen verwenden eine Atemmaske, die das Atmen im Schlaf durch Überdruck unterstützt. Falls Sie übergewichtig sind, kann sich die Symptomatik auch schon deutlich bessern, wenn Sie es schaffen, ein paar Pfunde loszuwerden.

Sie leiden seit mindestens einem halben Jahr unter großer Erschöpfung, die sich nach körperlicher Anstrengung verstärkt, und fühlen sich auch nach hinreichendem Nachtschlaf nicht ausgeruht. Das chronische Erschöpfungssyndrom (Chronic Fatigue Syndrome, CFS, beziehungsweise Systemic Exertion Intolerance Disease, SEID) ist noch nicht ausreichend erforscht und schwer zu diagnostizieren.

Bei Ihnen könnte ein CFS/SEID vorliegen, wenn Ihr Energieniveau stark abgesunken ist, wenn die Erschöpfungszustände Sie in Ihrem Alltag erheblich beeinträchtigen und bereits länger als ein halbes Jahr andauern. Manchmal steht zu Beginn eines CFS/SEID auch eine Erkältung oder andere Infektion. Die Erschöpfung verschlimmert sich für gewöhnlich unmittelbar im Anschluss an körperliche Anstrengung und bessert sich nicht durch Schlaf (vielmehr wachen Sie unerholt auf). Andere Symptome sind Konzentrationsschwäche, Schwindelgefühle beim Aufstehen, Kopfschmerzen und Muskel- beziehungsweise Gelenkschmerzen.

Wenn Ihr Arzt der Annahme ist, dass bei Ihnen ein CFS/SEID vorliegen könnte, ist es wichtig, andere Ursachen für die Erschöpfung auszuschließen. Bestätigt sich die Diagnose, kann eine Kombination aus Gesprächstherapie und einem Bewegungsprogramm Ihre Lebensqualität entscheidend verbessern helfen.

Sie haben zugenommen, leiden an Verstopfung, und mitten im Sommer ist Ihnen ständig kalt. Vielleicht geht Ihrer Schilddrüse, die beim Energiestoffwechsel eine wichtige Rolle spielt, die Puste aus. Mit ein paar einfachen Bluttests lässt sich eine Hypothyreose (Schilddrüsenunterfunktion) diagnostizieren, die Müdigkeit, Gewichtszunahme, Verstopfung und Kälteintoleranz bewirkt. In den meisten Fällen ist es ausreichend, zusätzlich Schilddrüsenhormone zu nehmen, um Ihren Körper wieder auf Vordermann zu bringen.

Sie kommen außerdem schnell außer Atem. Möglicherweise befördert Ihr Blut nicht genügend Sauerstoff zu Ihren Muskeln und Ihrem Herzen. Die häufigste Ursache dafür ist eine Anämie – also ein Mangel an roten Blutkörperchen –, die anhand einer einfachen Blutuntersuchung diagnostiziert werden kann. (Die *Ursache* einer Anämie zu finden kann schon schwieriger sein, und häufig führt man dazu eine Darmspiegelung durch, da Darmblutungen zu den Hauptursachen zählen, insbesondere bei älteren Patienten.) Andere Ursachen sind Herzerkrankungen, bei denen die allgemeine Blutversorgung im Körper gestört ist, und Lungenerkrankungen, bei denen die Aufnahme von Sauerstoff ins Blut behindert wird.

Sie haben ständig Durst und Harndrang. Möglicherweise haben Sie Diabetes, der dann vorliegt, wenn Ihr Körper zu wenig Insulin produziert (oder nicht mehr richtig darauf reagiert). Als Folge davon kann Ihr Körper Zucker nicht mehr ausreichend abbauen, der sich dann im Blut anreichert. Ihre Nieren produzieren Unmengen Urin, um einen Teil des Zuckers auf diesem Wege loszuwerden, wodurch Sie dehydrieren, müde und durstig werden. Wenn Sie diese Symptome bei sich feststellen, gehen Sie so schnell wie möglich zum Arzt, am besten noch heute, denn wahrscheinlich benötigen Sie eine Insulinbehandlung. Kommen noch Benommenheit und Übelkeit hinzu, begeben Sie sich unverzüglich in die Notaufnahme.

Sie haben in letzter Zeit öfter Fieber, an Gewicht verloren und/oder nächtliche Schweißausbrüche. Möglicherweise zehrt eine Infektion an Ihren Energiereservoirs, ohne andere spezifische Symptome hervorzurufen. Zu den häufigen Übeltätern zählen Infektionen des Herzens (Endokarditis), eine HIV-Infektion und Tuberkulose. Bestimmte Krebsformen wie Lymphome können ebenfalls diese Symptomatik zeigen. Gehen Sie so schnell wie möglich zum Arzt.

Bei Ihnen liegt eine Nierenerkrankung vor, oder Sie sind aufgedunsen und waren in den letzten Tagen kaum auf der Toilette. Nierenversagen bringt viele Probleme mit sich, die zu einem Erschöpfungszustand beitragen können. Zum Beispiel führt es zu einer Anämie (einem Mangel an roten Blutkörperchen), Appetitmangel, Flüssigkeitsansammlung in der Lunge (wodurch der Sauerstoffgehalt im Blut absinkt) und einer Ansammlung von Giftstoffen im Körper, die ebenfalls Müdigkeit bewirkt. Zu den weiteren Anzeichen eines Nierenversagens zählen hoher Blutdruck, ein aufgedunsenes Gesicht oder geschwollene Beine. Wenn Sie bisher keine Probleme mit den Nieren hatten, aber diese Symptome an sich bemerken, dann gehen Sie sofort zum Arzt. Bei bestehender Nierenerkrankung kann zunehmende Erschöpfung ein Hinweis darauf sein, dass Sie die Dosierung Ihrer Medikamente anpassen oder mit der Dialyse beginnen müssen.

Ihre Augäpfel verfärben sich gelb. Lebererkrankungen können Gelbsucht, Juckreiz und eine Ansammlung von Giftstoffen bewirken, was zu Verwirrtheit, Schwäche und schließlich zum Koma führt. Die ersten Anzeichen einer durch ein Leberleiden bedingten Verwirrtheit sind eher unmerklich – Schwäche, verlängerte Reaktionszeiten, kurze Aufmerksamkeitsspanne und Reizbarkeit. Weiter geht es dann mit Desorientierung, undeutlicher Aussprache und Benommenheit. Ein untrügliches Zeichen einer fortgeschrittenen Lebererkrankung ist die Unfähigkeit, länger als ein paar Sekunden die Arme ausgestreckt mit den Handflächen nach oben zu halten (als wollten Sie den Verkehr stoppen), ohne dass dabei die Hände nach unten sinken. (Wenn Sie dieses Stadium erreicht haben, lesen Sie aber wahrscheinlich ohnehin nicht mehr in diesem Buch.) Gehen Sie noch heute zum Arzt.

Ab in die Notaufnahme!

Sie sind ohne ersichtlichen Grund stark benommen und verwirrt. Zugegeben, in diesem Zustand werden Sie wohl kaum noch diese Zeilen lesen. Aber vielleicht geht es ja um eine andere Person. Etliche bedrohliche Zustände können zu massiver Schwäche und Verwirrtheit führen, so etwa Enzephalitis (Entzündung des Gehirns), Schlaganfall, Arzneimittel-Überdosierungen (zum Beispiel mit Schmerzmitteln), Kohlenmonoxidvergiftungen, Sepsis (eine schwere Komplikation bei einer Infektion) und anderes mehr. Rufen Sie den Notarzt, bevor es zu spät ist.

SCHLAFSTÖRUNGEN

Redaktionelle Bearbeitung: Amy Atkeson

Schlafstörungen verringern die Leistungsfähigkeit während des Tages, weil die Betroffenen Probleme damit haben, *einzuschlafen, durchzuschlafen* und *wieder einzuschlafen*, nachdem sie einmal aufgewacht sind. Und wenn Sie nach dieser einschläfernden Aufzählung immer noch wach sind, leiden auch Sie möglicherweise an Schlafstörungen.

Wir benötigen nicht alle dieselbe Menge Schlaf. Wenn Sie zu den Glücklichen gehören, die mit wenigen Stunden auskommen und sich danach wie neugeboren fühlen, sollten Sie vielleicht eine Karriere als Investmentbanker oder Herzchirurg in Erwägung ziehen. Gehören Sie aber zu den Normalsterblichen, dann gibt es eventuell untrügliche Anzeichen dafür, dass Ihre Mütze Schlaf zu klein ausfällt. Falls Sie in den ruhigeren Momenten des Tages wegdösen (zum Beispiel vor dem Fernseher oder im Bus), sich nur schwer konzentrieren können oder generell vergesslich, reizbar, deprimiert oder ängstlich sind (so wie wir während des gesamten Medizinstudiums), dann würde Ihnen wahrscheinlich etwas mehr Zeit in Morpheus' Armen zugutekommen.

Auch wenn Schlafmangel nicht tödlich endet, so hat er doch verheerende Auswirkungen auf Stimmung, Konzentrationsfähigkeit, Stoffwechsel und Immunsystem. Sie blaffen Leute an, die Ihnen absolut nichts getan haben. (Sie Rüpel!) Sie essen mehr und legen an Gewicht zu. Und Sie legen Verhaltensweisen an den Tag, die durchaus tödlich enden *können*, zum Beispiel wenn Sie am Steuer einschlafen und einen Unfall bauen. Tatsächlich ist fast die Hälfte (!) aller Lkw-Unfälle mit Todesfolge auf die Übermüdung des Fahrers zurückzuführen.

Woher wissen Sie nun aber, ob Sie einfach nur Ihren Kaffeekonsum drosseln oder sich ins Taxi setzen sollten, um sich von Ihrem Arzt gründlich durchchecken zu lassen?

Entspannen Sie sich

Ihr iPad ist Ihr Teddybär. Der Schlüssel zu gutem Schlaf ist eine gute Schlafhygiene – vor allem eine Umgebung, die dem Schlaf förderlich ist. Ganz allgemein gilt, dass Monitore und Displays in dieser Hinsicht kontraproduktiv sind, auch dann, wenn Sie Apps verwenden, die das blaue Licht reduzieren. Verbannen Sie den Fernseher aus Ihrem Schlafzimmer, und lassen Sie auch Ihren Laptop, Ihr Handy und Ihr Tablet außen vor – und das heißt: wenn nötig vor der Tür. In Ihrem Schlafzimmer sollten Sie nur schlafen und Liebe machen – nicht aber arbeiten, lesen, bloggen und posten. Wenn Sie sich partout nicht von Ihren Kommunikationsgerätschaften trennen können, dann laden Sie sie wenigstens nicht auch noch neben Ihrem Bett auf. Das Gesumme und Gepiepse nimmt Ihre Aufmerksamkeit auch dann noch in Anspruch, wenn Sie selbst eigentlich längst abschalten sollten.

Ihr Schlafzimmer ist eine Sauna beziehungsweise Geisterbahn. Wenn Ihr Nachtlager aus einer Strohmatratze in einem überheizten Raum ohne Fensterläden und mit Blick auf eine geschäftige Bahnstation besteht, dann benutzen Sie bitte eine andere Autobahn als wir. Idealerweise ist ein Schlafzimmer ein behaglicher Raum, der kühl (circa 18 Grad) sowie möglichst ruhig und dunkel ist. Wenn Sie sich gegebenenfalls für eine neue Klimaanlage oder einen Geräuschesimulator in Unkosten stürzen und sich so eine halbe Stunde mehr Schlaf verschaffen, dann ist das Geld jedenfalls gut angelegt.

Sie haben keine festen Schlafenszeiten. Die innere Uhr des Gehirns sorgt für einen regelmäßigen Wechsel von Wach- und Schlafphasen. Sie befinden sich aber nicht gerade im Einklang mit Ihrem Biorhythmus, wenn Sie jede Nacht zu einer anderen Zeit in die Koje hüpfen. Sorgen Sie für mehr Regelmäßigkeit, selbst wenn das bedeutet, dass Sie sich einen Wecker stellen, um *ins* Bett zu gehen.

Sie machen tagsüber »Powernapping«. Wenn Sie nachts nicht einschlafen können, dann sollten Sie auf Ihr Mittagsschläfchen verzichten. Schließlich wollen Sie ja am Tag möglichst viel Müdigkeit aufbauen, damit Sie am Abend die nötige Bettschwere haben. Halten Sie durch, wenn die Tagesmüdigkeit kommt, und schon bald werden Sie sich eines besseren Schlafs erfreuen.

Sie trinken abends noch Kaffee oder Alkohol. Es ist (hoffentlich) klar, dass koffeinhaltige Getränke wie Kaffee, Tee, Cola oder Energydrinks zu Schlafstörungen führen können, wenn Sie sie noch spätnachmittags oder am Abend konsumieren. (Aufgepasst: Koffein kommt auch in Schokolade vor und ist Inhaltsstoff vieler frei verkäuflicher Schmerzmittel.) Aber auch alkoholische Getränke können dafür sorgen, dass Sie in der Nacht kein Auge zutun. Zwar drehen Sie mit Alkohol schneller ab; sobald aber seine sedierende Wirkung nachlässt, wirkt er stimulierend. (Außerdem sorgt er alle paar Stunden für eine volle Blase, sodass die nächtlichen Toilettengänge programmiert sind.)

Sie machen sich ständig Sorgen. Dieses Buch zu schreiben hat auch uns wahrlich schlaflose Nächte beschert! Falls Sie abends noch über Ihre Arbeit, die Familie, Ihre Finanzen und all die anderen Dramen in Ihrem Leben grübeln, putschen Sie Ihren Geist auf, wenn er eigentlich zur Ruhe kommen sollte. Kommt Ihnen das bekannt vor: Sie grübeln über Ihr

Leben, schauen dann auf die Uhr, um zu sehen, wie spät es schon ist, machen sich jetzt darüber Sorgen, nicht genug Schlaf zu bekommen, und schon stecken Sie mitten in einem Teufelskreis! Beruhigen Sie sich mit dem Gedanken, dass Sie natürlich irgendwann einschlafen und auch den nächsten Tag bewältigen werden. Das war bislang immer so. Versuchen Sie, Ihren Geist durch Meditation und konzentrierte, tiefe Atemzüge zur Ruhe zu bringen. Einatmen ... zwei, drei, vier ... ausatmen ... zwei, drei, vier ... und wieder von vorn ...

Ihre Blase kann nicht bis morgen warten. Wenn Ihre Blase tagsüber Ruhe gibt und nachts Ärger macht, dann ist die wahrscheinlichste Erklärung dafür, dass Sie abends einfach zu viel trinken. Nehmen Sie spätestens zwei bis drei Stunden vor dem Schlafengehen nichts Flüssiges mehr zu sich. Wenn Sie hingegen Tag und Nacht ständig zur Toilette müssen, dann haben Sie eventuell eine vergrößerte Prostata (falls Sie ein Mann sind), eine Harnwegsinfektion oder ein ähnlich gelagertes Problem. Mehr darüber erfahren Sie im Abschnitt über häufigen Harndrang in Teil 6.

Sie essen noch spätabends. Sollten Sie kurz vor dem Zubettgehen noch eine üppige Mahlzeit verdrücken, kann das zu Blähungen und saurem Aufstoßen führen, und beides ist Ihrem Wohlbefinden nicht gerade förderlich, wenn Sie sich anschließend in die Falle hauen. Essen Sie möglichst mindestens drei Stunden vor dem Schlafengehen nichts mehr, damit Ihr Magen ausreichend Zeit hat zu verdauen.

Sie kennen das Linienmuster Ihrer Schlafzimmerdecke schon in- und auswendig. Wenn Sie nicht einschlafen können, dann bleiben Sie nicht im Bett liegen, um an die Decke zu starren. Schlafspezialisten empfehlen, nun aufzustehen, den Raum zu verlassen und etwas müde Machendes zu unternehmen, etwa eine Weile in einem dicken Schmöker zu lesen, und erst dann wieder zu Bett zu gehen, wenn Ihnen die Augen zufallen. Damit vermitteln Sie Ihrem Gehirn die klare Botschaft, dass das Bett zum Schlafen da ist – und nicht zum Lesen, Fernsehen oder Wachliegen mit der Sorge, dass Sie nicht einschlafen können.

Gehen Sie zum Arzt

Sie sind nicht mehr die oder der Jüngste. Die Hälfte aller über Fünfundsechzigjährigen hat mit Schlafstörungen zu tun. Die Liste der gängigsten Unbilden umfasst eine überaktive Blase, chronische Gelenkschmerzen, Demenz (da sie sich auf den normalen Schlaf-wach-Rhythmus auswirkt) und Medikamente, die den Schlaf stören. Auch häufigere Nickerchen am Tag führen zu Einschlafproblemen am Abend. Sprechen Sie mit Ihrem Arzt, wenn bei Ihnen bestimmte Probleme vorliegen, die Ihren Schlaf beeinträchtigen (beziehungsweise lesen Sie hier erst einmal weiter). Generell ist es sinnvoll, sich mehr zu bewegen, keine »Powernaps« zu nehmen und sich den normalen Veränderungen anzupassen, wie das Alter sie mit sich bringt – vor allem zeitiger müde zu werden und früher wieder wach zu sein. Vielleicht gehören Sie dann eben auch zu den Morgenmenschen, die schon geturnt, gefrühstückt und den Rasen gemäht haben, bevor irgendjemand sonst auf der Bildfläche erscheint.

Sie nehmen ein neues Medikament. Viele Arzneien können den Schlafrhythmus stören. Zu den häufigsten Übeltätern zählen Mittel gegen hohen Blutdruck wie Betablocker (Atenolol, Metoprolol), Alphablocker (Terazosin, Tamsulosin), schleimhautabschwellende Mittel (Phenylephrin, Pseudoephedrin), Stimulanzien (Methylphenidat), Cortisonpräparate (Prednison, Cortisol) und Antidepressiva wie die sogenannten selektiven Serotonin-Wiederaufnahmehemmer

(Fluoxetin, Escitalopram, Citalopram, Sertralin). Zu bedenken ist dabei aber, dass ein Absetzen dieser Medikamente kurzfristig Entzugserscheinungen nach sich ziehen kann, zu denen auch – Sie ahnen es schon – Schlafstörungen zählen. Bitte setzen Sie kein Medikament ab, und verändern Sie nicht die Dosierung, ohne Rücksprache mit Ihrem Arzt gehalten zu haben.

Sie wachen nachts auf und können nicht mehr einschlafen. Eine Hauptursache für nächtliches Aufwachen sind Depressionen. Wenn Ihre Schlafprobleme mit gedrückter Stimmung, Konzentrationsschwäche und Veränderungen in Ihrem Essverhalten und Gewicht einhergehen, sprechen Sie so bald wie möglich mit Ihrem Hausarzt. Eine weitere Ursache für nächtliches Erwachen ist übermäßiger Alkoholkonsum. Wenn das Problem also im Anschluss an feuchtfröhliche Abende auftritt, dann halten Sie sich das nächste Mal bei den Kurzen zurück.

Sie sind in den Wechseljahren. In der Zeit vor der Menopause hat mehr als ein Drittel der Frauen mit Schlafproblemen zu kämpfen. Hitzewallungen und nächtliches Schwitzen halten sie nachts wach, und die hormonellen Umstellungen beeinträchtigen außerdem die Steuerung des normalen Schlaf-wach-Zyklus im Gehirn. Fragen Sie Ihren Arzt nach den zahlreichen Behandlungsmöglichkeiten, etwa in Form einer Hormonersatztherapie.

Sie verspüren einen unerklärlichen Bewegungsdrang in den Beinen. Wenn Sie seltsame Missempfindungen oder ein Kribbeln in den Beinen haben, das sich bessert, wenn Sie umhergehen, dann leiden Sie wahrscheinlich an einem Restless-Legs-Syndrom (Syndrom der »unruhigen Beine«). Vermutlich verspüren Sie zum Morgen hin eine gewisse Erleichterung und können dann noch einmal wegdösen. Dieses seltsame Störungsbild kann von selbst entstehen oder Symptom von Eisenmangel sein, ebenso einer Nierenerkrankung, Neuropathie oder Multiplen Sklerose (MS). Auch als Nebenwirkung unterschiedlicher Medikamente (wie Antihistaminika, Antidepressiva und Antiemetika, also Mittel gegen Übelkeit) tritt es auf. Schließlich kann eine Schwangerschaft die Ursache sein. Wenn Sie also nicht aufhören können, nächtens das Tanzbein zu schwingen, dann lassen Sie sich von Ihrem Arzt mal gründlich auf den Kopf stellen. Bis dahin können Sie vielleicht etwas Ruhe in Ihre Beine bringen, indem Sie sie ausstrecken und vor dem Zubettgehen warm duschen.

Sie haben jeden unserer Ratschläge beherzigt und können trotzdem nicht einschlafen. Wenn Sie eine untadelige Schlafhygiene ihr eigen nennen, niemals suspekte Medikamente nehmen und keines der oben beschriebenen Szenarien auf Sie zutrifft, dann sollten Sie Ihren Arzt aufsuchen, damit er Sie einmal genauer unter die Lupe nimmt, wozu auch ein Blutbild und möglicherweise eine Schlafanalyse gehören.

Ab in die Notaufnahme!

Sie können aufgrund von Atemnot oder wegen heftiger Schmerzen nicht schlafen. Falls Ihr Körper solche Alarmsignale sendet, dann versuchen Sie nicht, sie wegzuschlafen. Wenn Sie keinen Schlaf finden, weil Sie in bestimmten Positionen keine Luft bekommen oder einen starken ungewohnten Schmerz verspüren, lassen Sie sich so schnell wie möglich untersuchen.

Info-Box

SCHLAFMITTEL

Wenn sich Ihre Schlafstörungen durch eine Veränderung der Lebensweise nicht bessern, verschreibt Ihnen Ihr Arzt unter Umständen ein Schlafmittel. Bitte beachten Sie, dass solche Medikamente nicht für den Dauergebrauch gedacht sind; aber Sie können es für einige Wochen damit probieren, bis Sie sich bessere Schlafgewohnheiten zugelegt haben. Sie bergen außerdem gewisse Risiken, also nehmen Sie sie unter ärztlicher Aufsicht, und stibitzen Sie sie nicht bei Freunden aus dem Medizinschrank. Ältere Menschen sollten besonders vorsichtig sein, weil die Einnahme von Schlafmitteln bei ihnen zu Verwirrtheit, Gleichgewichtsstörungen und Stürzen führen kann.

Eine nachhaltigere und besser wirksame Lösung ohne Nebenwirkungen besteht darin, eine Kognitive Verhaltenstherapie (KVT) in Anspruch zu nehmen. Bei dieser Therapieform zeigt Ihnen ein Psychologe, wie Sie Ihr Gehirn trainieren können, um Stress zu vermeiden, ablenkende Reize zu minimieren und zu entspannen, wenn es Zeit zum Schlafen ist. Sprechen Sie mit Ihrem Arzt über die Möglichkeiten, Schlaftabletten mit einer Kognitiven Verhaltenstherapie zu kombinieren oder sogar durch eine KVT zu ersetzen.

Diphenhydramin ist ein Wirkstoff, der ursprünglich als Antiallergikum zum Einsatz kam, aber ebenfalls beruhigende Wirkung hat. (Mittlerweile sind in Deutschland keine Arzneimittel mit Diphenhydramin zur Linderung allergischer Reaktionen mehr zugelassen.) Da entsprechende Medikamente nicht rezeptpflichtig und damit leicht zugänglich sind, greifen viele von Schlaflosigkeit Geplagte zu diesen Mitteln. Sie wirken allerdings nicht zuverlässig und haben viele Nebenwirkungen wie Mundtrockenheit, Sehstörungen, erschwerte Blasenentleerung und Benommenheit am Tage (vor allem bei älteren Menschen). Einige Studien verweisen im Übrigen auf einen Zusammenhang zwischen regelmäßiger Einnahme von Diphenhydramin und dem vorzeitigen Entstehen einer Demenz.

Melatonin ist eine körpereigene Substanz, die vom Gehirn produziert wird, um den Schlaf-wach-Rhythmus zu steuern. In Tablettenform kann es dabei helfen, die innere Uhr nach dem Wechsel von Zeitzonen, also bei

Jetlag, neu zu stellen; in diesem Fall sollte es – wenn vom Arzt nicht anders verordnet – ein paar Stunden vor dem Zubettgehen genommen werden. Für andere Anwendungen ist es normalerweise weniger gut geeignet. Außer als verschreibungspflichtiges Medikament (mit zwei Milligramm) wird es in Deutschland auch als Nahrungsergänzungsmittel gehandelt – was bedeutet, dass diese Pillen einer weniger strengen Kontrolle unterliegen und sehr unterschiedliche Mengen von Melatonin enthalten. Mit anderen Worten, Sie bekommen für Ihr teures Geld unter Umständen sehr wenig geboten.

Benzodiazepine bilden eine Stoffklasse, die das Ein- und Durchschlafen fördert, wobei die Wirkungsdauer der einzelnen Substanzen sehr unterschiedlich ausfällt. Sie sind auch gegen Angst und Stress wirksam; zum Beispiel geben wir sie Patienten mit »Platzangst« (hier: Klaustrophobie) vor einer MRT-Untersuchung. Leider können diese Medikamente abhängig machen. Sie sollten also nur über kurze, festgelegte Zeiten und unter ärztlicher Aufsicht genommen werden.

Non-Benzodiazepine sind ebenfalls hochwirksame Medikamente, können aber wie die Benzodiazepine abhängig machen und sollten nur für kurze Zeit genommen werden. Außerdem berichten manche Patienten von Halluzinationen und schlafwandlerischen Aktivitäten, bei denen sie ganze Mahlzeiten zu sich genommen haben, Auto gefahren sind oder gar Sex hatten (versuchen Sie mal, sich *damit* herauszureden ...). Selbst wenn diese Nebenwirkungen selten sind, ist auch deshalb Vorsicht geboten.

SCHWINDEL

Ebenso wie andere gute Umstände und Gegebenheiten im Leben, etwa Jugend und schönes Wetter, wissen wir unseren Gleichgewichtssinn erst dann wirklich zu schätzen, sobald er nicht mehr da ist. Und wenn sich bei Ihnen auch schon mal alles gedreht hat, dann wissen Sie, wie unglaublich schwierig es sein kann, sich auf den Beinen zu halten.

Eines der Probleme bei der Therapie des Schwindels besteht darin, dass sich der Begriff auf einen ganzen Strauß verschiedener Phänomene bezieht. Wenn Ihnen schummrig ist, so als würden Sie ohnmächtig werden, wäre es richtiger, von Benommenheit zu sprechen. Dieser Zustand tritt dann auf, wenn Ihr Gehirn nicht genug Blut bekommt – aber obwohl es sich schlimm anhört, ist das keineswegs immer ein Anzeichen für ein gravierendes Problem. Es hängt davon ab, wie häufig und bei welchen Gelegenheiten diese Symptomatik in Erscheinung tritt, worauf wir gleich noch zu sprechen kommen.

Wenn Sie dagegen das Gefühl haben, dass sich alles dreht, dann leiden Sie wahrscheinlich an Vertigo, also Schwindel. Es ist ein Zustand, der sich für gewöhnlich verschlimmert, wenn Sie den Kopf zur Seite wenden oder die Augen schließen. Schwindel tritt dann auf, wenn es im Labyrinth, dem Hauptorgan für die Wahrnehmung der Kopfposition, drunter und drüber geht. Das Labyrinth befindet sich im Innenohr und weist mehrere flüssigkeitsgefüllte Bogengänge auf. Wenn Sie den Kopf drehen oder kippen, schwappt diese Flüssigkeit in einer bestimmten Weise hin und her, die es dem Gehirn erlaubt, auch bei geschlossenen Augen die Lage des Kopfs im Raum zu bestimmen. Wenn das Labyrinth dem Gehirn falsche oder widersprüchliche Signale sendet, dann erleben Sie das als Schwindel.

Drehen Sie sich zum Beispiel für ein paar Sekunden auf der Stelle (aber nicht so stürmisch!), und bleiben Sie dann stehen. Wahrscheinlich war Ihnen bei der Drehbewegung nicht besonders schwindlig, aber umso mehr, als Sie angehalten haben. Das liegt daran, dass die Flüssigkeit im Labyrinth nach dem Trägheitsprinzip noch eine Weile weiterrotiert. Ihr Gehirn kommt dann durcheinander, weil das Labyrinth ihm eine Drehbewegung meldet, während Ihre Augen dem widersprechen. Nach ein paar Sekunden kommt die Flüssigkeit zur Ruhe, und damit ist auch der Schwindel von der Bildfläche getreten. Das erklärt ebenso, warum den meisten Menschen übel wird, wenn sie als Mitfahrer im Auto lesen. Die Augen sagen Ihnen, dass Sie sich nicht bewegen (da die Buchstaben ja strammstehen), aber das Labyrinth registriert jede Unebenheit der Straße und jede Kurve.

Was also tun, wenn Sie am helllichten Tag schwanken, als hätten Sie ein paar Gläser Wodka intus, und gleich zur Besprechung mit Ihrem Chef müssen? Nach Hause gehen, sich hinlegen und hoffen, dass es von selbst besser wird? Oder in die nächstgelegene Apotheke taumeln und sich ein Mittel aus der Schwindelabteilung besorgen (falls es dort überhaupt so etwas gibt)?

Entspannen Sie sich

Ihnen wird manchmal schummrig, sobald Sie aus dem Bett hochkommen. Wenn Sie aus der liegenden in die stehende Position wechseln, lässt die Schwerkraft das Blut in den Beinen versacken. Das Blut wieder in Bewegung zu bringen dauert dann ein paar Sekunden, in denen es zu einem leichten Blutdruckabfall im Gehirn kommen kann, was zu einer vorübergehenden Benommenheit führt. Das ist ganz normal und unbedenklich, solange dieses Phänomen nur sekundenweise auftritt und Sie dabei nicht aus den Latschen kippen.

Sofern die Benommenheit minutenlang anhält und Sie zwingt, sich wieder hinzulegen, oder jedes Mal auftritt, wenn

Sie aufstehen, dann haben Sie wahrscheinlich eine orthostatische Hypotonie – und das bedeutet einen *sehr großen* und abnormen Blutdruckabfall beim Aufstehen. Ursache können ein Blutverlust oder auch eine Dehydrierung sein (bei der das in den Beinen versackende Blut in bereits entleerte Depots einströmt), Medikamente (wie Betablocker und Diuretika, also harntreibende Mittel) und Nervenprobleme (da das Nervensystem an der Regulierung des Blutdrucks beteiligt ist). Falls Sie Blut verloren oder seit Tagen nichts gegessen oder längere Zeit nichts getrunken haben, begeben Sie sich in die Notaufnahme. Ansonsten vereinbaren Sie einen Termin mit Ihrem Hausarzt.

Sie haben eine längere Kreuzfahrt hinter sich. Ihre Ferien sind vielleicht vorbei, und der Sonnenbrand ist kaum noch zu sehen, aber Ihr Körper glaubt noch immer, sich bei schwerem Seegang einen langen Schiffskorridor entlangzuhangeln. In diesem Fall haben Sie vermutlich das Mal-de-Débarquement-Syndrom, frei übersetzt das »Après-Schiff-Syndrom« oder die »Landkrankheit«. (Wir gehen mal davon aus, dass die Franzosen sehr viele Kreuzfahrten unternehmen, weshalb ihnen wohl das Recht der Namensgebung zugefallen ist.) Dieses Phänomen kann ein oder zwei Tage anhalten, nachdem Sie wieder festen Boden unter den Füßen haben, in seltenen Fällen auch Wochen. Die Ursachen sind nicht geklärt, aber die naheliegende Erklärung ist, dass Ihr Gehirn sich an das ständige Schaukeln des Schiffs angepasst hat und noch immer versucht, Ihren Gang zu stabilisieren, als wäre Seegang. Lassen Sie ihm einfach etwas Zeit.

Sie kommen von einem feuchtfröhlichen Abend nach Hause. Oder wachen nach einer durchzechten Nacht auf. Wenn Sie sich jemals ein paar Gläser zu viel hinter die Binde gekippt haben, dann kennen Sie wohl das lästige Gefühl, dass sich alles dreht, wenn Sie endlich in die Kissen sinken. Ihnen ist schwindlig, weil sich der viele Alkohol auf Ihre Blutdichte auswirkt, was wiederum die Beweglichkeit der Flüssigkeit im Labyrinth beeinflusst. Nach ein, zwei Stunden hat sich das Innenohr an die veränderte Blutdichte gewöhnt, und der Schwindel wird besser. Am nächsten Morgen kehrt der Schwindel eventuell zurück, weil der Blutalkoholspiegel sinkt und die Blutdichte sich erneut verändert. Vermutlich fühlen Sie sich aufgrund der Dehydrierung auch benommen. Bleiben Sie, wenn möglich, im Bett, schlürfen Sie etwas Brühe, einen Energydrink oder eine Rehydrationslösung, während Sie sich an Ihrer neuen Lieblings-TV-Soap vergnügen.

Gehen Sie zum Arzt

Ihnen wird beim Sport schwindlig. Es ist normal, nach einem intensiven Work-out ein wenig benommen und außer Puste zu sein. Wenn Sie aber über fünfzig sind und Ihnen jedes Mal schummerig wird, wenn Sie beim Training ein bisschen zulegen, haben Sie vielleicht ein Problem mit dem Herzen. Zum Beispiel könnte eine Aortenklappenstenose vorliegen, bei der die Hauptklappe des Herzens verhärtet und sich kaum noch öffnet. Das hat zur Folge, dass Ihr Herz nicht mehr nachkommt, wenn Ihre Muskeln vermehrten Blutbedarf haben. Ihr Blutdruck fällt ab, und Ihnen wird schwindlig. Eine andere Ursache könnte eine Verkalkung der Arterien sein, die den Herzmuskel mit Blut versorgen, sodass Ihr Herz bei intensivem Training »verhungert« und seine Pumpleistung nicht mehr steigern kann. Lassen Sie vom Kardiologen eine Ultraschalluntersuchung vornehmen und möglichst auch ein Belastungs-EKG durchführen.

Manchmal dreht sich alles nach einer Bewegung mit dem Kopf. Wahrscheinlich haben Sie das, was man »benignen paroxysmalen Lagerungsschwindel (BPLS)« nennt. Er tritt dann auf, wenn sich im Innenohr kleine Körnchen (sogenannte Otokonien) bilden, die bei einer Drehbewegung mit dem Kopf herumpurzeln und dadurch Fehlsignale ans Gehirn senden. Ihr Hals-Nasen-Ohren-Arzt kann feststellen, ob Sie BPLS haben, indem er Sie auf einer Untersuchungsliege Platz nehmen lässt und mit zur Seite geneigtem Kopf schnell hinlegt. Wenn Ihnen dabei schwindlig wird, ist die BPLS-Diagnose bestätigt. Ihr Arzt kann sodann mit Ihnen Lagerungsprozeduren durchführen, um die Körnchen aus dem Labyrinth in andere Bereiche des Innenohrs zu befördern, wo sie nicht mehr herumspuken können.

Sie haben Ohrensausen, ein Pfropfgefühl im Ohr, und manchmal scheint sich der Raum zu drehen. Vermutlich haben Sie die Menière-Krankheit. (Die Franzosen scheinen wirklich ein Faible für Schwindelthemen zu haben.) Sie kommt dadurch zustande, dass der Flüssigkeitsdruck im Labyrinth aus unbekannten Gründen stark ansteigt. Weitere Symptome sind Hörverlust (und ein anhaltendes Summen oder Pfeifen im Ohr). Diese Symptome verschlimmern sich häufig durch Stress, Rauchen, den Verzehr stark salz- und glutamathaltiger Speisen sowie Koffein und Alkohol (allesamt Substanzen also, die ohnehin weitgehend gemieden werden sollten). Die Behandlung besteht in einer salzarmen Diät und – falls das nicht hilft – Entwässerungstabletten (Diuretika) sowie Medikamenten gegen Übelkeit. Es sollte auch ein MRT des Gehirns veranlasst werden, um andere zwar seltene, aber bedrohliche Ursachen auszuschließen. Ein Therapieprogramm namens »vestibuläre Rehabilitation« kann dazu beitragen, Ihren Gleichgewichtssinn und allgemein die Symptomatik zu verbessern.

Sie leiden unter Schwindel und haben öfter mit Migräne zu tun. Migräneanfälle können Schwindel auslösen, wenn dabei Gehirnareale betroffen sind, die mit dem Innenohr im Austausch stehen. Der Schwindel tritt dann für gewöhnlich (aber nicht immer) zusammen mit dem Kopfschmerz auf. Eventuell verschreibt Ihr Arzt Ihnen zusätzlich zu den üblichen Mitteln gegen Migräneanfälle Medikamente gegen Schwindel und Übelkeit.

Sie sind wackelig auf den Beinen und haben ständigen Harndrang. Sie könnten einen Normaldruckhydrozephalus (Normal Pressure Hydrocephalus oder NPH) haben, eine Erkrankung, bei welcher der Druck in den Gehirnkammern (den sogenannten Hirnventrikeln) vergrößert ist. Die Betroffenen bewegen sich mit kurzen, schleppenden Schritten, als ob sie mit den Füßen am Boden klebten. Im weiteren Verlauf kommen starker Harndrang und -inkontinenz, später auch eine Abnahme der geistigen Fähigkeiten und Konzentrationsschwäche hinzu. Ihr Arzt wird ein Gehirn-MRT veranlassen, um die Größe der Hirnventrikel einzuschätzen. Falls sie vergrößert sind, wird eine Ventrikelpunktion durchgeführt; das heißt, über eine Hohlnadel wird Gehirnflüssigkeit aus den Ventrikeln abgeführt. Wenn sich die Symptome dadurch bessern, ist die Diagnose bestätigt.

Als Langzeittherapie wird Ihnen eventuell empfohlen, einen Cerebralshunt legen zu lassen, also im Prinzip einen dünnen Schlauch, über den überschüssige Gehirnflüssigkeit kontinuierlich vom Gehirn in einen anderen Bereich des Körpers (zum Beispiel den Bauchraum) abgeführt wird.

Sie haben ein Kribbeln und/oder Schmerzen in den Beinen. Möglicherweise haben Sie eine Neuropathie oder Nervenreizung. Dieser Befund kommt besonders bei Diabetikern häufig vor, kann aber auch andere Ursachen haben wie Schilddrüsenerkrankungen, Alkoholismus und Vitaminmangel. Die geschädigten Nerven sind dann nicht mehr in der Lage, die Position Ihrer Beine korrekt ans Gehirn zu melden, was Instabilität und Schwindelgefühle zur Folge hat.

Ab in die Notaufnahme!

Alles dreht sich minutenlang, ohne dass eine Besserung eintritt. Wenn Ihnen länger als ein paar Minuten schwindlig ist, dann geht es Ihnen vermutlich so schlecht, wie Sie es niemals für möglich gehalten haben, und Sie sollten sich sofort in ärztliche Hände begeben, da die Ursache ein Schlaganfall oder eine Gehirnblutung sein kann. Um sicherzugehen, muss möglicherweise ein Gehirn-MRT gemacht werden. Wenn es ohne Befund ist oder die Ärzte denken, dass Sie wenig schlaganfallgefährdet sind, leiden Sie vielleicht an einer weniger bedrohlichen Erkrankung namens Neuritis vestibularis, bei der eine Virusinfektion den Nerv reizt, der das Innenohr mit dem Gehirn verbindet. Häufig bessert sich der Zustand dann nach ein paar Tagen von selbst.

Ihr Herz fängt aus heiterem Himmel an zu rasen, und Sie fühlen sich benommen. Wenn Ihr Herz in einen abnorm schnellen Rhythmus verfällt, bei dem die Pumpleistung unzureichend ist, sinkt Ihr Blutdruck ab, was zu Benommenheit führt. Rufen Sie den Notarzt, und legen Sie sich hin. In der Wartezeit können Sie es mit Maßnahmen versuchen, um den rasanten Herzrhythmus zu durchbrechen, indem Sie husten oder pressen, als würden Sie auf der Toilette sitzen.

Sie haben Blut verloren (beispielsweise bei einer starken Regelblutung) und fühlen sich benommen, vor allem wenn Sie aufstehen. Vermutlich haben Sie einen hohen Blutverlust erlitten und sollten sofort ärztliche Hilfe in Anspruch nehmen. Eventuell benötigen Sie eine Infusion. Wie oben schon erwähnt, tritt orthostatische Hypotonie (Blutdruckabfall beim Aufstehen) insbesondere bei Menschen mit Blutmangel stärker und häufiger auf.

Sie haben Fieber, Schüttelfrost und fühlen sich stark benommen. Möglicherweise liegt bei Ihnen eine gefürchtete Komplikation namens Sepsis vor, die dann auftritt, wenn Ihr Körper auf eine Infektion gewissermaßen mit thermonuklearer Kriegsführung reagiert. (Und wie bei dem realen Einsatz thermonuklearer Waffen sterben dann oft beide Seiten.) Aufgrund der heftigen Reaktion des Immunsystems fällt der Blutdruck ab, was zu Benommenheit führt. Die Therapie besteht in der sofortigen Gabe von Infusionen und Antibiotika. Rufen Sie sofort den Notarzt, denn eine Sepsis kann rasch zum Tod führen.

GEDÄCHTNISSCHWÄCHE

Hegen auch Sie die leise Befürchtung, dass Sie eines Tages von der Polizei aufgegriffen werden, weil Sie mitten in der Nacht in der Unterhose die Straße entlangspazieren und mit einem Knüppel auf einen Baum eindreschen? Schließlich haben Sie heute Morgen mal wieder ewig lange Ihr Smartphone gesucht, und zeigt das nicht, dass Sie offenbar schon nicht mehr ganz richtig im Kopf sind?

Ein schwächer werdendes Gedächtnis ist mit zunehmendem Alter nichts Ungewöhnliches. Aber ab wann wird es zu einem echten Problem, und wo ist der Übergang von bloßer Vergesslichkeit zu einer ausgewachsenen Demenz? An welchem Punkt werden Sie so zerstreut sein, dass Sie kaum noch in der Lage sind, zu Ende zu bringen, was Sie begonnen haben, und – was war das noch gleich?

In Medizinerkreisen wird unter dem Begriff »Demenz« der fortschreitende Verlust des Gedächtnisses verstanden, was die gesamte Lebensqualität beeinträchtigt. Zu den typischen Anzeichen gehört die Unfähigkeit, sich an Namen oder Personen zu erinnern, den aktuellen Aufenthaltsort korrekt zu benennen oder komplexere Aufgaben zu bewältigen. Die größte Befürchtung ist dann die, dass bei weiterem Fortschreiten der Demenz irgendwann ein selbstbestimmtes Leben nicht mehr möglich ist.

Demenz ist kein einheitliches Krankheitsbild, sondern ein Symptomkomplex, der aus einer anderen Grunderkrankung resultiert. Die häufigste ist Alzheimer, vielfach ist Demenz aber auch die Folge mehrerer kleiner Schlaganfälle (also einer Unterbrechung der Blutversorgung des Gehirns, was den Verlust intakten Hirngewebes nach sich zieht).

Die wesentlichen Risikofaktoren für Demenz sind hoher Blutdruck, Rauchen, erhöhte Cholesterinwerte und chronischer Alkoholmissbrauch. *Möglicherweise* können Sie das

Einsetzen einer Demenz verhindern oder verzögern, indem Sie sich körperlich und geistig fit halten (siehe die Info-Box weiter unten).

Sie haben also Probleme, sich an Namen zu erinnern, oder können sich nicht mehr entsinnen, wo Sie Ihre Schlüssel hingelegt haben: Ist das noch normal? Oder schon Alzheimer?

Entspannen Sie sich

Sie machen die Nächte durch. Während des Schlafs übernimmt Ihr Gehirn Erinnerungen an das Tagesgeschehen ins Langzeitgedächtnis. Unzureichender Schlaf ist daher einer der häufigsten Gründe für Vergesslichkeit. Weitere Symptome sind Konzentrationsschwäche, Reizbarkeit, Depressionen und Angstzustände. Zum Glück halten Sie die Lösung für Ihre Schlafprobleme möglicherweise bereits in der Hand (siehe den Abschnitt über Schlafstörungen).

Sie wissen nicht, wo Ihnen vor lauter Stress der Kopf steht. Machen Sie sich Sorgen wegen Ihrer Finanzen? Oder ist es die Arbeit? Eine grundlegende Veränderung Ihrer Lebenssituation? Stress kann Sie unkonzentriert machen und Ihr Gehirn so stark in Anspruch nehmen, dass es die Außenwelt nicht mehr richtig wahrnimmt. Und während Sie die Unterredung mit Ihrem Chef zum hundertsten Mal im Kopf durchgespielt haben, sind Sie vielleicht losmarschiert, ohne die Autotür hinter sich abzuschließen. Eine Lösung für das Problem besteht darin, für den Stress eine bestimmte Zeit festzusetzen, in der Ihr geplagter Geist all seine angestauten Sorgen loswerden kann. Im Ernst – tragen Sie sich in Ihrem Kalender eine halbe Stunde ein, in der Sie Ihren größten Ängsten freien Lauf lassen. Nachdem Sie diese Dämonen ausgetrieben haben, fällt es Ihnen sehr wahrscheinlich leichter, für den Rest des Tages konzentriert zu sein.

Sie lassen ständig Ihre Kreditkarte am Bartresen liegen. Vielleicht wissen Sie aus eigener Erfahrung, dass zu viel Wodka zu einer unklaren Aussprache führt, die Reaktionszeit verlängert, das Erinnerungsvermögen beeinträchtigt und den Schlaf stört. Auch nachdem der Alkohol abgebaut ist, schlafen Sie vielleicht noch tagelang schlecht, was auch Ihr Gedächtnis in Mitleidenschaft zieht. Versuchen Sie, sich auf einen oder zwei Drinks pro Tag zu beschränken. Übrigens kann langjähriger Alkoholismus zu einem Krankheitsbild namens Korsakow-Syndrom führen, das ist eine Form der Amnesie (Gedächtnisstörung). Eine typische Begleiterscheinung ist das Konfabulieren, also das Erfinden ausgefeilter Geschichten, die dazu dienen, die Erinnerungslücken zu füllen, und von deren Wahrheit die Betroffenen selbst aufrichtig überzeugt sind.

Mit dem Alter kommt … was auch immer … Im höheren Lebensalter ist es nicht ungewöhnlich, wenn das Kurzzeitgedächtnis nachlässt und es schwerer fällt, neue Informationen zu verarbeiten. (Wenn Sie uns nicht glauben, versuchen Sie mal, Ihrer Großtante zu erklären, wie Snapchat funktioniert.) Diese Veränderungen beeinträchtigen jedoch normalerweise nicht die allgemeine Lebensqualität. Interessanterweise bleibt das Langzeitgedächtnis davon verschont, sodass Sie sich zwar an Ihre allererste Telefonnummer erinnern können, aber möglicherweise nicht an die aktuelle.

Gehen Sie zum Arzt

Sie kommen nie so recht in Schwung. Die Schilddrüse spielt eine wichtige Rolle bei der Steuerung des Energiestoffwechsels. Bei einer Überfunktion kommt es zu Schweißausbrüchen, Zittern, Durchfall und Gewichtsverlust. Eine Unterfunktion bewirkt Schlappheit, Verstopfung, Gewichtszunahme und Gedächtnisschwäche. Ein einfacher Bluttest kann über Funktionsstörungen der Schilddrüse Aufschluss geben und ist im Übrigen auch Teil einer normalen Demenzabklärung.

Sie eifern dem Marlboro-Mann nach. Sie können die Gedächtnisschwäche ruhig mit auf die lange Liste der gesundheitlichen Folgen des Rauchens setzen. Lebenslanges Qualmen führt zu Verstopfungen in den Adern, die das Gehirn mit Sauerstoff versorgen. Dadurch kommt es zu kleinen Schlaganfällen, die an der Gedächtnisleistung nagen. Ihr Hausarzt kann ein MRT veranlassen, um festzustellen, ob es bei Ihnen Anzeichen früherer Schlaganfälle gibt.

Sie haben sich noch nie besonders viel aus Kondomen gemacht. Mit einem One-Night-Stand können Sie sich so manches unliebsame Souvenir einhandeln. Eine schmutzige Unterhose unter Ihrem Bett etwa – und zwar aus Fremdbesitz. Einen geheimnisvollen Anruf auf Ihrem Handy. Und natürlich Syphilis. Auch wenn Sie dieses »Franzosenkrankheit«, »Lues« oder »harter Schanker« genannte Mitbringsel eher mit Prostituierten aus der Zeit des Ersten Weltkriegs assoziieren, ist die Syphilis noch immer weit verbreitet. Im Verlauf von Jahrzehnten nach der Ansteckung können die Erreger bis zum Gehirn vordringen und Gedächtnisschwäche, (bipolare) Stimmungsstörungen (»manisch-depressiv«) und Zittern bewirken. Behandelt wird Syphilis mit Penizillin.

Ihnen lastet ständig etwas auf der Seele. Depressionen können sich auch in Form von Vergesslichkeit und Konzentrationsstörungen zeigen. Andere Symptome sind Hoffnungslosigkeit, Reizbarkeit, zunehmendes Desinteresse an früher gern betriebenen Aktivitäten, Erschöpfung, verändertes Essverhalten, Verlust der Libido, Schlafstörungen und Gewichtszu- oder -abnahme. Das Interessante dabei ist, dass ein depressiver Mensch für gewöhnlich seine Gedächtnisschwäche zugibt, wohingegen Alzheimerpatienten sie in der Regel leugnen oder verharmlosen. Wenn Sie glauben, dass Sie an Depressionen leiden, dann sprechen Sie mit Ihrem Arzt über die vielen Therapiemöglichkeiten, die Ihnen wieder zu mehr Lebensqualität verhelfen könnten.

Sie waren kürzlich wegen Ihrer Pumpe unterm Messer. Herz-OPs erfordern für gewöhnlich den Einsatz einer Herz-Lungen-Maschine, was zu Schäden am Gehirn führen kann. Die Patienten schildern einen vagen Zustand der Benommenheit mit einer Beeinträchtigung des Erinnerungsvermögens und des Denkens. Sprechen Sie mit Ihrem Arzt, wenn Sie vor Kurzem eine Herz-OP hatten und den Eindruck nicht loswerden, dass Ihr Gedächtnis seither schlechter geworden ist.

Info-Box

SCHÜTZEN KREUZWORTRÄTSEL VOR DEMENZ?

Wahrscheinlich haben Sie schon Anzeigen für Denksportprogramme gesehen, die versprechen, dass regelmäßiges Gehirntraining – in Form von Logik- und Arithmetikaufgaben oder Kreuzworträtseln – vor Demenz bewahren kann. Vielleicht decken Sie sich auch mit Sudoku-Heften ein, um im Alter noch geistig auf der Höhe zu sein.

Leider ist schwer festzustellen, was davon Humbug und was wissenschaftlich haltbar ist. Bis heute gibt es keinen Beleg darüber, dass irgendeine dieser Maßnahmen das Entstehen einer Demenz hinauszögern oder verhindern kann. Und ganz gewiss gibt es keinen Anhaltspunkt dafür, dass kommerziell angebotene Denksportprogramme mehr Nutzen bieten als eine weniger zielgerichtete geistige Aktivität wie etwa Zeitunglesen oder das Lösen von Kreuzworträtseln. Zwar haben wissenschaftliche Studien gezeigt, dass die Kombination aus Gehirntraining, körperlicher Bewegung und gesunder Ernährung die Gehirnleistung verbessern kann, allerdings war der Effekt vergleichsweise gering.

Da es nun mal kein Patentrezept gibt, besteht die beste Vorsorge in einer gesunden Lebensweise: Essen Sie viel Obst, Gemüse und Vollkornprodukte; schränken Sie Ihren Fleisch- und Zuckerkonsum so weit wie möglich ein; bewegen Sie sich viel (möglichst täglich mindestens dreißig Minuten Jogging, Radfahren oder Aerobic); und bleiben Sie sozial aktiv und engagiert.

Sie waren in Ihrer Jugend ein Eishockey-Ass. Die chronisch-traumatische Enzephalopathie oder CTE hat in letzter Zeit für Schlagzeilen gesorgt, weil sie gehäuft unter ehemaligen Footballspielern, aber auch bei Eishockeyspielern auftritt. CTE rührt von häufigen Schlägen oder Stößen auf den Kopf her und verursacht auf die Dauer irreversible Demenz, die mit Kopfschmerzen, impulsivem Verhalten, Zittern und Depressionen einhergeht. Eine verwandte Schädigung des Gehirns liegt bei der sogenannten Dementia pugilistica oder der »Boxerdemenz« vor.

Ihr Gedächtnis ist mit den Jahren stetig schlechter geworden, und inzwischen macht sich das im Alltag bemerkbar. An Demenz Erkrankte leiden an fortschreitendem Gedächtnisverlust, der das Funktionieren im Alltag beeinträchtigt und für gewöhnlich auch anderen Menschen auffällt. Es können weitere Probleme hinzukommen wie Sprachstörungen, räumliche Desorientierung oder Schwierigkeiten beim Bewältigen von Routineaufgaben. In diesem Fall müssen Sie sich von Ihrem Arzt eingehend auf das Vorliegen einer Demenz hin untersuchen lassen, wozu die gründliche Erhebung der Krankengeschichte gehört, ein Gedächtnistest, eine Aufstellung der Medikamente, die Sie nehmen, diverse Blutuntersuchungen und eventuell ein MRT des Gehirns. Bei den über Fünfundsechzigjährigen ist Alzheimer die häufigste Form von Demenz, typisch für diese Erkrankung ist die Ablagerung von Eiweißplaques im Gehirn.

Ab in die Notaufnahme!

Sie sind nicht mehr die-/derselbe wie noch vor einer Woche. Wenn Sie einen rapiden Gedächtnisverlust (innerhalb von Stunden oder Tagen) an sich bemerken, der womöglich mit Persönlichkeitsveränderungen, Kopfschmerzen und/oder Fieber einhergeht, müssen Sie sich sofort in die Notaufnahme zur Untersuchung begeben, zu der wahrscheinlich ein MRT des Gehirns gehört und eventuell auch eine Punktion (also Entnahme von Nervenwasser aus dem Bereich der Wirbelsäule). Bei Ihnen könnte eine Gehirninfektion vorliegen, ein Schlaganfall, eine Hirnblutung oder ein Ungleichgewicht in der chemischen Zusammensetzung Ihres Blutes.

Sie haben sich den Kopf gerammt. Eine Gehirnerschütterung ist ein leichtes Schädel-Hirn-Trauma aufgrund eines Zusammenpralls. Typische Symptome sind Benommenheit, Schwindel, Erbrechen, Kopfschmerzen, Müdigkeit und Gedächtnisverlust. Genaueres finden Sie im folgenden Abschnitt über Kopfverletzungen.

KOPFVERLETZUNGEN

Es ist wohl einleuchtend, dass man nach einem schweren Schlag gegen den Kopf einen Krankenwagen rufen sollte. Sind Sie jedoch bewusstlos, liegt die Entscheidung darüber ja ohnehin nicht mehr bei Ihnen.

Was aber, wenn die Kopfblessur milder ausfällt – zwar schlimm genug, um Sie vorübergehend außer Gefecht zu setzen und dafür zu sorgen, dass den Zeugen des Geschehens der Atem stockt, aber auch nicht so gravierend, dass Ihr Leben ernsthaft in Gefahr wäre? Dieser Fall tritt häufig beim Sport ein oder dann, wenn ältere Menschen stürzen.

Die Antwort darauf lautet, dass auch kleinere Kopfverletzungen schwerwiegende Folgen haben können und dass in jedem Fall Vorsicht besser ist als Nachsicht. Dennoch müssen Sie nicht mit jeder Kopfverletzung gleich in die Notaufnahme.

Also was tun? Ihren Freund bitten, über Ihren Schlaf zu wachen? Oder Ihre Freundin auffordern, einen Krankenwagen zu bestellen? (Nebenbei bemerkt: Wenn Sie sich mit einer Kopfverletzung zum Krankenhaus aufmachen, *dann fahren Sie bitte nicht selbst*. Auch wenn das selbstverständlich sein sollte, wird dieses Gebot der Vernunft häufig missachtet. Was, wenn Ihnen bei Tempo hundert plötzlich schummerig wird?)

Entspannen Sie sich

Sie haben nicht das Bewusstsein verloren, können sich an alles bis zum Zeitpunkt des Unfalls erinnern, sind unter fünfundsechzig und fühlen sich bestens. Sie sind wahrscheinlich noch mal glimpflich davongekommen, sollten sich aber auf Anzeichen einer Verschlechterung hin beobachten lassen. Komplikationen, die eine sofortige ärztliche Abklärung notwendig machen, reichen von offenkundigen Symptomen (Krämpfe, Verwirrtheit, Schwäche, Ohnmacht) bis hin zu weniger eindeutigen Anzeichen (Kopfschmerzen, steifer Nacken, große Mattigkeit, Erbrechen). Wenn Sie Sportler sind, sollten Sie so lange pausieren, bis Sie sich vierundzwanzig Stunden ohne Unterbrechung vollkommen normal fühlen.

Gehen Sie zum Arzt

Sie haben sich vor ein paar Tagen den Kopf gestoßen und leiden jetzt öfter unter Kopfschmerzen. Möglicherweise liegt bei Ihnen ein sogenanntes postkommotionelles Syndrom vor, das Symptome hervorruft, die noch Tage oder gar Wochen nach einer Gehirnerschütterung auftreten können. Weitere Anzeichen sind Reizbarkeit, Angstzustände, depressive Verstimmung und Schwindel (mithin ungefähr die Verfassung, in der sich die meisten Medizinstudenten befinden). Eventuell veranlasst Ihr Hausarzt ein MRT des Gehirns, um eine Hirnblutung auszuschließen. Ergibt das MRT keinen Befund, besteht die Therapie in unterstützenden Maßnahmen, etwa der Gabe von Schmerzmitteln und der weitgehenden Vermeidung von Aktivitäten, die permanente Aufmerksamkeit erfordern (wie Lesen oder Fernsehen).

Ab in die Notaufnahme!

Seit einem Schlag auf den Kopf verschlimmern sich Kopfschmerzen oder Übelkeit/Erbrechen. Der Schädel bildet eine geschlossene Höhle von begrenztem Raum. Wenn es dort zu einer Blutung kommt, wird das Gehirn zusammengedrückt und tut sein Missfallen darüber durch Kopfschmerz und Übelkeit kund. Sammelt sich noch mehr Blut unter der Schädeldecke an, wird Ihr Gehirn stärker nach unten gepresst, wodurch nach und nach lebenswichtige Funktionen ausfallen, wie etwa die Steuerung des Atems, bevor es ganz den Geist aufgibt.

Sie haben das Bewusstsein verloren. Wenn das Schädeltrauma schwer genug war, um bei Ihnen die Lichter ausgehen zu lassen, müssen Sie sich dringend untersuchen lassen. Es gibt Hirnblutungen, die zunächst zu einer Ohnmacht führen, gefolgt von einer Wachphase, in der Sie bei klarem Verstand und vollkommen wohlauf sind. In den folgenden Stunden jedoch sammelt sich möglicherweise weiteres Blut im Bereich des Gehirns, was letztendlich zum Tod führen kann.

Sie sind über fünfundsechzig. Mit zunehmendem Alter schrumpft das Gehirn und hat damit mehr Bewegungsspielraum innerhalb des Schädels. Außerdem werden die Blutgefäße, die das Gehirn umgeben, schwächer. Bei einem traumatischen Ereignis kann das Gehirn dann so weit umhergeschleudert werden, dass Blutgefäße reißen. Auch dann, wenn Sie sich wohlfühlen, sollte ein MRT des Gehirns vorgenommen werden, um Einblutungen auszuschließen.

Sie nehmen blutverdünnende Medikamente. Selbst wenn blutverdünnende Medikamente die Blutgefäße nicht schwächen, erhöhen sie doch das Risiko einer lebensbedrohlichen Hirnblutung beträchtlich. Sie verhindern die Blutgerinnung und führen dazu, dass eine Blutung ausgedehnter ist, als es sonst der Fall wäre. Auch wenn Sie sich sonst gut fühlen, sollten Sie sich untersuchen lassen.

Sie können sich nicht mehr an die Ereignisse vor dem Unfall erinnern. Kopfverletzungen führen häufig zu einem gewissen Grad an Gedächtnisverlust (Amnesie). Wenn Sie sich also derart heftig den Kopf angeschlagen haben, dass es eine Amnesie zur Folge hatte, sollten Sie in jedem Fall zum Arzt gehen. Ist die Amnesie ausgeprägt – reicht sie also weiter als eine halbe Stunde vor dem Unfall zurück –, muss ein MRT des Gehirns erstellt werden.

Es kommt zu Lähmungs- oder Taubheitserscheinungen. Manchmal geht eine Kopfverletzung mit einem heftigen Schlag gegen einen Arm oder ein Bein einher, und nach einem Knochenbruch können Sie das entsprechende Glied natürlich nicht bewegen. Wenn es aber unversehrt erscheint und trotzdem nicht mehr richtig funktioniert, liegt möglicherweise eine schwere Gehirn- oder Rückenmarksverletzung vor. Rufen Sie einen Krankenwagen!

Sie haben einen Sturz aus einer gewissen Höhe erlitten. Wenn sich Ihre Füße vor Ihrem Fall mehr als einen Meter über dem Boden befunden haben und Sie bei dem Sturz mit dem Kopf aufgeschlagen sind, ist die Wahrscheinlichkeit einer schweren Verletzung groß genug, um ein Gehirn-MRT zu rechtfertigen. Und bei Ihrem nächsten Konzert bitte kein Crowd-Surfing mehr!

GERÖTETE ODER BRENNENDE AUGEN

Redaktionelle Bearbeitung: Bryan J. Winn

Man sagt, die Augen seien das Fenster der Seele. Wenn also Ihre Augen rot, geschwollen und von einer Entzündung verklebt sind, was sagt das wohl über Ihr Innerstes aus? Ist es da ein Wunder, wenn die Leute Reißaus nehmen?

Bevor wir jedoch versuchen, das Rätsel Ihrer geröteten oder brennenden Augen zu ergründen, werfen Sie bitte einen Blick in den Spiegel, um Ihr Sehorgan etwas besser kennenzulernen. Die Pupille ist, wie Sie wissen, das schwarze Loch in der Mitte. Im Dunkeln weitet sie sich, um mehr Licht hereinzulassen. Das geschieht übrigens auch bei Angst, was gut zu wissen ist, wenn Sie das nächste Mal am Pokertisch sitzen. Das Licht fällt also durch die Pupille ins Auge ein und wird von der Linse gesammelt.

Die Iris ist der farbige Kreis rund um die Pupille und die Sklera (Lederhaut) das sie umgebende Weiß. Wenn Ihnen jemand ein Kompliment über Ihre Augen macht, dann ist von Ihrer Iris die Rede. (Sie werden wohl kaum etwas zu hören bekommen wie: »Was für tiefgründige und ausdrucksvolle Pupillen du hast!«) Die Bindehaut schließlich ist eine dünne Schleimhaut, die das Innere der Augenlider bedeckt und bis zur Hornhaut reicht.

Die Augen sind gerötet, wenn Blutgefäße anschwellen oder platzen. Die häufigsten Ursachen dafür sind trockene Augen, Allergien, Überanstrengung der Augen (selbstverständlich nicht vom Lesen dieses Buches) und zu langes Tragen von Kontaktlinsen. Leider können rote und schmerzende Augen manchmal auch ein Hinweis auf eine ernste Erkrankung sein. Ein Glaukomanfall oder akutes Glaukom zum Beispiel (eine plötzliche Steigerung des Augeninnendrucks) kann zu Augenrötung, starken Schmerzen sowie rapidem und dauerhaftem Verlust des Sehvermögens führen.

Wenn Sie also gerötete Augen haben, sollten Sie sich dann in Quarantäne begeben und sich regelmäßig die Hände waschen? Sollten Sie sich Augentropfen besorgen – und wenn ja, welche? Sollten Sie sich eine Sonnenbrille aufsetzen und trotzdem zur Arbeit gehen? Oder haben Sie allen Grund, in Panik zu verfallen und sich bis zu Ihrem Augenarzttermin schon mal nach erschwinglichen Glasaugen im Internet umzusehen?

Entspannen Sie sich

Nach mehreren Stunden Bildschirmarbeit, Lesen oder Autofahren fangen Ihre Augen an zu schmerzen, Sie bekommen Kopfweh und können nicht mehr scharf sehen. Eine Überanstrengung der Augen tritt dann ein, wenn Sie über längere Zeit konzentriert den Blick auf etwas gerichtet halten und die Muskeln im Bereich der Linsenaufhängung (Ziliarmuskeln) ermüden oder verkrampfen. Ihre Augen sind keine unermüdlichen Arbeitssklaven und brauchen auch mal Urlaub von ihrem Dienst! Wenn Sie in einem schwach beleuchteten Raum arbeiten oder sich generell müde fühlen, verspüren Sie die Anspannung noch schneller. Viele Menschen blinzeln auch nicht genug bei der Arbeit oder beim Lesen, was zu trockenen Augen führt (okay … jetzt erst mal blinzeln).

Gönnen Sie Ihren Augen mindestens alle halbe Stunde eine Pause, indem Sie umhergehen und in die Ferne blicken. Sorgen Sie außerdem für einen gut beleuchteten, möglichst blendfreien Arbeitsplatz. Wenn sich Ihre Augen trocken anfühlen, dann verwenden Sie zwei- bis dreimal täglich rezeptfreie Augentropfen zur Befeuchtung. (Halten Sie sich bei noch häufigerem Gebrauch an solche ohne Konservierungsmittel, um eine weitere Bindehautreizung zu vermeiden.) Verzichten Sie auf Augentropfen, die vorgeben, die Rötung zu reduzieren, da sie tatsächlich die Bindehaut noch mehr reizen können. Gehen Sie, falls das Problem fortbesteht, zum Augenarzt, damit er Sie gründlich untersucht. Manchmal besteht die einzige sinnvolle Lösung in der Verordnung einer Brille.

Sie haben gerötete, geschwollene Augen, außerdem Fieber, Halsschmerzen und/oder eine laufende Nase. Eine Erkältung ist niemals ein schöner Anblick. Ihre Nebenhöhlen sind dann mit Schleim verstopft, wodurch Druck auf die Blutgefäße in der Augenpartie entsteht. Gegen die Schwellung helfen entzündungshemmende Medikamente, abschwellende Mittel und salzhaltige Nasensprays. Gehen Sie zum Arzt, wenn die Symptome länger als eine Woche anhalten.

Sie haben gerötete, juckende, tränende Augen, dunkle Augenringe und eine laufende Nase. Vermutlich haben Sie eine allergische Bindehautentzündung. Die häufigsten Auslöser sind Pollen, Staub, Hautschuppen von Haustieren, Chlor (wenn Sie schwimmen waren) und Zigarettenrauch. Falls Sie Kontaktlinsen tragen, reagieren Sie möglicherweise allergisch auf die Pflegelösung. Meiden Sie alles, was die Augen reizen kann, und versuchen Sie es mit einem frei verkäuflichen Antihistaminikum (Wirkstoffe: Loratadin, Cetirizin) oder einem antiallergischen Nasenspray. Bestehen die Symptome weiter fort, können Sie rezeptfrei erhältliche antiallergische Tropfen nehmen (zum Beispiel mit dem Wirkstoff Ketotifen). Ihr Augenarzt kann Ihnen auch stärker wirksame antiallergische Augentropfen, eventuell sogar ein Cortisonpräparat verschreiben.

Sie haben ein Pickelchen am Augenlid. Möglicherweise handelt es sich um eine entzündete Talgdrüse, ein sogenanntes

Gerstenkorn. Widerstehen Sie – wir wiederholen: widerstehen Sie – der Versuchung, den »Pickel« auszudrücken. (Dabei besteht die Gefahr einer Augenverletzung und Infektion.) Um die Schwellung zum Abklingen zu bringen, können Sie eine warme Kompresse anwenden, indem Sie ein kleines Handtuch mit warmem Wasser tränken, es auswringen und sich für zehn Minuten auf die geschlossenen Augen legen (stellen Sie sich einfach vor, Sie sind im Wellnessbad). Wiederholen Sie diese Prozedur alle paar Stunden einige Tage lang. Falls Sie sich um Ihr Make-up Sorgen machen, füllen Sie einige Handvoll ungekochter Reiskörner in eine Baumwollsocke (idealerweise eine saubere!), machen Sie einen Knoten in die Socke, und legen Sie sie für zehn bis zwanzig Sekunden in die Mikrowelle, bis die Reisfüllung warm (und nicht etwa glühend heiß) ist. Legen Sie sich dann die Socke über die Augen, der Reis hält die Wärme etwa fünf Minuten lang.

Das Weiße in Ihrem Auge ist blutunterlaufen. Vermutlich ist ein kleines Blutgefäß geplatzt und hat eine subkonjunktivale Blutung (Hyposphagma) bewirkt, also eine Blutung unterhalb der Bindehaut. Ihre Freunde werden vielleicht denken, dass Sie einen Höllentrip hinter sich haben, aber tatsächlich handelt es sich dabei um kein bedrohliches Krankheitsbild. Es kann durch einen erhöhten Venendruck im Bereich der Augen verursacht sein, wie er bei Hustenanfällen, starkem Erbrechen und häufigem Reiben der Augen auftritt. Manchmal kommt es auch ohne ersichtlichen Grund zu einer Blutung. Nach zwei Tagen sieht das Ganze für gewöhnlich noch schlimmer aus, weil sich der Bluterguss mit der Zeit weiter ausdehnt, aber innerhalb von zwei Wochen sollte er verschwunden sein. Gehen Sie zum Arzt, wenn die Blutung häufiger beziehungsweise in Verbindung mit einer Kopfverletzung oder Kopfschmerzen auftritt.

Sie haben dunkle Ringe unter den Augen. Die dunklen Augenringe sind in Wirklichkeit dicht unter der Haut liegende erweiterte Blutgefäße. Müdigkeit, Allergien oder häufiges Reiben der Augen können zu dem unliebsamen »Waschbärlook« führen. Mitunter sind die Tränensäcke auch anlagebedingt, vielleicht sollten Sie sich also das Familienfotoalbum vornehmen, um herauszufinden, wem Sie diese Erbschaft zu verdanken haben. Um die Schwellung und Verfärbung zum Abklingen zu bringen, können Sie eine kalte Kompresse anwenden, indem Sie ein kleines Handtuch mit kaltem Wasser tränken, es auswringen und sich für etwa zehn Minuten auf die Augen legen.

Sie tragen Kontaktlinsen und haben abends meist trockene und/oder gerötete Augen. Wenn Sie und Ihre Kontaktlinsen oder die Pflegelösung sich nicht gut vertragen, verspüren Sie eventuell ein Jucken und/oder reagieren mit geröteten Augen. Sehen Sie sich als Erstes Ihre Pflegelösung an. Falls Sie eine Mehrzwecklösung zum Reinigen und Aufbewahren Ihrer Kontaktlinsen verwenden, verringert sich möglicherweise die Augenreizung, wenn Sie zu einer Peroxidlösung wechseln. Versuchen Sie es zweitens mit befeuchtenden Augentropfen, bevor Sie die Kontaktlinsen einsetzen. Wenn Sie, drittens, Ein- oder Zwei-Wochen-Linsen tragen, besprechen Sie mit Ihrem Arzt, ob Sie besser zu Ein-Tages-Linsen wechseln sollten. Viertens: Schlafen Sie niemals mit Ihren Kontaktlinsen, auch wenn Sie noch so müde sind, weil sie dabei austrocknen, wodurch sich die Infektionsgefahr beträchtlich erhöht. Und schließlich: Wenn die Augenreizung auftritt, während Sie die Linsen tragen, nehmen Sie sie heraus, und gönnen Sie Ihren Augen eine Pause!

Ihre Augen reagieren mit Rötung, Jucken und/oder Schmerzen, wenn Sie sich eine anstecken. Es sollte nicht überraschen, dass der gesundheitsschädliche Qualm von Zigaretten und anderem beliebten Räucherwerk die Augen reizen kann. Wenn die Leute mit roten Augen aus einem Rammstein-Konzert kommen, dann liegt es jedenfalls nicht daran, dass da zu viel gelesen wird. Rauchen erhöht ebenfalls das Risiko, an grauem Star zu erkranken (eine Linsentrübung mit allmählichem Verlust der Sehschärfe).

Gehen Sie zum Arzt

Ihre Augen sind genauso trocken wie Ihr Humor. Vielleicht gehören Sie zu den Millionen von Menschen mit einem Siccasyndrom, von dem vor allem Frauen, ältere Menschen und Träger von Kontaktlinsen betroffen sind. Viele Medikamente können die Augentrockenheit noch weiter verstärken, wie etwa Antihistaminika, Östrogene, einige Antidepressiva, Nikotinsäure und Amiodaron (gegen Herzrhythmusstörungen). Mit der Trockenheit gehen oft andere Symptome wie Rötung, Jucken, gesteigerte Lichtempfindlichkeit und Fremdkörpergefühl einher, so als hätten Sie ein Haar oder ein Körnchen im Auge (auch wenn keines da ist).

Ein paar einfache Maßnahmen schaffen vielleicht schon Abhilfe. Erstens: Nehmen Sie mehrfach täglich befeuchtende Augentropfen ohne Konservierungsmittel. Verwenden Sie zweitens keine Augentropfen mit abschwellender Wirkung, da Ihre Symptome sich verschlimmern könnten, sobald Sie versuchen, sie abzusetzen. Drittens: Tragen Sie eine Brille, um Ihre Augen vor trockener Zugluft zu schützen. Und besorgen Sie sich schließlich einen Luftbefeuchter für Ihr Schlafzimmer oder Ihren Arbeitsplatz, falls dort eine geringe Luftfeuchtigkeit herrscht. Wenn sich die Symptome nicht bessern, kann Ihr Augenarzt Ihnen Augentropfen verschreiben.

Sie erwarten Nachwuchs. Während der Schwangerschaft kommt es zu hormonellen Veränderungen, die dazu führen können, dass Ihre Augen blutunterlaufen aussehen, jucken (besonders beim Tragen von Kontaktlinsen) und lichtempfindlicher sind. Sprechen Sie mit Ihrem Frauenarzt über die Symptome, die sich im Anschluss an die Geburt bessern sollten – bis dann freilich die schlaflosen Nächte kommen.

Es besteht eine ein- oder beidseitige Augenrötung mit leichtem Brennen und Ausfluss, aber Sie können weiterhin normal sehen. Vermutlich haben Sie eine Konjunktivitis oder Bindehautentzündung. Dieser häufigen, oftmals hochgradig ansteckenden Erkrankung der Augen liegt eine Bakterien- beziehungsweise Vireninfektion oder auch eine allergische Reizung zugrunde. (Sie ist sogar so ansteckend, dass Sie sich wahrscheinlich beim Augenarzt infiziert haben, falls Sie kürzlich dort waren.) Der Ausfluss sammelt sich häufig über Nacht im Auge an, sodass die Augenlider morgens verklebt sind. Bei der bakteriellen Konjunktivitis (der schwersten Form) hält den ganzen Tag über ein dicker, eiterartiger Ausfluss an. Wenn es also so aussieht, als würden Sie ständig gelben Schleim heulen, lassen Sie sich vom Augenarzt antibakterielle Augentropfen verschreiben. Ist der Ausfluss dagegen klar und haben Sie kaum Schmerzen, kommen Sie wahrscheinlich mit einem Antihistaminikum, also antiallergischen Augentropfen (zum Beispiel mit den Wirkstoffen Antazolin oder Azelastin) und einem kalten Waschlappen aus. Waschen Sie sich häufig die Hände, damit Sie andere nicht anstecken.

Sie fühlen sich, als würde Ihnen jemand in regelmäßigen Abständen einen Nagel in die Augenhöhle treiben. Zwischen den Schmerzattacken fühlen Sie sich gut. Möglicherweise leiden Sie an Clusterkopfschmerz. Mehr darüber finden Sie oben im Abschnitt über Kopfschmerzen.

Ab in die Notaufnahme!

Sie haben auf einmal starke Schmerzen im Auge. Eine Vielzahl angsteinflößender Umstände können für einen plötzlich einsetzenden Schmerz im Auge verantwortlich sein und grundsätzlich jeden Teil des Auges betreffen. Möglicherweise ist Ihr Sehvermögen in Gefahr. Gehen Sie noch heute zum Augenarzt. Falls Sie keinen Termin bekommen, begeben Sie sich in die Notaufnahme.

Sie haben einen plötzlichen Sehverlust oder Doppelbilder (ohne soeben Ihren achten Tequila gekippt zu haben). Wenn Sie Ihre normale Sehkraft wiedererlangen wollen, dann begeben Sie sich bitte schnellstmöglich in die Notaufnahme. Ein plötzlicher Sehverlust kann Ursachen haben, die eine Behandlung innerhalb von neunzig Minuten erfordern, wie etwa ein Verschluss der Arterie, die das Auge mit Blut versorgt. Rapide Veränderungen der Sehkraft können außerdem auf einen lebensbedrohlichen Zustand hinweisen wie einen Schlaganfall oder eine Hirnblutung.

Sie haben ein rotes Auge, hinzu kommen Schmerzen oberhalb der Augenbraue, verschwommenes Sehen, Übelkeit und »Halos« (Lichteffekte), wenn Sie ins Helle blicken. Wahrscheinlich haben Sie einen Glaukomanfall (akutes Glaukom), zu dem es bei einem starken und raschen Anstieg des Augeninnendrucks kommt. Es muss sofort eine Behandlung erfolgen, um den Druck im Auge zu senken und einen dauerhaften Sehverlust zu verhindern. Gehen Sie sofort zu einem Augenarzt oder in die Notaufnahme.

Ein Auge ist geschwollen, schmerzt bei Bewegungen, und eventuell sehen Sie verschwommen. Möglicherweise liegt eine Zellgewebsentzündung der Augenhöhle vor, eine schwerwiegende bakterielle Infektion, die häufig von einer

Infektion der Nebenhöhlen ausgeht. Sie müssen sich sofort untersuchen lassen und benötigen unter Umständen Antibiotika. Manche Fälle müssen auch chirurgisch behandelt werden.

Sie haben Kopfschmerzen, Schmerzen im Auge und einen sehr schmerzhaften Ausschlag in Augennähe. Möglicherweise leiden Sie an einer besonders unangenehmen Form von Herpes Zoster, auch »Gürtelrose« genannt. Es handelt sich um ein Krankheitsbild, bei dem der Windpockenvirus, den Sie vermutlich schon seit der Kindheit in sich tragen, erneut aktiv wird. Der schmerzhafte Ausschlag kann überall am Körper auftreten; ist aber der Augenbereich betroffen, kann Ihr Sehvermögen in Gefahr sein. Die ersten Symptome bestehen zumeist in Kopfschmerzen und einem Kribbeln am Auge, gefolgt vom Ausschlag, der manchmal eine Augenrötung und ein herunterhängendes Lid nach sich zieht. Sie benötigen dringend Medikamente gegen den Virenbefall und eventuell eine Cortisonbehandlung, um einen drohenden Sehverlust zu verhindern.

HÖRVERLUST UND OHRENSCHMERZEN

Redaktionelle Bearbeitung: Jason A. Moche

Hören Sie beim Arbeiten oder Autofahren Ihren Lieblingsrap schön laut? Drehen Sie dabei das Radio oder die Anlage gern so richtig auf? Und wie oft hören Sie sich selbst »Hä?« und »Wie bitte?« sagen?

Die Ohren sind komplizierte, zuweilen komisch aussehende und viel zu wenig wertgeschätzte Sinnesorgane. Oder haben Sie schon mal eine *positive* Bemerkung über Größe und Form der Ohren einer Person gehört? Und alle Dumbos und Spocks dieser Welt verdienen wahrlich unser Mitgefühl.

Das Ohr besteht aus drei Hauptteilen. Zum *Außenohr* gehört außer der Ohrmuschel der äußere Gehörgang, den Sie mit dem Finger oder einem Wattestäbchen inspizieren können, allerdings *nicht sollten.* Das Außenohr nimmt Schallwellen auf, bis sie das Trommelfell erreichen und es in Schwingungen versetzen. Hinter dem Trommelfell liegt das *Mittelohr*, zu dem außer dem Trommelfell selbst die Gehörknöchelchen gehören, die diese Schwingungen an das Innenohr weiterleiten. Das *Innenohr* wiederum setzt die Schwingungen in elektrische und chemische Signale um, die anschließend vom Gehirn verarbeitet werden.

Abgesehen vom Hörverlust können Probleme mit den Ohren starke Schmerzen bereiten, Ohrensausen (Tinnitus) hervorrufen, ein häufiges Druckgefühl auf den Ohren bewirken oder das Gefühl, dass sich alles dreht (Vertigo).

Wenn Ihre Ohren »zu« sind und Sie nicht mehr richtig hören, liegt das nun an zu viel Ohrenschmalz? Müssen Sie sich ein Hörgerät anschaffen? Ist es nur die Stimme Ihres Gewissens, die Ihnen in den Ohren klingt? Oder ist es Zeit für ein MRT, um sicherzugehen, dass es sich doch nicht um einen Hirntumor handelt?

Entspannen Sie sich

Ihnen gehen häufig die Ohren zu. Das Mittelohr ist ein geschlossener Raum. Besteht eine Differenz zwischen dem Druck im Innenohr und dem äußeren Luftdruck, spürt man das als unangenehmes Druckgefühl auf dem Trommelfell oder sogar als Schmerz. Um den Luftdruck auszugleichen, kann sich das Mittelohr kurz zum Rachen hin öffnen (ernsthaft!) und so Luft ein- oder ausströmen lassen. Die Verbindung wird durch die eustachische Röhre oder Ohrtrompete hergestellt. Beim Gähnen, Schlucken und Kauen oder beim Pusten mit geschlossenem Mund und zugehaltener Nase öffnet sie sich einen Spalt weit und sorgt so für den Druckausgleich. In einem schnell fahrenden Aufzug oder beim Landeanflug mit dem Flugzeug spüren Sie, wie Ihnen wegen des sich rasch verändernden Außendrucks die Ohren zugehen und dann der Ausgleich mit einem Knacken erfolgt. Wenn Sie erkältet sind, haben Sie eventuell Ohrenschmerzen und häufig ein Druckgefühl auf den Ohren, weil die Ohrtrompeten geschwollen oder verschleimt sind.

Durch abschwellende Mittel oder ein entzündungshemmendes Präparat können sie wieder frei werden. Wenn es davon nicht besser wird, können Sie ein Nasenspray mit gefäßverengender Wirkung (zum Beispiel mit dem Wirkstoff Xylometazolin) verwenden, aber nicht länger als ein oder zwei Tage. (Bei längerem Gebrauch wird Ihnen die Entwöhnung schwerfallen.)

Gehen Sie zum Arzt

Sie haben außerdem Zahnschmerzen. Zahn- und Kieferschmerzen können auf die ganze Gesichtshälfte einschließlich des Ohrs ausstrahlen (auch wenn mit dem Ohr alles in Ordnung ist). Falls Sie jeden Morgen mit Kiefer- und Ohrenschmerzen aufwachen, knirschen Sie möglicherweise nachts mit den Zähnen und sollten die Verwendung einer Beißschiene in Erwägung ziehen. Wenn es in Ihrem Kiefer häufig knackt oder knirscht, liegt bei Ihnen eventuell eine kraniomandibuläre Dysfunktion vor (im Wesentlichen eine Fehlstellung der Kiefergelenke), Ansprechpartner ist hier Ihr Zahnarzt. Falls Sie unter permanenten Kiefer- und Ohrenschmerzen leiden, die sich mit der Zeit verschlimmern, haben Sie möglicherweise eine Infektion und sollten sich bald untersuchen lassen.

Sie hören schlechter und haben ein Pfropfgefühl im Ohr. Ohrenschmalz (oder vornehmer ausgedrückt: Cerumen) ist unappetitlich, schützt aber den Gehörgang vor Verletzungen und Infektionen. Normalerweise wird es auf natürlichem Weg hinausbefördert, aber manchmal sammelt sich so viel davon an, dass es den Gehörgang verstopft. Zu den Symptomen zählen »Völlegefühl« im Ohr, Schwerhörigkeit, Jucken, Ohrensausen und Husten (da eine Reizung des Gehörgangs Husten auslöst).

Wattestäbchen schieben das Ohrenschmalz tiefer ins Ohr und verdichten es zu einem festen Pfropf. Hörgeräte und Ohrhörer können ebenfalls den Abtransport behindern. Wenn wir älter werden, produziert das Ohr außerdem härteres und trockeneres Ohrenschmalz, das nur schwer nach außen wandert. Nahezu jeder Dritte muss es sich daher ab einem gewissen Alter regelmäßig vom Hals-Nasen-Ohren-Arzt entfernen lassen. (Betrachten Sie das dann einfach als Teil Ihrer erweiterten Körperpflegeroutine, so wie Mani- oder Pediküre.)

Ihr Ohr juckt und nässt, und Sie bekommen Ohrenschmerzen, wenn Sie sich am Ohrläppchen ziehen. Vermutlich liegt bei Ihnen eine Entzündung des äußeren Gehörgangs vor, fachsprachlich eine Otitis externa. Sie tritt häufig bei Schwimmern auf, da die ständige Feuchtigkeit Bakterien einen idealen Nährboden bietet. Gehörgangsentzündungen kommen auch häufig bei Personen vor, die regelmäßig versuchen, sich selbst das Ohrenschmalz zu entfernen, weil dadurch leicht kleine Hautläsionen entstehen, in denen sich dann Bakterien einnisten. Im Übrigen schützt Ohrenschmalz wie gesagt vor Infektionen (da es leicht sauer ist und so die Vermehrung von Bakterien und Pilzen hemmt).

Wenn Sie glauben, eine Gehörgangsentzündung zu haben, gehen Sie zum Arzt, der Ihnen eventuell antibiotische Ohrentropfen verschreibt (die unter Umständen auch cortisonhaltig sind). Unbehandelt kann eine Infektion auf benachbarte Hautareale oder sogar den Schädelknochen übergreifen. Am stärksten gefährdet sind ältere Menschen mit Diabetes und Personen, die Immunsuppressiva einnehmen, also Medikamente, welche die Funktion des Immunsystems hemmen.

Wenn Sie häufig unter Entzündungen des Außenohrs leiden, dann trocknen Sie sich nach dem Duschen oder Schwimmen sorgfältig die Ohren mit einem Handtuch ab.

Aber nicht immer steckt eine Infektion dahinter, wenn die Gehörgänge jucken oder schmerzen. Ekzeme oder Schuppenflechte (siehe den Abschnitt »Juckende Haut und Hautausschläge« in Teil 8) können zu kleinen Verletzungen der Haut im Gehörgang führen, die ähnliche Symptome hervorrufen. In sehr seltenen Fällen können Schmerzen und blutiger Ausfluss auch von Hautkrebs herrühren.

Sie haben Fieber und starke Ohrenschmerzen, die eventuell auch mit einer Hörminderung einhergehen. Vermutlich liegt bei Ihnen eine Mittelohrentzündung (Otitis media) vor, die von Viren oder Bakterien verursacht sein kann. Für gewöhnlich nimmt die Infektion ihren Ausgang im Nasen-Rachen-Raum, bewirkt einen Sekretstau im Ohr und greift dann auf das Mittelohr über.

Mittelohrentzündungen kommen bei Kindern häufig vor, weil bei ihnen die eustachische Röhre oder Ohrtrompete noch kürzer und anders geformt ist als bei Erwachsenen und daher nicht ausreichend für den Sekretabfluss sorgt. Eine Folge davon ist, dass sich Bakterien im Mittelohr ansammeln, woraus sich rasch eine Infektion entwickelt. Mit zunehmendem Alter und der Ausreifung der Ohrtrompete werden Mittelohrentzündungen seltener. Anders als eine Gehörgangsentzündung verursacht eine Mittelohrentzündung tiefer im Ohr lokalisierte Schmerzen, die sich in liegender Position noch verschlimmern. Auch Hörbeeinträchtigungen kommen häufiger vor.

Gegen die Schmerzen können Sie ein sogenanntes nichtsteroidales Antiphlogistikum nehmen, also ein cortisonfreies entzündungshemmendes Medikament. Wahrscheinlich benötigen Sie auch Antibiotika, um schwerwiegende Komplikationen zu vermeiden, etwa eine Mastoiditis (eine Entzündung des Knochens direkt hinter dem Ohr), eine Reizung der Gesichtsnerven oder Hörverluste. Gehen Sie noch am selben Tag zum Hals-Nasen-Ohren-Arzt.

Sie werden ständig aufgefordert, den Fernseher leiser zu stellen, und können einem Gespräch im Restaurant nur noch mit Mühe folgen. Eine Schwerhörigkeit kann sich mit dem Alter einstellen (Presbyakusis), durch Lärm verursacht sein, als Nebenwirkung von Medikamenten auftreten (siehe weiter unten) oder auch andere Ursachen haben. Hoher Blutdruck, Diabetes und Rauchen begünstigen eine Verengung der Arterien, welche die Ohren mit Blut versorgen. Durch Geräuschkulissen, etwa Geschirrgeklapper in einem Restaurant, verschärfen sich in der Regel die Hörprobleme. Ihr

Hals-Nasen-Ohren-Arzt wird Ihre Ohren gründlich untersuchen, überflüssiges Ohrenschmalz entfernen und einen Hörtest durchführen. Sie sollten die Anschaffung eines Hörgeräts in Erwägung ziehen, da Schwerhörigkeit zu sozialer Isolation und Depressionen führen kann. Auch die von der Krankenkasse bezahlten neuen Modelle sind klein und unauffällig, manche Geräte lassen sich sogar mit Ihrem Smartphone verbinden. Selbst bei Ohrensausen kann ein Hörgerät Abhilfe schaffen. Wenn auch eine Hörhilfe nichts mehr ausrichtet, sind Sie möglicherweise ein Kandidat für ein Cochlea-Implantat, eine Hörprothese, die tief im Innenohr eingesetzt wird.

Sie haben ein ständiges Summen oder Pfeifen im Ohr. Ohrgeräusche (Tinnitus) betreffen ein Ohr oder beide und können nach einem Lärmtrauma auftreten, bei dem das Innenohr geschädigt wird, was ebenfalls mit einem Hörverlust einhergeht. Sie können sich aber auch ohne ersichtliche Ursache einstellen. Besonders gefährdet sind Raucher (ein weiterer Grund, mit der Pafferei aufzuhören) und ältere Menschen. Tatsächlich kommt Tinnitus unter Senioren recht häufig vor und geht dann in der Regel mit Altersschwerhörigkeit (Presbyakusis) einher. In seltenen Fällen resultiert Tinnitus aus Gefäßanomalien (wobei er dann oft in pulsierender Form auftritt), einem Tumor der Gehörnerven oder Problemen mit Halswirbelsäule, Kiefer oder im Schädelbereich. Asymmetrischer, also nur auf einem Ohr auftretender Tinnitus spricht noch mehr für ein konkretes, lokalisierbares Problem und bedarf der Abklärung durch den Hals-Nasen-Ohren-Arzt. Auch Ohrgeräusche, die plötzlich auftreten und mit Schwindel einhergehen, müssen dringend abgeklärt werden.

Um diesem äußerst lästigen Phänomen vorzubeugen, sollten Sie in einer lauten Umgebung (etwa bei Konzerten oder Fußballspielen) Ohrenstöpsel tragen und die Lautstärke Ihres

Kopfhörers bei achtzig Prozent deckeln. Wenn Sie Tinnitus haben, wird Ihr Hals-Nasen-Ohren-Arzt vermutlich einen Hörtest durchführen und je nach Art Ihrer Symptome auch ein MRT des Kopfs veranlassen.

Sie stellen einen Hörverlust fest, nachdem Sie über mehrere Tage ein neues Medikament eingenommen haben. Verschiedene Arzneimittel können Hörminderung, Tinnitus und Schwindel bewirken. In der Regel verschwinden diese Symptome wieder mit dem Absetzen der Arznei. Allerdings gibt es auch Medikamente, die zu Dauerschäden führen können, insbesondere Antibiotika aus der Gruppe der Aminoglykoside (Gentamicin, Tobramycin und Neomycin), die nur zur Behandlung schwerwiegender Infektionen eingesetzt werden. Wenn ein Arzt sie verschreibt, kontrolliert er in der Regel streng die Wirkstoffkonzentration im Blut. Einige Zytostatika, wie sie in der Chemotherapie Verwendung finden (Cisplatin, Fluorouracil), und das Antibiotikum Bleomycin können ebenfalls zu permanenten Hörschäden führen.

Zu den Medikamenten mit vorübergehenden Nebenwirkungen auf das Hörvermögen zählen Antibiotika wie Erythromycin (wirksam unter anderem gegen Lungenentzündung und Akne) sowie Tetrazykline, harntreibende Mittel wie Furosemid, Medikamente gegen Malaria wie Chloroquin und Chinin sowie Aspirin (ASS) in hohen Dosierungen (mehr als zehn Tabletten à fünfhundert Milligramm am Tag). Paracetamol und Ibuprofen stehen im Verdacht, bei regelmäßiger Einnahme über einen längeren Zeitraum (mehr als zweimal in der Woche) Hörschäden und Tinnitus zu bewirken. Sprechen Sie sich aber immer mit Ihrem Arzt ab, bevor Sie ein Medikament absetzen.

Sie hören schlechter, haben Ohrensausen auf einem Ohr und häufig Schwindel. Wenn Sie immer wieder unter Schwindelanfällen (Episoden von zwanzig Minuten bis mehreren Stunden) sowie Hörverlust und Tinnitus (Ohrgeräuschen) leiden, haben Sie eventuell die Menière-Krankheit. Sie tritt in der Regel zwischen dem vierzigsten und sechzigsten Lebensjahr auf, und man nimmt an, dass sie auf einem Anstieg des Flüssigkeitsdrucks im Innenohr beruht. Salzreiche Speisen, Koffein, Alkohol, Glutamat, Stress und Rauchen können einen Menière-Anfall auslösen, gegen den der Arzt Ihnen Medikamente verschreiben kann. Eine salzarme Diät in Verbindung mit Diuretika, also harntreibenden Medikamenten, kann den Druck im Innenohr senken und so die Wahrscheinlichkeit eines Anfalls verringern. Ihr Hals-Nasen-Ohren-Arzt wird wahrscheinlich auch ein MRT des Gehirns veranlassen, um andere, bedrohlichere Ursachen der Symptome auszuschließen – wie ein Aneurysma (Arterienerweiterung), einen Tumor oder Multiple Sklerose.

Ab in die Notaufnahme!

Sie erleiden einen plötzlichen Hörverlust oder haben heftige Ohrenschmerzen. Möglicherweise liegt bei Ihnen eine Infektion des Innenohrs, ein Verschluss der zum Innenohr führenden Arterien oder eine Trommelfellruptur vor. Sie müssen sich sofort untersuchen lassen, damit die entsprechende Behandlung eingeleitet werden kann.

Sie haben Ohrenschmerzen, sind verwirrt und leiden unter Nackensteifigkeit. Möglicherweise hat eine Ohrenentzündung auf das Schädelinnere übergegriffen, woraus sich eine Meningitis (Hirnhautentzündung), ein Blutgerinnsel (in den Venen, die Blut vom Gehirn wegbefördern) und eine Infektion des Gehirns selbst (Enzephalitis) entwickeln kann.

KNOTEN AM HALS

Der Hals ist das einladend weiche Verbindungsstück zwischen den harten Knochenstrukturen des Schädels und des Brustkorbs. In ihm verlaufen das Rückenmark, die großen Blutbahnen zum und vom Kopf, die Speiseröhre (als Verbindung zwischen Mund und Magen) und die Luftröhre (als Verbindung zwischen Rachen und Lungen). Außerdem befinden sich in ihm die Schilddrüse (die den Energiestoffwechsel mitsteuert), die Nebenschilddrüsen (die den Calciumspiegel im Blut mitregulieren) und mehrere mit Immunzellen gespickte Lymphknotenstränge. All das hat den Hals zum willkommenen Angriffsziel für hungrige Raubtiere gemacht, die darauf aus waren, uns möglichst schnell das Licht auszuknipsen. »Zum Anbeißen« zu sein war also keineswegs immer von Vorteil.

Da der Hals nicht von einem knöchernen Gehäuse umgeben ist, sind in ihm auch leicht Knoten oder Beulen zu ertasten. Einige dieser Auswüchse waren schon immer da, auch wenn Sie sie erst jetzt bemerken sollten. Der Kehlkopf zum Beispiel weist ringförmige Knorpelstrukturen auf, die Sie im unteren V-förmigen Teil an der Vorderseite Ihres Halses fühlen können. Bei Männern ist der Adamsapfel ein weiteres hartes Gebilde in der Mitte des Halses, das sich beim Schlucken auf und ab bewegt.

Andere Knoten oder Beulen könnten allerdings ein Zeichen für eine krankhafte Veränderung sein – von einer einfachen Erkältung bis hin zu einem ausgewachsenen Tumor. Sollten Sie also erst einmal abwarten, um zu sehen, ob die Schwellung von selbst wieder weggeht? Oder sich schleunigst in die Praxis Ihres Hausarztes begeben, um sich eine Biopsie verordnen zu lassen?

Entspannen Sie sich

Sie ertasten druckempfindliche Knoten am Hals und haben – oder hatten kürzlich – Symptome einer Erkältung wie Fieber, Husten, Halsschmerzen und/oder eine laufende Nase. Eine Infektion der oberen Atemwege ist die häufigste und harmloseste Ursache von Knötchen im Hals. Meist steckt ein grippaler Infekt oder das Pfeiffersche Drüsenfieber (Mononukleose) dahinter. Bei den schmerzenden Knoten handelt es sich tatsächlich um geschwollene Lymphknoten (Anhäufungen von Immunzellen), die so auf die Infektion reagieren. Die Lymphknoten sind normalerweise druckempfindlich, beweglich und auf beiden Seiten des Halses zu ertasten.

Die Einnahme von Antibiotika ist nur selten nötig, und nach ein oder zwei Wochen sollte alles wieder im Lot sein. Größere Lymphknoten (größer als ein Zentimeter), die länger als zwei Wochen geschwollen bleiben, bedürfen weiterer Abklärung und einer Ultraschalluntersuchung des Halses. Wenn es bei Ihnen HIV-Risikofaktoren gibt wie ungeschützten Sex oder intravenösen Drogengebrauch, könnte die Kombination aus Fieber, Kopf- und Halsschmerzen sowie druckempfindlichen Lymphknoten auf eine kürzlich erfolgte HIV-Infektion hinweisen (siehe unten).

Gehen Sie zum Arzt

Sie haben seit der Kindheit eine kleine Delle an der Mittellinie des Halses, die sich nach oben verschiebt, wenn Sie die Zunge herausstrecken. Manchmal entspricht die Ausführung des Gebäudes nicht ganz dem Bauplan der Natur. Was Ihren Hals angeht, so kann ein kleiner Fehler in der Entwicklung Ihrer Schilddrüse zu einer runden Schwellung führen, einer sogenannten Thyreoglossus- oder medianen Halszyste. Diese

Art Zyste befindet sich etwa auf halber Höhe des Halses, ein paar Zentimeter unterhalb des Kinns. Sie ist mit dem Zungengrund verbunden und folgt daher einer Streckbewegung der Zunge. Die Diagnose wird auch durch eine Ultraschalluntersuchung gesichert. Da sich die Zyste infizieren kann, wird sie in der Regel entfernt.

Sie haben eine Schwellung an der Vorderseite des Halses, Ihnen ist ständig warm, und Sie haben unbeabsichtigt an Gewicht verloren. Bei Ihnen könnte eine Vergrößerung der Schilddrüse vorliegen, eine sogenannte Struma, auch bekannt als Kropf, oder eben eine sogenannte Schilddrüsenautonomie, bei der es durch vermehrtes Wachstum zur Knotenbildung kommt.

Die Schilddrüse ist an der Steuerung des Energiestoffwechsels beteiligt. Abnormes Wachstum kann zu einer unkontrollierten Ausschüttung von Schilddrüsenhormonen führen und damit den Stoffwechsel übersteuern. (In manchen Fällen führt eine Vergrößerung der Schilddrüse auch zu deren *Unter*funktion und damit zu einem verlangsamten Stoffwechsel, was sich durch Gewichtszunahme und Müdigkeit äußert.) Sie müssen dann ein Blutbild erstellen und eine Ultraschalluntersuchung des Halses vornehmen lassen. Bei einer Knotenbildung von mehr als einem Zentimeter Größe muss unter Umständen eine Gewebeprobe entnommen werden (Biopsie).

Sie ertasten einen oder mehrere harte, nicht druckempfindliche Knoten am Hals und waren vor Kurzem in Mexiko, Indien, Südostasien oder einem afrikanischen Land südlich der Sahara. Haben Sie dort ein Luxus-Wellness-Center oder das lokale Männerwohnheim aufgesucht? Wenn Sie sich auf Reisen gern abseits der ausgetretenen Pfade bewegen, könnten Sie sich dabei eine Tuberkulose (TB) eingehandelt haben. TB ist eine wohlbekannte Ursache für Fieber, Nachtschweiß,

Gewichtsverlust und chronischen Husten. (Falls Sie diese Symptome haben, steigen Sie bitte aus unserer U-Bahn aus, und gehen Sie sofort zum Arzt.) In einigen Fällen von TB können auch in erster Linie die Lymphknoten befallen sein und dann für gewöhnlich diejenigen am Hals. Die einzige Möglichkeit, die Diagnose zu bestätigen, besteht darin, einen der geschwollenen Lymphknoten zu entfernen und auf Erreger hin zu untersuchen.

Sie bemerken mehrere druckempfindliche Knoten am Hals und haben innerhalb der letzten Wochen ungeschützten Sex gehabt oder intravenös Drogen konsumiert. Sie sollten an die Möglichkeit denken, dass Sie sich mit HIV infiziert haben. Im Frühstadium bewirkt der Virus grippeähnliche Symptome wie Fieber, Kopf- und Halsschmerzen sowie druckempfindliche, geschwollene Lymphknoten. Natürlich gibt es mehr als genug andere Virusinfektionen, die ebenfalls diese Symptomatik zeigen. Eine davon ist das Pfeiffersche Drüsenfieber (Mononukleose). Wenn Sie aber theoretisch Kontakt mit dem HI-Virus hatten, müssen Sie sich darauf testen lassen. Der Versuch, das Problem zu ignorieren, wird es nicht lösen und kann zu vermeidbaren Komplikationen führen.

Sie fühlen einen steinharten, nicht verschiebbaren Knoten. Bei harten, unbeweglichen Schwellungen handelt es sich vermutlich um Krebs. Ein besonders hohes Risiko, im Rachen- und Halsbereich an Krebs zu erkranken, haben Langzeitraucher und starke Trinker. Sie sollten sich vom Arzt untersuchen lassen, der in der Regel auch eine Ultraschalluntersuchung des Halses vornehmen wird.

Sie sind schon Krebspatient(in). Krebs streut oft in die Lymphknoten, von wo aus er weitere Organe befallen kann. Benachrichtigen Sie auf der Stelle Ihren Onkologen, da unter Umständen sofort getestet werden muss, ob Ihre Krebserkrankung fortschreitet – etwa durch eine Positronen-Emissions-Tomografie (PET), mit deren Hilfe man sehen kann, wie aktiv die Zellen in den Lymphknoten sind.

Sie haben Schübe von hohem Fieber und tasten einen sehr großen Knoten. Möglicherweise haben Sie einfach eine üble Virusinfektion wie das Pfeiffersche Drüsenfieber, es kann sich aber auch um eine bakterielle Infektion im Hals- oder Rachenbereich handeln. Ihr Arzt verschreibt Ihnen wahrscheinlich zunächst Antibiotika, um zu sehen, ob sich die Symptome damit bessern. Bleibt die Schwellung bestehen, muss durch eine Ultraschalluntersuchung geklärt werden, ob eine chronische Infektion vorliegt oder auch andere Ursachen infrage kommen wie etwa ein malignes Lymphom (also Lymphdrüsenkrebs, der häufig Fieber und Nachtschweiß verursacht).

Keine der Beschreibungen trifft auf Ihren Knoten am Hals zu. Jede Schwellung, die sich rasch vergrößert oder länger als zwei Wochen besteht, sollte durch eine Ultraschalluntersuchung abgeklärt werden. Möglicherweise hat sie eine harmlose Ursache, aber Sie sollten es besser nicht drauf ankommen lassen.

Ab in die Notaufnahme!

Ihre Stimme ist erstickt, und Sie können nicht mehr richtig schlucken. Diese Symptome deuten darauf hin, dass die Schwellung lebenswichtige Funktionen behindert. Sie müssen sich dringend untersuchen lassen, damit die Ursache festgestellt und ausgeschlossen werden kann, dass es zu einem Luftröhrenverschluss kommt.

HALSSCHMERZEN

Stapelt sich in Ihrem Umfeld das Halsbonbonpapier? Können Sie nicht mal Ihren Speichel schlucken, ohne vor Schmerz das Gesicht zu verziehen? Halsschmerzen können äußerst unangenehm sein, sind aber zum Glück in der Regel harmlos. Der medizinische Fachausdruck dafür lautet »Pharyngitis« (Rachenentzündung). In den meisten Fällen wird sie durch eine Virusinfektion verursacht und klingt innerhalb weniger Tage von selbst wieder ab. Seltenere Ursachen sind eine bakterielle Infektion wie eine Mandelentzündung (etwa durch Streptokokken) oder Umwelteinflüsse wie Zigarettenrauch und trockene Luft.

Unabhängig von der Ursache können mentholhaltige Halsbonbons Linderung verschaffen oder, falls das nicht hilft, Drops oder Sprays mit dem Wirkstoff Benzocain. Echte Erleichterung bringt aber erst die Bekämpfung der eigentlichen Ursache – und um die festzustellen, brauchen Sie natürlich unser Buch.

Was steht also für Sie an – die Anschaffung eines neuen Luftbefeuchters oder der Gang zum Arzt, damit er Ihnen Antibiotika verschreibt?

Entspannen Sie sich

Sie haben Kopfschmerzen, Husten und eine laufende Nase. In den meisten Fällen werden Halsschmerzen durch eine Virusinfektion verursacht wie bei einer Erkältung oder einem grippalen Infekt. Zu den Begleitsymptomen zählen Fieber, Augenreizung, Husten und Heiserkeit. Schmerzstillende Medikamente und schleimhautabschwellende Mittel können helfen, die Symptome zu lindern, die innerhalb einer Woche abklingen sollten. Falls sie länger andauern oder wenn Sie anfangen, zähen oder grünen Schleim zu husten, gehen Sie zum Arzt.

Es liegt etwas in der Luft. Viele Reizstoffe wie Zigarettenrauch, Pollen, Tierhautschuppen und Dämpfe von Haushaltsreinigern können den Rachen reizen. Wenn Sie noch andere Symptome einer Allergie haben (juckende Augen, laufende Nase), können Sie es mit einem frei verkäuflichen Antihistaminikum probieren (Wirkstoffe: Loratadin, Cetirizin). Vermeiden Sie außerdem so weit wie möglich den Allergieauslöser (falls Sie noch ein Argument benötigen, um sich einer unliebsamen WG-Mitbewohnerin samt Katze zu entledigen …).

Der Winter steht vor der Tür. Im Spätherbst und Winter kann die Heizungsluft Ihren Rachen austrocknen und reizen. Ein typisches Symptom ist der kratzige Hals beim Aufwachen (weil Sie die ganze Nacht trockene Luft eingeatmet haben), was sich im Laufe des Tages dann bessert. Besorgen Sie sich einen Luftbefeuchter für Ihr Schlafzimmer, und Sie werden sich viel besser fühlen.

Sie haben sich gestern bei einem Fußballspiel echauffiert. Lautes Brüllen kann die Halsmuskulatur überanstrengen, zu Wundheit und Heiserkeit führen (und bei anwesenden Familienmitgliedern zu Hörverlusten). Gurgeln Sie mit warmem Wasser, und schonen Sie Ihre Stimme. Vielleicht sollten Sie auch, anstatt sich so lautstark zu ereifern, lieber etwas Beschaulicheres tun, zum Beispiel Ihren Körper mit den Farben Ihres Vereins bemalen …

Sie haben einen bitteren Geschmack im Mund und/oder brennende Schmerzen hinterm Brustbein. Wahrscheinlich leiden Sie an der Refluxkrankheit, bei der immer wieder Magensäure die Speiseröhre aufsteigt und die Schleimhäute reizt. Genaueres und Abhilfemöglichkeiten finden Sie im Abschnitt »Schmerzen in der Brust« in Teil 2 dieses Buches.

Gehen Sie zum Arzt

Sie haben weißliche Flecken auf den Mandeln. Schalten Sie bei Ihrer Kamera das Blitzlicht ein, und machen Sie mal ein Foto von Ihrem Gaumen. Die Mandeln befinden sich links und rechts neben dem Zäpfchen, das auf Lateinisch übrigens *uvula* heißt, das »Träubchen«. Wenn Ihre Mandeln mit weißen Flecken bedeckt sind, haben Sie *eventuell* eine eitrige Mandelentzündung. Es kann schwierig sein zu entscheiden, ob die Halsschmerzen von einer Virusinfektion herrühren, die nicht mit Antibiotika behandelt werden muss, oder aber von einer bakteriellen (Streptokokken-)Infektion, bei der das schon anders aussieht. Wenn Sie trotz hohen Fiebers und geschwollener Halslymphknoten weder Husten noch eine laufende Nase haben, deutet das aber in Richtung einer bakteriellen Infektion. Um sicherzugehen, kann Ihr Arzt einen Streptokokken-Schnelltest durchführen. Fällt der Test positiv aus, wird die Gabe von Antibiotika wohl für ein rascheres Abklingen der Symptome sorgen und seltenen Komplikationen wie einer rheumatischen Herzerkrankung vorbeugen.

Sie haben überall in der Mundhöhle einen weißlichen Belag. Möglicherweise haben Sie eine Pilzinfektion namens Candidose oder Soor. Die typischen Anzeichen sind Halsschmerzen und weißliche Flecken auf Gaumen, Zunge und Mandeln. Candidose ist in der Regel ein Hinweis auf eine Schwächung des Immunsystems und befällt entweder nur den Mund (etwa aufgrund von Antibiotika oder cortisonhaltigen Präparaten, zum Beispiel bei der Verwendung eines Asthmasprays) oder auch den ganzen Körper (aufgrund der Einnahme von

Cortisontabletten oder einer Infektion wie HIV/Aids). Lassen Sie sich von Ihrem Arzt gründlich untersuchen.

Sie kommen kaum aus dem Bett hoch. Eventuell haben Sie eine Grippe, auch wenn Sie sich in dieser Saison haben impfen lassen. Die typischen Symptome sind Fieber, Gliederschmerzen, Mattigkeit, Kopf- und Halsschmerzen sowie Husten. Die meisten Menschen erholen sich innerhalb von zwei Wochen durch Bettruhe, reichliche Flüssigkeitszufuhr und Schmerzmittel. Wenn Ihre Symptome seit weniger als achtundvierzig Stunden bestehen, kann Ihnen Ihr Arzt auch ein virenhemmendes Präparat verschreiben (Oseltamivir, Zanamivir oder Amantadin). Bedenken Sie aber, dass die echte Grippe lebensbedrohliche Komplikationen nach sich ziehen kann wie eine Lungenentzündung. Falls Sie sich also sehr schlecht fühlen und keinen Arzttermin innerhalb der nächsten zwei Tage bekommen, dann lassen Sie sich in die Notaufnahme bringen.

Info-Box

FAKTENCHECK GRIPPE

Eine Grippeschutzimpfung kann Grippe verursachen: *falsch*

Der Grippeimpfstoff enthält einen Virus in deaktivierter Form, der *nicht* zu einer Grippeinfektion führen kann. Bei einigen Menschen kommt es jedoch aufgrund der Injektion zu leichten Nebenwirkungen. Zum Beispiel können im Bereich der Einstichstelle leichte Rötungen oder Schmerzen auftreten, die nach ein oder zwei Tagen wieder verschwinden. Bei einer geringen Zahl von Geimpften kommt es vorübergehend auch zu Fieber, Kopf- und Gliederschmerzen, wobei es sich aber nicht um Symptome einer Grippe handelt, sondern um eine Reaktion des Immunsystems auf den Impfstoff. Die Impfempfehlung gilt insbesondere für chronisch Kranke, Menschen ab sechzig Jahren, Schwangere, medizinisches Personal und Säuglinge ab sechs Monaten (falls Sie jünger als ein halbes Jahr sind und dieses Buch lesen, geben Sie uns bitte umgehend Bescheid).

Ich habe mich letztes Jahr gegen Grippe impfen lassen, brauche daher in diesem Jahr keine Impfung: *falsch*

Mit zunehmendem Alter verändern wir uns, und das gilt auch für den Grippevirus, der von Saison zu Saison mutiert und neue Varianten entwickelt. Daher ist es erforderlich, in jedem Jahr den Impfschutz auf den neuesten Stand bringen zu lassen, für gewöhnlich im Oktober oder November. Die aktuellen Impfstoffe berücksichtigen jeweils die Grippevirusvarianten, die während der Grippesaison von November bis April am häufigsten in der Bevölkerung vorkommen.

Auch wer gegen Grippe geimpft ist, kann an Grippe erkranken: *richtig*

Sogar mit einer Grippeschutzimpfung können Sie eine Grippe bekommen, allerdings ist die Wahrscheinlichkeit sehr viel geringer, und die Symptome sind dann in der Regel sehr viel weniger stark ausgeprägt.

Schwangere sollten sich nicht gegen Grippe impfen lassen: *falsch*
Gerade bei schwangeren Frauen kann die Grippe einen schweren Verlauf haben und sogar zum Tod führen. Daher ist es wichtig, sich unabhängig vom Schwangerschaftsmonat impfen zu lassen, sobald der Impfstoff verfügbar ist. Die Impfung bietet auch dem Kind Schutz, und zwar über die Geburt hinaus, und sie kann so die zeitliche Lücke schließen, bis es alt genug ist, um selbst geimpft zu werden.

Wer allergisch gegen Hühnereiweiß ist, sollte sich nicht gegen Grippe impfen lassen: *falsch*
Zwar enthalten einige Impfstoffe geringe Mengen von Hühnereiweiß, diese sind aber so gering, dass sie nicht zu einer allergischen Reaktion führen sollten. Liegt bei Ihnen jedoch eine nachgewiesene schwere Allergie gegen Hühnereiweiß vor, können Sie auf andere Impfstoffe ausweichen. Der einzige Grund, der gegen eine Grippeschutzimpfung spricht, ist eine bekannte schwere allergische Immunreaktion (Anaphylaxie) auf den Impfstoff selbst.

Wer einmal die Grippe hat, kann nichts mehr dagegen tun: *falsch*
Wenn Sie das Gefühl haben, eine Grippe zu bekommen, kann Ihnen der Arzt ein virenhemmendes Medikament (Oseltamivir, Zanamivir oder Amantadin) verschreiben, das bei einer Einnahme innerhalb von achtundvierzig Stunden nach der Infektion am besten wirkt.

Häufiges Händewaschen mit Seife oder die Verwendung alkoholhaltiger Händedesinfektionsmittel kann das Infektionsrisiko während der Grippesaison senken: *richtig*
Der Grippevirus verbreitet sich durch Tröpfchenübertragung beim Sprechen, Husten oder Niesen. Die Speicheltröpfchen landen auf Gebrauchsgegenständen, über die Sie sich infizieren können, wenn Sie anschließend Augen oder Mund berühren. Um sich vor Ansteckung zu schützen, sollten Sie den Kontakt mit Personen meiden, die grippeartige Symptome haben (Fieber, Mattigkeit, Kopf-, Glieder- oder Halsschmerzen und/oder Husten), mehrmals am Tag die Hände waschen oder desinfizieren und es vermeiden, Ihr Gesicht zu berühren, wenn Sie sich in der Öffentlichkeit bewegen.

Sie haben die falsche Person geküsst. (Dann sind Sie bei uns in bester Gesellschaft!) Zwar wird die Mononukleose oder das Pfeiffersche Drüsenfieber auch als »Kusskrankheit« bezeichnet, aber Sie müssen mit niemandem schmusen, um sie zu bekommen (auch wenn das natürlich mehr Spaß machen würde). Krankheitserreger ist das Epstein-Barr-Virus (EBV), das durch Speichel übertragen wird. Am häufigsten sind Symptome wie Fieber, Mattigkeit, Halsschmerzen und geschwollene Halslymphknoten. Eventuell ist auch die Milz vergrößert und macht sich unterhalb des linken Rippenbogens durch Schmerzen bemerkbar. Ihr Arzt kann eine einfache Blutuntersuchung durchführen, um auf den Erreger zu testen. Fällt der Test positiv aus, lassen Sie es ein paar Tage langsam angehen. Falls Ihre Milz vergrößert ist, müssen Sie einige Wochen lang auf Kontaktsportarten verzichten. Eine vergrößerte Milz ist wie ein Ballon, der mit Ihrem eigenen Blut gefüllt ist ... da wollen Sie doch bestimmt nicht, dass Ihnen jemand dagegenrennt.

Ihre Symptome halten bereits länger als zwei Wochen an. Tumoren des Halses und des Kehlkopfs können anhaltende Halsschmerzen verursachen. Weitere Symptome sind Gewichtsverlust, Ohrenschmerzen, blutiger Speichel und ein tastbarer Knoten im Hals. Wenn Sie rauchen oder Tabak kauen, haben Sie ein stark erhöhtes Risiko. Ihr Arzt wird Ihren Hals gründlich untersuchen und Sie wahrscheinlich an einen Spezialisten überweisen, der Sie zusätzlich mittels bildgebender Verfahren untersucht.

Ab in die Notaufnahme!

Sie haben starke Halsschmerzen, außerdem Fieber, Schluckbeschwerden und eine veränderte Stimme. Möglicherweise haben Sie einen Abszess (eine Eiteransammlung) im Bereich der Mandeln. In diesem Fall benötigen Sie dringend Antibiotika, eventuell muss auch der Eiter zum Abfließen gebracht werden.

Sie haben eine sichtbar geschwollene, druckempfindliche Vene an der Seite des Halses. In seltenen Fällen kann eine Racheninfektion auf die äußere Drosselvene übergreifen (eine große Halsvene, durch die ein Großteil des Blutes aus dem Kopfbereich abfließt) und zu einem Blutgerinnsel führen (Jugularvenenthrombose). Sie müssen sich in die Notaufnahme begeben, um sich eingehender untersuchen zu lassen, und benötigen möglicherweise Antibiotika und Blutverdünner auf intravenösem Weg.

Sie haben hohes Fieber, Herzrasen und fühlen sich benommen. Möglicherweise liegt bei Ihnen eine schwerwiegende Bakterieninfektion des Hals-Rachen-Raums vor, die auf den Blutkreislauf übergegriffen hat. Begeben Sie sich sofort in die Notaufnahme, da Sie wahrscheinlich intravenöse Flüssigkeits- und Antibiotikagaben benötigen.

Teil 2

BRUST UND RÜCKEN

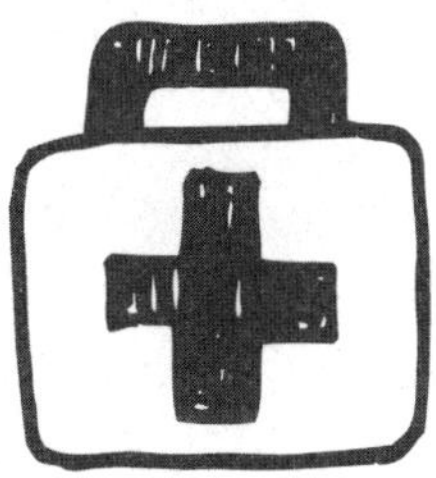

SCHMERZEN IN DER BRUST

Schmerzen in der Brust sind kein Spaß. Im Ernst – wir haben versucht, uns etwas Komisches dazu auszudenken, allerdings ohne Erfolg. Sie glauben das nicht? Erzählen Sie mal einer Gruppe von Ärzten, dass Sie vernichtende Schmerzen in der Brust haben, um sie ein paar Minuten später darüber aufzuklären, dass es nur ein Scherz war. Sie werden damit kaum für Heiterkeit sorgen.

Die größte Sorge dabei ist natürlich, dass Schmerzen in der Brust auf einen Herzinfarkt hindeuten, bei dem Teile des Herzmuskels nicht mehr ausreichend mit Blut versorgt werden. Da ein Herzinfarkt sehr rasch zu gravierenden Komplikationen und zum Tod führen kann, neigen Ärzte dazu, hektisch zu reagieren, wenn diese Diagnose auf dem Tisch ist. In den meisten Notaufnahmen müssen Patienten mit Brustschmerz innerhalb von zehn Minuten nach ihrer Einlieferung begutachtet werden. (Aber seien Sie gewarnt: Niemand wird es witzig finden, wenn Sie versuchen, sich mit Ihrem entzündeten Zehennagel vorzudrängeln, indem Sie laut »Brustschmerz!« rufen.)

Falls Sie Schmerzen in der Brust verspüren und bisher noch nicht den Krankenwagen gerufen haben, wird es Sie erleichtern zu hören, dass es sich in den meisten Fällen um Blähungen oder einen gezerrten Muskel handelt. Aber woher wissen Sie nun, wie die Sache ausgehen wird? Brauchen Sie eine Not-OP am offenen Herzen? Oder nur etwas gegen Sodbrennen?

Entspannen Sie sich

Sie haben sich verhoben und verspüren jetzt einen reißenden Schmerz in der Brust, wenn Sie den Oberkörper verdrehen oder die Arme heben. Vielleicht haben Sie gestern beschlossen, Ihren Bürojob hinzuschmeißen, um eine Laufbahn als professioneller Bodybuilder einzuschlagen. Oder Sie waren Zaungast bei einem Fußballspiel und haben mit Ihrem Brustkorb unfreiwillig als Tor gedient. Wie dem auch sei, wenn der Schmerz schlimmer wird, sobald Sie den Oberkörper verdrehen, ist die Ursache wahrscheinlich eine Muskelzerrung oder sogar eine angebrochene Rippe. Solange der Schmerz nicht gerade unerträglich ist, stehen Sie ihn mit einer kalten Kompresse und einem schmerzstillenden Medikament tapfer durch. Gehen Sie aber zum Arzt, wenn Sie einen heftigen Schlag gegen die Brust erhalten haben und nun unter Atemnot leiden und mehrere Rippen druckempfindlich sind.

Sie verspüren einen heftigen, punktuellen Schmerz, wenn Sie tief Luft holen. Die wahrscheinlichste Erklärung ist, dass Sie sich einen Zwischenrippenmuskel gezerrt haben, was beim tiefen und verlängerten Einatmen zu einem stechenden Schmerz führt. Mit der Einnahme von Schmerzmitteln und Medikamenten mit abschwellender Wirkung werden die Beschwerden in der Regel besser. Wenn Sie jedoch außerdem Fieber, Schüttelfrost und Husten haben, könnte es sich auch um eine Lungenentzündung handeln. Der infizierte Bereich strahlt dabei auf benachbarte Areale aus und verursacht so die Atembeschwerden. Wenn Sie also glauben, eine Lungenentzündung zu haben, dann gehen Sie noch heute zum Arzt.

Sie hatten für wenige Sekunden Schmerzen in der Brust, die danach nicht wieder auftraten. Die wahrhaft furchterregenden Ursachen von Brustschmerz sind normalerweise weder zurückhaltend noch kurzlebig. Wenn diese Form von Unbehagen also nur eine einmalige, kurze Episode bleibt (kürzer als eine Minute), war es vielleicht nur ein Darm- oder Muskelkrampf. Sie können also beruhigt abwarten, ob es noch einmal passiert.

Sie haben viel gehustet und verspüren dabei jetzt einen stechenden Schmerz in der Brust. Bei wiederholten Hustenanfällen kann es zu einer Muskelzerrung in der Brust kommen, außerdem werden dadurch die Atemwege gereizt. Beides kann zu einem stechenden Schmerz beim Husten führen. Zum Glück hat es mit keiner der beiden Ursachen viel auf sich. Wegen des Hustens sollten Sie allerdings einen Arzt aufsuchen (siehe weiter unten im Abschnitt »Husten«).

Gehen Sie zum Arzt

Bei körperlicher Anstrengung bekommen Sie Schmerzen in der Brust, die sich in Ruhe bessern. Vermutlich liegt bei Ihnen eine starke Verengung der Arterien (durch sogenannte Plaques) vor, die Ihr Herz mit Blut versorgen. Als Folge davon ist die Blutzufuhr unzureichend, sobald Ihr Herz intensive Arbeit zu leisten und erhöhten Sauerstoffbedarf hat. Wenn es sich beruhigt und langsamer schlägt, ist die Blutversorgung wieder ausreichend, und der Schmerz lässt nach. Gehen Sie so schnell wie möglich zum Arzt. Wahrscheinlich wird er ein Belastungs-EKG durchführen, bei dem die Herzaktivität während körperlicher Anstrengung (Ergometer) aufgezeichnet wird. Treten die Schmerzen häufiger oder bereits in Ruhe oder bei minimaler Anstrengung auf, begeben Sie sich in die Notaufnahme.

Sie haben einen stechenden Schmerz in der Brust, der sich bessert, wenn Sie sich nach vorn beugen. Ansonsten fühlen Sie sich gut. Möglicherweise liegt bei Ihnen eine Perikarditis, also eine Entzündung des Herzbeutels vor. Zu den Komplikationen zählen Flüssigkeitsansammlungen und Vernarbungen des Herzbeutels, bei denen es zu Störungen der normalen Herzfüllung und des Herzrhythmus kommt. Eine Perikarditis kann isoliert auftreten oder unmittelbar im Anschluss an eine starke Erkältung, aber auch Anzeichen einer schweren Erkrankung wie Lupus sein. Gehen Sie so schnell wie möglich zum Arzt. Wenn Sie sich benommen fühlen oder unter großer Atemnot leiden, begeben Sie sich unverzüglich in die Notaufnahme.

Nach einer Mahlzeit oder im Liegen verspüren Sie einen brennenden Schmerz in der Brust und haben eventuell einen säuerlichen Geschmack im Mund. Möglicherweise liegt bei Ihnen eine Refluxkrankheit vor, bei der Verdauungssäfte aus dem Magen in der Speiseröhre aufsteigen, also in den Verbindungskanal zwischen Mund und Magen eintreten (»Sodbrennen«). Die Speiseröhre mag es gar nicht, mit Magensäure in Berührung zu kommen, und reagiert mit brennendem Schmerz, um ihr Unbehagen kundzutun. Wenn ein Glas Wasser die Beschwerden lindert, können Sie die Diagnose als bestätigt betrachten (da das Wasser die Magensäure zurück in den Magen spült). Versuchen Sie es mit einem Antazidum, um die Magensäure zu neutralisieren. Falls das nicht hilft, können Sie es mit einem Medikament mit dem Wirkstoff Ranitidin versuchen, das die Magensäureproduktion hemmt. Gehen Sie zum Arzt, wenn das Problem länger als zwei Wochen andauert (oder Sie über diesen Zeitraum weiterhin zu Tabletten greifen müssen).

Ab in die Notaufnahme!

Sie verspüren plötzlich einen starken, anhaltenden Druckschmerz in der Brust, der auch nach Minuten nicht abklingt.

Eventuell haben Sie einen Herzinfarkt, bei dem es zum Verschluss einer der Arterien kommt, die das Herz mit Blut versorgen. Der betroffene Teil des Herzens reagiert mit heftigem Schmerz als Notsignal. Bei vielen Infarkten strahlt der Schmerz in einen Arm oder beide Arme aus und geht mit Atemnot einher. Ohne sofortige ärztliche Hilfe kann der betroffene Teil des Herzens absterben und in seinen letzten Zügen eine lebensgefährliche Arrhythmie (Herzrhythmusstörung) hervorrufen. Rufen Sie den Notarzt.

Sie haben einen plötzlich auftretenden und anhaltenden stechenden Schmerz in der Brust. Sie sind außerdem sehr groß oder leiden an Bluthochdruck. Möglicherweise ist es bei Ihnen zu einem Einriss in der inneren Gefäßwand der Aorta gekommen (einer sogenannten Aortendissektion), also der Hauptschlagader, die das Blut vom Herzen aufnimmt. Der Schmerz wird häufig als brennend oder stechend und äußerst heftig beschrieben. (Unter Ärzten kursiert der Spruch, dass man bei einem Herzinfarkt Angst hat zu sterben, bei einer Aortendissektion dagegen, *nicht* zu sterben.) Die Diagnose erfolgt über Computertomografie oder Ultraschalluntersuchung. Zu den Risikofaktoren für eine Aortendissektion zählen genetische Faktoren, bei denen es zu einer Schwächung der Gefäßwände kommt (wie bei dem Marfan-Syndrom, das unter anderem auch für ein gesteigertes Größenwachstum sorgt), sowie ein seit langer Zeit bestehender, schlecht kontrollierter Bluthochdruck. Je länger eine Aortendissektion unbehandelt bleibt, desto höher ist das Risiko, daran zu sterben. Rufen Sie sofort den Notarzt!

Sie leiden außerdem unter Atemnot. Die unschöne Kombination aus Brustschmerz und Atemnot kann ein Hinweis auf einen Herzinfarkt sein, auf Flüssigkeitsansammlungen am Herzen, ein Blutgerinnsel in einer Lungenarterie (Lungenembolie), einen schweren Asthmaanfall oder eine Lungenentzündung – alles Ursachen, die eine sofortige Abklärung in der Notaufnahme erfordern.

Sie haben einen stechenden Schmerz in der Brust, außerdem Fieber und Husten. Sie könnten eine Lungenentzündung haben (Pneumonie). Gehen Sie noch heute zum Arzt. Wenn Sie keinen Termin mehr bekommen beziehungsweise sich sehr benommen fühlen oder unter sehr großer Atemnot leiden, lassen Sie sich in die Notaufnahme bringen.

SCHNELLER ODER UNREGEL-MÄSSIGER HERZSCHLAG

Unter normalen Umständen sollten Sie nur dann spüren, wie Ihr Herz pocht, wenn Sie sich im Fitnessstudio abrackern, durch ein altes Haus schleichen, in dem es spukt, oder Ihrem Traumpartner tief in die Augen schauen. Wenn aber plötzlich Ihr Herz rast, stolpert oder gegen die Brust hämmert, während Sie ganz friedlich dasitzen, dann haben Sie möglicherweise ein Problem. Sollten Sie sich darüber hinaus benommen fühlen oder Schmerzen in der Brust verspüren, dann haben Sie ganz gewiss eins, weil Ihr Herz offenbar zu schnell schlägt, um noch effektiv Blut zu pumpen. (Bitte rufen Sie Hilfe, und legen Sie sich hin.)

Der medizinische Fachausdruck für raschen oder unregelmäßigen Herzschlag lautet »Palpitation« (schnelles, heftiges Zucken). Wenn Sie also Ihr Herz stark klopfen oder stolpern spüren und nicht gerade im Begriff sind, ohnmächtig zu werden, dann fühlen Sie jetzt bitte Ihren Puls. Nehmen Sie Ihr Handy oder eine Uhr in die linke Hand, und legen Sie dann Zeige- und Mittelfinger der rechten Hand auf die Innenseite Ihres linken Handgelenks, etwa drei Zentimeter unterhalb des Daumenballens. (Sie können es natürlich auch andersherum machen.) Zählen Sie nun, wie oft Ihr Herz innerhalb von fünfzehn Sekunden schlägt, und multiplizieren Sie diese Zahl mit vier. Das ist Ihr Puls in Schlägen pro Minute.

Ein normaler Ruhepuls liegt bei sechzig bis hundert; wenn Sie jung und fit sind, kann er auch fünfzig betragen, bei trainierten Ausdauersportlern gar nur vierzig oder dreißig pro Minute. Bei körperlicher Anstrengung oder als Reaktion auf psychischen Stress (wie zum Beispiel beim heftigen Erschrecken – *buh!*) liegt Ihr Puls am besten nicht höher als 220 minus Lebensalter. Auf jeden Fall sollte Ihr Herz gleichmäßig schlagen, auch wenn eine Extrasystole oder ein Aussetzer dann und wann vollkommen im Rahmen ist.

Was also hat es mit dem Tumult in Ihrer Brust auf sich? Sind Sie etwa verliebt? Ein einziges Nervenbündel? Oder aber ist es an der Zeit, sich mit Ihrer ungestümen Pumpe in der Notaufnahme zu präsentieren?

Entspannen Sie sich

Sie bringen vier Maxibecher Kaffee mit auf die Arbeit – aber für sich allein. Koffein regt das Steuerungszentrum des Herzrhythmus (Sinusknoten) an, womit sich der Puls beschleunigt und Extraschläge eher vorkommen. Wenn Koffein Sie wach macht, aber auch um vier Uhr morgens aufrecht im Bett sitzen lässt, dann versuchen Sie es mit einer anderen Lösung für Ihr Müdigkeitsproblem ... zum Beispiel mit mehr Schlaf.

Sie nehmen Amphetamine, um sich auf der Arbeit oder in der Uni besser konzentrieren zu können. Amphetamine können die Aufmerksamkeit und Konzentration steigern, haben aber auch eine stimulierende Wirkung auf den Sinusknoten, der den Herzrhythmus steuert. Methamphetamin (in illegaler Form als »Crystal Meth« bekannt), MDMA (»Ecstasy«) und andere stimulierende Drogen wie Kokain haben denselben Effekt. Wenn Ihnen Ihr Arzt Amphetamine zur Behandlung einer Aufmerksamkeitsdefizit-Hyperaktivitätsstörung (ADHS) verschrieben hat, Sie davon aber häufig unangenehmes Herzklopfen oder -stolpern bekommen, dann fragen Sie ihn nach einem anderen Medikament. Sollten Sie Ihre Amphetamine aus einer weniger seriösen Quelle beziehen, zum Beispiel von Ihrem Zimmergenossen im Studentenwohnheim, liegt die Lösung auf der Hand. Wenn Sie Hilfe bei der Drogenentwöhnung brauchen, sprechen Sie Ihren

Arzt darauf an. Solange Sie keine unmittelbare Bedrohung für das Wohlergehen anderer oder Ihr eigenes Leben darstellen, sind Ärzte an ihre Schweigepflicht gebunden.

Sie tragen ein Herz unter dem Herzen. Es ist normal, wenn der Puls in der Schwangerschaft höher ist als üblich. Zwar hat Ihr Baby sein eigenes Herz, trotzdem muss Ihres die ganze Arbeit leisten. Es hat Blut in die Plazenta zu pumpen, die das heranwachsende Kind mit Nährstoffen und Sauerstoff versorgt. (Heutzutage hält dieser Zustand absoluter Abhängigkeit oft noch weit über den dreißigsten Geburtstag des Kindes hinaus an.) Um Sie und Ihren Nachwuchs am Leben zu halten, schlägt Ihr Herz schneller und stärker. Falls Sie jedoch häufig Aussetzer oder Extraschläge spüren beziehungsweise ständig einen Puls über hundert haben, sollten Sie mit Ihrem Frauenarzt sprechen.

Sie haben bis jetzt Betablocker genommen, aber Ihr Arzt hat sie abgesetzt. Betablocker senken die Herzfrequenz, indem sie bestimmte Rezeptoren im Taktgebersystem des Herzens blockieren. Mit der Zeit bilden sich neue Rezeptoren, um die Wirkung des Medikaments zu kompensieren, wodurch manchmal eine Erhöhung der Dosis notwendig wird. Setzt man es ganz ab, ist das Herz durch die zusätzlich gebildeten Rezeptoren besonders reizempfänglich. Es ist daher besser, die Dosierung allmählich zu reduzieren, damit sich das Herz an die Umstellung gewöhnen kann.

Sie nehmen Medikamente gegen Grippe oder einen grippalen Infekt. Viele rezeptfreie Mittel gegen Grippe und Erkältung enthalten Stimulanzien wie Pseudoephedrin und Phenylephrin, welche die Blutgefäße in der Nase verengen, um die Schleimproduktion zu verringern. Leider können sie auch eine stimulierende Wirkung auf das Herz haben, wodurch es zu Herzklopfen und erhöhtem Blutdruck kommt.

Diese Nebenwirkungen verschwinden mit dem Absetzen des Medikaments. Nebenbei bemerkt, ist Pseudoephedrin auch dafür bekannt, dass es beim Kochen von Crystal Meth zum Einsatz kommt. (Seit »Breaking Bad« wissen viele darüber Bescheid.)

Sie haben Asthma oder COPD. Viele der bei Asthma bronchiale oder chronisch obstruktiver Lungenerkrankung (COPD) eingesetzten Inhalatorsysteme enthalten Arzneistoffe, sogenannte β_2-Adrenozeptor-Agonisten, die den Herzrhythmus stimulieren und Palpitationen hervorrufen können. Falls die Symptome sehr unangenehm sind, sprechen Sie mit Ihrem Arzt über einen Wechsel des Präparats.

Gehen Sie zum Arzt

Sie spüren oft Herzaussetzer oder Extraschläge. Normalerweise stellen Extraschläge (auch häufige) kein Problem dar. Wenn sie ein- oder zweimal am Tag vorkommen, ist das kein Anlass zur Besorgnis.

Selbst wenn die Palpitationen den ganzen Tag über auftreten, ist bei Ihnen wahrscheinlich trotzdem alles in Ordnung; Sie sollten aber zum Kardiologen gehen, um sich untersuchen zu lassen. Zunächst wird er ein Elektrokardiogramm (EKG) erstellen, bei dem auf Ihrem Brustkorb Saugnäpfe angebracht werden, um die elektrischen Signale Ihres Herzens aufzuzeichnen. Sodann wird er eine Ultraschalluntersuchung Ihres Herzens (Echokardiogramm) vornehmen, um sicherzustellen, dass Herzstruktur und -funktion im Normbereich liegen. Schließlich wird ein Blutbild erstellt, um auszuschließen, dass bei Elektrolyten wie Calcium und Magnesium zu hohe Werte vorliegen.

Werden bei alldem keine Auffälligkeiten entdeckt, brauchen Sie sich wahrscheinlich weiter keine Sorgen zu machen.

Wenn die Palpitationen jedoch weiterhin häufig vorkommen, kann Ihr Arzt ein Langzeit-EKG veranlassen (im Prinzip ein tragbares EKG-Gerät, das über einen Zeitraum von vierundzwanzig Stunden die Herzsignale aufzeichnet). Falls dabei herauskommt, dass die Extraschläge *wirklich sehr* häufig sind (Zehntausende am Tag), dann brauchen Sie eine sogenannte Katheterablation, mit der die Ursache der Herzrhythmusstörungen beseitigt werden kann.

Ansonsten sind die Rhythmusstörungen nur dann behandlungsbedürftig, wenn Sie davon stark beeinträchtigt werden oder Schmerzen haben. Manchmal hilft es aber schon, wenn Sie mehr schlafen, auf den Kaffee verzichten und aufhören, sich über Kleinigkeiten Gedanken zu machen. Sollten Sie dann *immer noch* Palpitationen haben, kann Ihr Arzt Ihnen Betablocker verschreiben, um so Ihre Herzfrequenz zu senken.

Info-Box

NIEDRIGER PULS

Wie bereits in diesem Abschnitt ausgeführt, liegt ein normaler Ruhepuls bei sechzig bis hundert Schlägen in der Minute, während er bei Sportlern auch dreißig oder fünfzig betragen kann. Sollten Sie einen langsamen Puls haben, ist wahrscheinlich alles mit Ihnen in Ordnung, solange Sie sich gut fühlen und Ihr Blutdruck normal ist.

Wenn Sie sich dagegen bei einem langsamen Puls (unter fünfzig) benommen fühlen, so als würden Sie ohnmächtig werden, dann sorgt der langsame Puls vermutlich für einen niedrigen Blutdruck. Rufen Sie den Notarzt, und legen Sie sich hin, bevor Sie umkippen und sich verletzen. Falls Sie sich nicht *gerade jetzt* benommen fühlen, aber einen niedrigen Puls haben und schon früher ohnmächtig geworden sind (oder sich danach gefühlt haben), dann könnte Ihre niedrige Herzfrequenz dafür verantwortlich sein. Gehen Sie zum Arzt, der wahrscheinlich ein Langzeit-EKG veranlassen wird.

Zu den *behebbaren* Ursachen einer niedrigen Herzfrequenz zählen Nebenwirkungen von Medikamenten, Lyme-Borreliose, Sarkoidose (eine Autoimmunerkrankung), ein abnorm hoher Kaliumspiegel und Gehirnerkrankungen. Zu den Medikamenten mit pulsverlangsamender Wirkung gehören Betablocker (Metoprolol, Atenolol und Carvedilol) und Calciumantagonisten beziehungsweise Calciumkanalblocker (Verapamil oder Diltiazem). Falls Sie eines dieser Mittel nehmen und sich benebelt fühlen, ist wahrscheinlich die Dosierung zu hoch (oder Sie haben vielleicht aus Versehen eine Tablette zu viel genommen).

Wenn Ihr Kardiologe keine behandelbare Ursache findet, wird er Ihnen wahrscheinlich zu einem Herzschrittmacher raten. Dieses Gerät überwacht die Herzfrequenz und springt an, sobald sie unter ein bestimmtes Niveau absinkt. Es sendet dann in regelmäßigen Abständen kurze elektrische Impulse an das Herz, um sicherzustellen, dass der Puls zu keiner Zeit unter einen bestimmten Wert fällt. Es hat etwa die Größe einer Zwei-Euro-Münze und wird unterhalb des Schlüsselbeins im Unterhautfettgewebe implantiert.

Sie haben öfter einen schnellen Ruhepuls, der länger als ein paar Sekunden anhält. Sie müssen sich vom Kardiologen untersuchen lassen. Üblicherweise wird zuerst ein EKG gemacht, um den Herzrhythmus in Ruhe zu kontrollieren, eine Ultraschalluntersuchung (Echokardiogramm) vorgenommen, um Herzstruktur und -funktion sichtbar zu machen, und ein Blutbild erstellt, um zu sehen, ob etwa Ihr Elektrolythaushalt aus dem Lot ist. Vielleicht wird auch ein Langzeit-EKG gemacht, um den Palpitationen auf die Spur zu kommen (siehe weiter oben). Je nachdem, wie die Untersuchungsergebnisse ausfallen, wird Ihnen Ihr Kardiologe Medikamente gegen die Herzrhythmusstörungen verschreiben oder zu einer Katheterablation raten, bei der Teile des Herzmuskelgewebes, die für die Störungen verantwortlich sind, verödet werden.

Sie haben reichlich dem Alkohol zugesprochen. Jedes Jahr zur Weihnachtszeit sehen wir Patienten, bei denen es zu Palpitationen kommt, nachdem sie etwas zu tief ins Glas geschaut haben. Dieser Zusammenhang ist so typisch, dass man ihn »Holiday-Heart-Syndrom« getauft hat (durch übermäßigen Alkoholkonsum ausgelöste Herzrhythmusstörungen). Sie müssen Ihren Herzrhythmus vom Kardiologen checken lassen, auch um andere Ursachen für die Palpitationen auszuschließen. In der Regel normalisiert sich der Herzrhythmus, sobald Sie wieder auf dem Posten sind. Im Übrigen kann ein hoher Alkoholkonsum zu einer sogenannten Kardiomyopathie führen, bei der der Herzmuskel geschwächt wird. Alkohol in Maßen ist vertretbar, aber beschränken Sie sich auf ein oder zwei Gläser am Tag.

Ihnen ist ständig warm, Sie haben abgenommen und fühlen sich wackelig auf den Beinen. Auch wenn Sie über den Gewichtsverlust nicht gerade traurig sind, sollten Sie von Ihrem Arzt abklären lassen, ob bei Ihnen eine Schilddrüsenüberfunktion vorliegt. Die Schilddrüse, ein schmetterlingsförmiges Organ unterhalb des Kehlkopfs, hat wesentlichen Anteil an der Regulierung des Energiestoffwechsels. Ist die Funktion übersteuert, kann das zu Zittern, Durchfall, Gewichtsverlust und Wärmeunverträglichkeit führen (Sie öffnen dauernd das Fenster oder drehen die Heizung herunter beziehungsweise die Klimaanlage hoch). Auch Ihr Herz kann übererregt sein, was sich dann in einem schnellen Puls äußert. Ihr Arzt muss den Grund für die Überfunktion feststellen, wozu im Allgemeinen ein Blutbild und eine Ultraschalluntersuchung gehören. Falls Sie Schilddrüsenhormone nehmen, ist vermutlich die Dosierung zu hoch.

Sie hatten einen Schlaganfall. Wenn Sie Schlaganfallpatient sind und Herzklopfen oder -stolpern verspüren, leiden Sie möglicherweise an Vorhofflimmern, einer Form von Herzrhythmusstörung, die zu einem weiteren Schlaganfall führen kann, falls Sie sie ignorieren. Beim Vorhofflimmern geraten die Vorhöfe des Herzens (die das Blut aufnehmen) in so schnelle und unkoordinierte Kontraktionsbewegungen, dass sie mit den Herzkammern (die das Blut pumpen) nicht mehr synchron zusammenarbeiten. Zwar wird weiterhin Blut in die Herzkammern (Ventrikel) gepresst – was gut ist, weil Sie sonst auf der Stelle tot wären –, doch kann sich aus Blut, das für einen Moment zu lange in den Vorhöfen verbleibt, ein Blutgerinnsel bilden. Wenn das dann in die linke Herzkammer gerät, kann es weiter ins Gehirn gepumpt werden, dort einen Gefäßverschluss bewirken und somit zu einem Schlaganfall führen. Aus diesem Grund benötigen die meisten Patienten mit Vorhofflimmern blutverdünnende Medikamente, um das Risiko einer Entstehung von Blutgerinnseln zu verringern. Weitere Medikamente – Betablocker sowie Calciumantagonisten (Calciumkanalblocker) – können darüber hinaus die Herzfrequenz senken.

Sie sind in Angst und Schrecken, als ob die Welt über Ihnen zusammenbrechen würde. Wahrscheinlich leiden Sie an Panikattacken, die zu den Palpitationen führen und ein Gefühl drohenden Unheils bewirken. Treten diese Panikanfälle häufiger auf, dann liegt bei Ihnen möglicherweise eine ausgewachsene Panikstörung vor. Ihr Arzt kann Sie an einen Psychiater überweisen, der mit Ihnen die Möglichkeiten einer psychotherapeutischen und/oder medikamentösen Behandlung bespricht.

Sie haben einen Herzschrittmacher. Wenn Sie einen Herzschrittmacher tragen, dann, weil Ihr Herz nicht in einem normalen Rhythmus schlägt, und die Palpitationen könnten in diesem Fall von dem Problem herrühren, das Ihnen überhaupt erst den Schrittmacher beschert hat. Wenn Sie dagegen häufig Extraschläge spüren und dabei ein Kloßgefühl im Hals haben, könnte es am Schrittmacher liegen. Bitten Sie dann Ihren Kardiologen, das Gerät zu überprüfen.

Sie haben Palpitationen und/oder Schmerzen in der Brust, wenn Sie sich körperlich anstrengen. Wahrscheinlich liegt bei Ihnen eine Verengung der Herzkranzgefäße vor, die den Herzmuskel mit Blut versorgen. Die Verengungen werden vor allem bei körperlicher Anstrengung zum Problem, weil das Herz dann den größten Sauerstoffbedarf hat. Diejenigen Teile des Herzens, die nicht ausreichend mit Blut versorgt werden, fangen an zu schmerzen und können in ihrer Funktion beeinträchtigt sein, was sich in Extraschlägen und einem abnormen Rhythmus äußert.

Sie sollten stehenden Fußes einen Termin bei Ihrem Arzt vereinbaren, damit er ein Belastungs-EKG erstellt, bei dem die Herzfunktion während körperlicher Anstrengung aufgezeichnet wird. Wenn Sie häufig Schmerzen in der Brust verspüren oder auch schon in Ruhe, begeben Sie sich in die Notaufnahme.

Ab in die Notaufnahme!

Sie haben Palpitationen und fühlen sich dabei benommen oder drohen ohnmächtig zu werden. Um die anderen Organe Ihres Körpers ausreichend mit Blut zu versorgen, benötigt das Herz eine gewisse Zeit, um sich zu füllen und genügend Druck aufzubauen. Wenn Ihr Herz sehr, sehr schnell schlägt, bleibt ihm dabei eventuell nicht genügend Zeit, um diesen Zyklus abzuschließen, wodurch die Pumpleistung erheblich zurückgeht. Lässt sie so weit nach, dass dabei Ihr Blutdruck absinkt, fühlen Sie sich benommen und können sogar bewusstlos werden. Ein zu niedriger Blutdruck kann zu dauerhaften Organschäden führen. Rufen Sie den Notarzt. Möglicherweise benötigen Sie einen Elektroschock, um den entgleisten Herzrhythmus zu durchbrechen und so den Blutdruck zu normalisieren.

Die Palpitationen verursachen Schmerzen in der Brust. Wie bereits ausgeführt, können Ablagerungen in den Herzkranzgefäßen zu Durchblutungsstörungen in Teilen des Herzens führen, was Schmerzen und einen entgleisten Herzrhythmus zur Folge hat. Der Puls kann dann so schnell und unregelmäßig sein, dass die Pumpleistung des Herzens beeinträchtigt ist. An diesem Punkt beginnt ein Teufelskreis, denn je weniger Blut in die Herzkranzgefäße gepumpt wird, desto ausgeprägter ist die Mangeldurchblutung des Herzens, und umso mehr entgleist der Herzrhythmus. Wenn Sie nicht rasch ärztliche Hilfe erhalten, könnte Ihr Herz das Handtuch werfen und ganz aufhören zu schlagen.

ATEMNOT UND KURZATMIGKEIT

Grundsätzlich gilt: Wenn Sie nach Luft ringen, legen Sie dieses Buch beiseite und rufen Sie sofort den Notarzt. (Sollten Sie gerade dabei sein, in einer Buchhandlung zu stöbern, kaufen Sie aber bitte vorher noch das Buch ... Scherz beiseite.) Haben Sie jedoch nicht das Gefühl, dass Ihr letztes Stündlein gekommen ist, lesen Sie erst einmal weiter.

Falls Sie nicht gerade ein geübter Taucher sind (oder der Zauberkünstler David Blaine), kommt Ihr Körper nicht länger als ein, zwei Minuten ohne Sauerstoff aus. (Der Weltrekord im Luftanhalten liegt bei vierundzwanzig Minuten, aber wir möchten Ihnen dringend ein anderes Hobby ans Herz legen.)

Während das Blut die Lungen passiert, nimmt es bekanntlich den Sauerstoff auf, und anschließend pumpt Ihr Herz dieses mit Sauerstoff angereicherte Blut in jeden noch so entlegenen Winkel Ihres Körpers. Zu Atemnot kommt es dann, wenn es in diesem Ablauf an irgendeiner Stelle hapert: Entweder füllt sich Ihre Lunge nicht ausreichend mit Luft, es gelangt nicht genügend Sauerstoff aus den Lungen in die roten Blutkörperchen, Ihrem Körper mangelt es an roten Blutkörperchen für den Sauerstofftransport oder aber Ihr Herz hat nicht genügend Pumpleistung. Falls Sie neuerdings unter Atemnot leiden, gehen Sie also unverzüglich zum Arzt.

Geht Ihnen in letzter Zeit schneller als sonst die Puste aus, dann fragen Sie sich vielleicht, ob Sie nicht mehr in Form sind, langsam alt werden oder aber ein konkretes medizinisches Problem haben. Sollten Sie sich vor einen Ventilator hocken, um mehr Luft zu bekommen? Sich ins Fitnessstudio aufmachen? Den Inhalator Ihres asthmakranken Neffen ausleihen? (Tun Sie das bitte nicht.) Oder sich von Ihrem Arzt gründlich durchchecken lassen?

Entspannen Sie sich

Sie haben vor Kurzem ein Sportprogramm begonnen und kommen dabei schneller außer Atem als erwartet. Stoßen Sie am Crosstrainer schon an Ihre Grenzen, bevor Ihre Freunde auch nur einen Tropfen Schweiß auf der Stirn haben? Wenn Sie bis jetzt eher eine Couchpotato waren, kann das Training härter sein, als Sie dachten. Wir beglückwünschen Sie zu Ihrem Vorhaben, aber wahrscheinlich sind Sie »dekonditioniert«. (Das ist ein Fachausdruck für »nicht in Form«, der weit besser klingt, wenn Sie anderen erklären wollen, warum Sie so langsam sind.) Solange sich Ihre Atemprobleme nicht verschlimmern und Sie keines der Symptome aus dem nächsten Abschnitt aufweisen, legen Sie sich einfach jeden Tag ein bisschen mehr ins Zeug. Schon bald werden Sie dann mit einem Sixpack unter Ihrem T-Shirt aufwarten können anstatt bloß mit dem in Ihrem Kühlschrank …

Gehen Sie zum Arzt

Sie kommen beim Treppensteigen oder beim Bergaufgehen leicht außer Atem, fühlen sich aber in Ruhe wohl. Der häufigste Grund für Kurzatmigkeit bei Anstrengung ist ein Mangel an roten Blutkörperchen, also eine Anämie. Wenn es Ihrem Körper an roten Blutkörperchen fehlt, hat Ihr Herz Mühe, ausreichend Sauerstoff zu Muskeln und Organen zu transportieren. Anämie resultiert zumeist aus Blutverlusten, allerdings kommt es auch vor, dass der Körper zu wenig Blut bildet oder rote Blutkörperchen versehentlich selbst angreift (autoimmunhämolytische Anämie). Bei Frauen ist die häufigste Ursache einer Anämie eine mehrmalige starke Regelblutung (mehr darüber im letzten Abschnitt von Teil 4). Bei älteren Menschen ist eine gefürchtete Ursache Darmkrebs. Ein Tumor kann wochen- oder monatelang bluten, ohne dass sich damit das Aussehen des Stuhls verändert. Bei einer Anämie mit ungeklärter Ursache wird daher häufig eine Darmspiegelung durchgeführt, bei der man eine Kamera den Darm hinaufschiebt, um nach Tumoren oder anderen Blutungsquellen Ausschau zu halten. Weitere Ursachen für sich verschlimmernde Atemnot sind Lungen- und Herzerkrankungen. Anhand einer Röntgenaufnahme der Brust, einer Ultraschalluntersuchung des Herzens und eventuell eines Langzeit-EKGs kann der Arzt in dieser Hinsicht für Klarheit sorgen.

Sie haben außerdem Fieber und Husten. Möglicherweise liegt bei Ihnen eine Lungenentzündung vor – eine Infektion der Lunge, bei der Teile eines Lungenflügels oder beider Lungenflügel verschleimt und vereitert sind, sodass weniger Sauerstoff ins Blut gelangt. Manche Menschen klagen auch über stechende Schmerzen beim tiefen Einatmen. Der Arzt kann die Diagnose anhand einer Blutuntersuchung und einer Röntgenaufnahme der Lungen stellen. Wenn Sie heute keinen Termin mehr bekommen oder sich sehr schwach und benommen fühlen, lassen Sie sich direkt in die Notaufnahme bringen. Falls Sie eine Lungenentzündung haben, müssen Sie eine Woche lang Antibiotika nehmen.

Ihre Beine sind geschwollen, und das Bindegewebe gibt auf Druck leicht nach. Wenn Sie geschwollene Beine haben und Ihre Socken tiefe Druckstellen hinterlassen, hat sich in Ihrem Körper möglicherweise zu viel Flüssigkeit angesammelt. Davon kann auch die Lunge betroffen sein, wodurch die Sauerstoffaufnahme ins Blut behindert ist. Hauptursachen sind Herzinsuffizienz (bei der das Herz nicht effektiv genug arbeitet, sodass sich überall im Körper Flüssigkeit staut) und Nierenerkrankungen (wobei nicht genug Flüssigkeit über den Urin ausgeschieden wird). Ihr Arzt wird ein Blutbild erstellen lassen und der Kardiologe eine Ultraschalluntersuchung des Herzens vornehmen. (Siehe auch den Abschnitt »Geschwollene Füße« in Teil 7.)

Sie verspüren große Atemnot, wenn Sie sich hinlegen, und stopfen sich zusätzliche Kissen unter, um sich mehr aufzurichten. Oder Sie schlafen in Ihrem Sessel ein, weil Sie sich unbehaglich fühlen, wenn Sie flach auf dem Rücken liegen. Möglicherweise leiden Sie an Herzinsuffizienz. In diesem Fall bringt das Herz nicht mehr ausreichend Kraft auf, um das Blut von sich wegzupumpen. Sobald Sie sich hinlegen, wird es von dem plötzlichen Rückstrom an Blut überlastet. In Ihren Lungen staut sich Blut und verursacht so die Atemnot. Gehen Sie so bald wie möglich zum Kardiologen, der Ihr Herz mit Ultraschall untersuchen wird. Wenn Ihnen das Atmen sehr schwer fällt, begeben Sie sich direkt in die Notaufnahme.

Sie hören sich manchmal an, als würden Sie durch eine Hundepfeife atmen. Falls Ihre Atmung gelegentlich mit Pfeifgeräuschen einhergeht, leiden Sie eventuell an Asthma oder der chronisch obstruktiven Lungenerkrankung (COPD). Bei beiden kommt es zu einer sogenannten Atemwegsobstruktion, bei der die Luftpassage zwischen Rachen und Lungen mehr oder weniger stark behindert ist. Wenn die Luft dann durch die verengten Atemwege strömt, entsteht dabei ein hoher Pfeifton oder Zischlaut. Die übliche Therapie besteht in der Inhalation mit Medikamenten, um die Atemwege freizubekommen. Wenn Sie länger als fünfzehn Minuten keuchen und keine Luft mehr bekommen, begeben Sie sich in die Notaufnahme.

Sie leiden seit Wochen an Husten. Häufige Ursache für lang anhaltenden Husten ist eine chronisch obstruktive Lungenerkrankung (COPD). Besonders betroffen sind unter anderem langjährige Raucher. Wie oben beschrieben, können dabei auch Pfeifgeräusche beim Atmen auftreten. Andere mögliche Erklärungen sind schwelende Infektionen wie eine Tuberkulose, bei der es über mehrere Wochen zu einer Symptomverschlimmerung kommen kann, Asthma, das einer COPD ähnelt, aber häufiger bei jungen Menschen und Nichtrauchern auftritt, sowie Lungenkrebs, der ebenfalls zu einer Reizung und Behinderung der Atemwege führen kann. Ihr Arzt wird wahrscheinlich eine Röntgenaufnahme und/oder eine Computertomografie (CT) der Lungen veranlassen.

In Ihnen entwickelt sich ein weiteres Lungenpaar. Setzen Sie Atemnot ruhig mit auf die Liste der Symptome, unter denen schwangere Frauen häufig zu leiden haben. Dahinter stecken Veränderungen im Hormonhaushalt, die das Atemzentrum im Gehirn beeinflussen und zum Gefühl einer leichten Atemnot führen können. Außerdem kann die anwachsende Gebärmutter die Lungen an ihrer vollen Ausdehnung hindern. Solange die Atemnot Sie nicht stark behindert oder sich plötzlich verschlimmert, können Sie sich damit begnügen, sie bei Ihrem nächsten Frauenarzttermin zu erwähnen.

Sie haben plötzlich das Gefühl, dass die Welt zusammenbricht. Möglicherweise erleiden Sie eine Panikattacke, bei der es unvermittelt zu starken Angstgefühlen kommt, zu Atemnot, Herzrasen, Schwitzen und dem Gefühl drohenden Unheils. Eine Kombination aus psychotherapeutischer und medikamentöser Behandlung kann weiteren Attacken vorbeugen helfen.

Ab in die Notaufnahme!

Sie keuchen pausenlos und bekommen keine Luft. Möglicherweise haben Sie einen Asthma- oder COPD-Anfall, auch wenn Ihnen vielleicht nicht bewusst ist, dass Sie an einer dieser Erkrankungen leiden. In beiden Fällen verengen sich die Atemwege zwischen Rachen und Lunge in gefährlicher Weise, wobei der Luftstrom einen hohen Zischlaut erzeugt. Eine weitere mögliche und ebenso gefährliche Ursache für diese Symptome ist eine Herzerkrankung, bei der sich Blut in den Lungen anstauen kann. Die Atemwege schwellen zu, und durch die Verengung kommt es dann wiederum zu dem pfeifenden Geräusch beim Atmen. In jedem Fall kann diese Symptomatik auf einen lebensbedrohlichen Zustand hinweisen, rufen Sie daher den Notarzt (und kein Taxi).

Sie haben außerdem Schmerzen in der Brust und/oder starkes Herzklopfen. Eventuell haben Sie einen Herzinfarkt, zu dem es dann kommt, wenn der Herzmuskel nicht mehr ausreichend mit Sauerstoff versorgt wird, oder aber es liegt ein abnorm schneller Herzrhythmus vor. Das Herz kommt dann mit seiner Arbeit nicht mehr nach, wodurch sich Flüssigkeit in der Lunge ansammelt und zu Atemproblemen führt. Möglicherweise ist auch einer Ihrer Lungenflügel kollabiert (Pneumothorax).

Normalerweise herrscht in der Pleurahöhle, dem spaltartigen Raum um die Lunge, ein Unterdruck, der es der Lunge erlaubt, sich mühelos auszudehnen. Wird dieses relative Vakuum aufgehoben – zum Beispiel weil jemand Sie mit einem Speer aufspießt –, fällt der betroffene Lungenflügel zu einem armen Häuflein Elend zusammen. Besonders bei großen und schlanken jungen Menschen kann ein Pneumothorax auch spontan, also ohne ersichtliche Ursache auftreten (zum Glück gehören wir nicht zur Risikogruppe), außerdem bei Rauchern und Lungenkranken. Lassen Sie sich sofort in die Notaufnahme bringen.

Sie haben am ganzen Körper einen roten, fleckigen Ausschlag. Was haben Sie gerade gegessen? Möglicherweise liegt bei Ihnen eine schwere allergische Reaktion vor, eine sogenannte Anaphylaxie. Dabei schwellen die Luftwege zu, wodurch es zu Keuchen und Atemnot kommt. Weitere Symptome sind Übelkeit und Todesangst (die in diesem Fall vollkommen berechtigt ist). Begeben Sie sich in die Notaufnahme, wo man Ihnen Adrenalin zum Abschwellen der Atemwege injizieren und weitere Medikamente geben wird, um die allergische Reaktion zu stoppen. (Bei bekannter Neigung zur Anaphylaxie können Sie ein Notfallset mit sich führen, um sich bei Bedarf selbst eine Adrenalinspritze zu geben.)

Sie haben eine längere Reise hinter sich oder tragen ein Bein in Gips. Möglicherweise haben Sie eine Lungenembolie, also ein Blutgerinnsel in der Lunge, das den normalen Blutfluss blockiert. Dieses Krankheitsbild entsteht häufig dann, wenn sich in einer Beinvene ein Blutgerinnsel bildet (Beinvenenthrombose), das anschließend in die Lunge verschleppt wird. Zu einer Beinvenenthrombose kommt es vor allem bei einer längeren Ruhigstellung der Beine – entweder durch einen Gipsverband oder andauerndes Sitzen auf beengtem Raum, etwa bei einer langen Flugreise. Durch Rauchen, die »Pille« und eine Krebserkrankung erhöht sich ebenfalls das Thromboserisiko. Die Atemnot stellt sich für gewöhnlich nach und nach über einen Zeitraum von Stunden bis Tagen ein. Manche der Betroffenen klagen auch über Brustschmerz. Die Behandlung besteht in sofortiger Gabe von Infusionen mit blutverdünnenden Medikamenten.

Sie haben Diabetes, und Ihre Zuckerwerte waren in letzter Zeit sehr hoch. Eventuell ist bei Ihnen eine Komplikation namens Ketoazidose aufgetreten, bei der die Insulinwerte extrem niedrig sind. Ohne Insulin kann Ihr Körper den Blutzucker nicht verwerten und greift daher auf andere Energiequellen zurück. Dabei entstehen vermehrt organische Säuren, die nur durch schnelleres Atmen ausgeschieden werden können. Weitere Symptome sind Schwäche und Bauchschmerzen. Sie benötigen intravenöse Flüssigkeitszufuhr und eine sofortige Infusion von Insulin bei genauer Überwachung der Werte.

Sie haben Krebs. Bei einer Krebserkrankung gibt es etliche Ursachen für Atemnot, und leider sind die meisten als medizinische Notfälle zu betrachten. Erstens ist bei Krebs das Risiko der Entstehung von Blutgerinnseln erhöht, die in die Lunge gelangen können und dort die Blutzirkulation behindern. Zweitens kann eine Chemotherapie das Immunsystem schwächen, wodurch es leichter zu einer Lungenentzündung kommt. Drittens kann Krebs in die Lunge streuen und entweder unmittelbar das Atmen erschweren (wenn ein Tumor auf die Atemwege drückt) oder eine Ansammlung von Flüssigkeit bewirken. Schließlich kann Krebs zu einer Flüssigkeitsansammlung am Herzen führen und damit dessen Pumpfunktion behindern.

HUSTEN

Bekommen Sie Ihre übelsten Hustenanfälle vorzugsweise im Kino? Und hört sich das dann ungefähr so an, als würde Ihr linker Lungenflügel gleich in der Popcorntüte landen? Ernten Sie von allen Seiten böse Blicke, und lichten sich um Sie herum die Sitzreihen?

Husten ist ein Reflex, der Rachen und Atemwege von Staub und anderem in der Luft umherwirbelndem Unflat frei hält. Schwebteilchen, chemische Substanzen und sogar starke Gerüche können Rezeptoren aktivieren, die den Hustenreflex auslösen. Diese Rezeptoren befinden sich nicht nur in Rachen und Atemwegen, sondern auch in der Speiseröhre, im Magen, auf dem Zwerchfell und sogar in den Gehörgängen. (Mussten Sie auch schon mal husten, als Sie Ihre Ohren mit einem Wattestäbchen gesäubert haben?)

Husten kann akut sein (und dann ein paar Wochen anhalten) oder auch chronisch (also noch länger andauern und Sie und alle anderen in den Wahnsinn treiben). Außerdem ist zwischen trockenem (ohne Auswurf) und feuchtem beziehungsweise produktivem Husten (mit Schleimbildung oder Auswurf) zu unterscheiden.

Wenn Sie also von heftigem Husten geplagt werden, sollten Sie dann erst mal abwarten oder sich lieber gleich auf der nächsten Tuberkulosestation einliefern lassen?

Entspannen Sie sich

Sie haben außerdem Kopf- und Halsschmerzen und eine laufende Nase. Es ist schon erstaunlich, dass wir in der Lage sind, Herzen zu verpflanzen und Menschen auf den Mond zu schießen, aber noch immer nichts gegen eine simple Erkältung ausrichten können. Sobald der Infekt einmal zugeschlagen hat, bewirkt er eine Verschleimung, durch die es zu einer Reizung der Atemwege und zu Husten kommt. Schmerz- sowie schleimhautabschwellende Mittel und Hustenlöser können Abhilfe schaffen. Gehen Sie zum Arzt, wenn Sie dauerhaft Fieber haben oder anfangen, dicken oder grünlichen Schleim abzuhusten, weil Sie in diesem Fall eine Lungenentzündung haben könnten.

Sie hatten kürzlich eine Erkältung oder leiden an einer allergischen Reaktion. Noch lange nachdem sich die anderen Erkältungssymptome gelegt haben, kann ein anhaltender Sekretfluss an der Rachenwand dafür sorgen, dass Sie weiterhin husten müssen. Es handelt sich dabei um das häufig vorkommende sinubronchiale Syndrom, das durch jahreszeitlich bedingte Allergien ausgelöst werden kann. Eine laufende Nase und häufiger Räusperzwang sind weitere Symptome. (Glauben alle im Raum Anwesenden, dass Sie ständig die Aufmerksamkeit auf sich ziehen wollen?)

Probieren Sie es mit einem frei verkäuflichen schleim- und hustenlösenden Spray, eventuell in Kombination mit einem Antihistaminikum. Falls das nicht wirkt, können Sie es mit rezeptfreien Mitteln versuchen, die den Wirkstoff Phenylephrin oder seinen stärker wirkenden Vetter Pseudoephedrin (in Deutschland rezeptpflichtig ab 720 Milligramm Wirkstoff) enthalten. (Aber kochen Sie kein Crystal Meth daraus!) Sollte das alles nicht helfen und der Husten sehr hartnäckig sein, sprechen Sie mit Ihrem Hals-Nasen-Ohren-Arzt über die Behandlungsalternativen.

Der Husten geht mit Sodbrennen oder einem säuerlichen Geschmack im Mund einher beziehungsweise verschlimmert sich, wenn Sie sich abends ins Bett legen. Eine andere häufige Ursache von Husten ist die Reflux(Rückfluss)krankheit, bei der Magensäure die Speiseröhre aufsteigt. Manchmal kann der Reflux auch Husten auslösen, *ohne* dass es zu

Sodbrennen kommt, das normalerweise das Leitsymptom darstellt. Der Reflux nimmt zu, sobald Sie sich hinlegen, weil Magensäure leichter in die Speiseröhre gerät, wenn sich Magen und Rachen auf gleicher Höhe befinden. Falls Sie glauben, an der Refluxkrankheit zu leiden, sollten Sie auf stark gewürzte Speisen verzichten, Ihren Alkoholkonsum einschränken und in jedem Fall das Rauchen aufgeben.

Inzwischen hilft auch ein kleiner Trick: Nehmen Sie ein zusätzliches Kopfkissen, oder erhöhen Sie das Kopfende Ihres Betts mithilfe von ein paar Büchern. Die Schwerkraft sorgt dann dafür, dass die Säure eher im Magen verbleibt. Falls das nichts nutzt, nehmen Sie ein Antazidum gegen das Sodbrennen. Sie können es auch mit einem frei verkäuflichen Mittel zur Hemmung der Magensäureproduktion probieren (etwa mit dem Wirkstoff Ranitidin). Wenn die Symptome fortbestehen oder wenn Sie länger als eine Woche Medikamente benötigen, sollten Sie allerdings zum Arzt gehen.

Sie rauchen. Jetzt tun Sie nicht so überrascht! Denken Sie lieber darüber nach, wie viel besser Sie sich fühlen und wie viel Geld Sie sparen, wenn Sie das Rauchen aufgeben. Ihre Erfolgschancen dabei sind weit größer, wenn Sie auf Hilfen zur Raucherentwöhnung wie Nikotinpflaster oder -kaugummi zurückgreifen, eventuell auch eine medikamentöse Therapie in Anspruch nehmen. Hält der Husten selbst nach der Entwöhnungsphase an, lassen Sie sich vom Lungenfacharzt untersuchen – ebenso dann, wenn der Husten neu auftritt oder plötzlich sehr viel stärker geworden ist, denn dafür könnte eine Infektion, aber auch eine Krebserkrankung der Grund sein.

Gehen Sie zum Arzt

Sie nehmen seit Kurzem ein neues Herzmedikament. ACE-Hemmer sind eine sehr häufig eingesetzte Wirkstoffklasse zur Behandlung von Funktionsstörungen des Herzens, die bei etwa zehn Prozent der Patienten trockenen Husten als Nebenwirkung hervorruft. (Falls der Name des Wirkstoffs in Ihrem Medikament auf »-pril« endet, handelt es sich wahrscheinlich um einen ACE-Hemmer.) Auch Betablocker können Husten oder Keuchen verursachen. (Wenn der Wirkstoffname Ihres Medikaments auf »-lol« endet, handelt es sich wahrscheinlich um einen Betablocker.) Sollten Sie also an quälendem Hustenreiz leiden und ACE-Hemmer oder Betablocker nehmen, dann sprechen Sie mit Ihrem Arzt. Setzen Sie jedoch *keines* Ihrer Medikamente auf eigene Faust ab.

Sie leiden außerdem an Atemnot und erzeugen Atemgeräusche. Asthma zählt bei Erwachsenen zu den häufigsten Ursachen von Husten und ist bei Kindern sogar die häufigste. Ein ähnliches Krankheitsbild, die chronisch obstruktive Lungenerkrankung (COPD), äußert sich ebenfalls in Husten und keuchendem Atmen, allerdings sind davon eher ältere Menschen und vor allem Raucher betroffen. Der Lungenfacharzt kann entsprechende Untersuchungen vornehmen, um die Diagnose zu sichern. Ist Ihre Atemnot sehr stark ausgeprägt (sodass Sie kaum ein paar Schritte gehen können, ohne außer Atem zu geraten), müssen Sie sich in die Notaufnahme bringen lassen.

Sie haben seit Tagen Fieber. Infektionen der Atemwege und Lungen führen oftmals zu Husten. Zwar rühren die meisten dieser Infektionen von Viren her und müssen dann nicht mit Antibiotika behandelt werden; es ist aber nicht auszuschließen, dass Sie eine bakteriell verursachte Lungenentzündung (Pneumonie) haben, falls das Fieber länger als zwei oder drei Tage anhält und die typischen Symptome einer Erkältung wie Halsschmerzen und laufende Nase ausbleiben. Gehen Sie zum Arzt, der eventuell eine Röntgenaufnahme der Lungen veranlassen wird. Auch nach erfolgreicher Behandlung der Infektion kann der Husten noch mehrere Wochen anhalten und nicht nur Ihnen, sondern auch Ihren Arbeitskollegen zusetzen.

Sie haben Fieber, Anfälle von Nachtschweiß und unbeabsichtigt an Gewicht verloren. Es ist möglich, dass Sie an Tuberkulose (TB) leiden, vor allem dann, wenn Sie in der Großstadt leben oder kürzlich auf Reisen waren. TB ist behandelbar, aber auch sehr ansteckend, und Sie wollen bestimmt nicht in Ihrem Freundeskreis dafür bekannt sein, allen eine TB angehängt zu haben. Gehen Sie so schnell wie möglich zum Arzt.

Sie haben eine Herz-, Leber- oder Nierenerkrankung. In all diesen Fällen kann sich im Körper zu viel Flüssigkeit ansammeln, die sich in der Lunge staut und dann zu einem quälenden Husten führt. Andere typische Symptome sind geschwollene Beine und erschwertes Luftholen im Bett, wenn der Oberkörper nicht durch mehrere Kissen unterstützt wird. (Wie im Fall von Magensäure verbleibt Gewebsflüssigkeit oft unterhalb des Brustbereichs, wenn man sich durch einen höher gelagerten Oberkörper die Schwerkraft zunutze macht.) Ihr Arzt kann Ihnen ein Diuretikum verschreiben, das Ihnen dabei hilft, das Übermaß an Flüssigkeit über die Nieren loszuwerden. Sollten Sie unter großer Atemnot leiden, begeben Sie sich in die Notaufnahme zur sofortigen Behandlung.

Sie schnarchen wie ein Walross. Schlafapnoe ist ein verbreitetes Phänomen, bei dem es in der Nacht immer wieder zu einem Kehlverschluss mit Atemstillstand und lautem Schnarchen kommt. Schlafapnoe kann viele gesundheitliche Probleme nach sich ziehen, aufgrund der Atemwegsreizung unter anderem auch chronischen Husten. Falls Sie also laut schnarchen und morgens wie gerädert aufwachen, sprechen Sie Ihren Arzt auf eine Überweisung an ein Schlaflabor an. Wenn sich herausstellt, dass Sie an einer Schlafapnoe leiden, brauchen Sie unter Umständen eine Atemmaske, die das Atmen im Schlaf durch Überdruck unterstützt. Bei vielen Betroffenen bessern sich die Symptome auch durch einen Abbau von Übergewicht.

Sie leiden seit mehr als vier Wochen unter immer stärkerem Husten. Sie müssen sich untersuchen und wahrscheinlich auch die Lungen röntgen lassen, um eine schwelende Infektion und Schlimmeres wie eine Krebserkrankung auszuschließen.

Ab in die Notaufnahme!

Sie husten Blut oder blutigen Schleim. Das ist offensichtlich kein gutes Zeichen. Im günstigsten Fall bedeutet es, dass durch starkes Husten ein kleines Blutgefäß in Ihren Atemwegen geplatzt ist – was nicht unbedingt schlimm ist, solange die ausgehustete Blutmenge gering bleibt. Zu den bedrohlicheren Ursachen zählen eine schwere Infektion, ein Blutgerinnsel in der Lunge und Lungenkrebs.

Sie haben Schmerzen in der Brust und/oder große Atemnot. Durch einen Herzinfarkt oder akutes Herzversagen kann sich plötzlich Flüssigkeit in der Lunge stauen, wodurch es zu Atemnot mit Husten kommt. Eine andere mögliche Ursache ist eine Lungenentzündung. Begeben Sie sich so schnell wie möglich in die Notaufnahme.

RÜCKENSCHMERZEN

Redaktionelle Bearbeitung: Allen Chen

Falls Sie nicht gerade Politiker sind, haben Sie ein Rückgrat. Und wenn Sie ein Rückgrat haben, dann sind Sie fast zwangsläufig auch mit Rückenschmerzen vertraut.

Das Rückgrat besteht aus einem Stapel Knochen, den sogenannten Wirbeln, die von Bändern und Muskeln zusammengehalten werden. Zwischen den Wirbeln befinden sich elastische Scheiben, die als Puffer dienen. An der Wirbelsäule unterscheidet man vier Abschnitte: Halswirbelsäule, Brustwirbelsäule, Lendenwirbelsäule und Kreuzbein. Das Rückenmark, ein dicker Nervenstrang, durchzieht, vom Gehirn ausgehend, den Wirbelkanal, von dem aus sich Nervenbahnen zu den Armen, Beinen und inneren Organen verzweigen.

Beim Menschen ist die Wirbelsäule so angelegt, dass wir aufrecht stehen und alle möglichen Verrenkungen ausführen können. Oder haben Sie schon einmal einen Hund auf überzeugende Weise Gymnastik treiben sehen?

Der wesentliche Nachteil am aufrechten Dasein besteht darin, dass die Basis Ihrer Wirbelsäule den größten Teil Ihres Gewichts zu tragen hat. Falls Sie noch zusätzlich schwere Lasten zu stemmen haben (sei es wegen Ihres Jobs oder Ihrer Essgewohnheiten), dann wird Ihr Rücken das zu spüren bekommen. Manchmal rutscht eine Bandscheibe aus ihrer Position (Bandscheibenvorfall) oder drückt schmerzhaft auf einen Nerv. Zuweilen kommt es auch zum Verschleiß der kleinen Wirbelgelenke oder zu einem Druck auf abzweigende Nervenbahnen, weil mit der Zeit die Wirbel ihre Lage zueinander verändern (spinale Stenose), was ebenfalls zu Schmerzen führt. Und irgendwann setzt bei uns allen der Verschleiß der Bandscheiben ein, was mit Schmerzen einhergehen kann (aber nicht muss).

Und selbst wenn Sie jung, schlank und gut in Form sind, können Sie sich einen Muskel zerren und damit für ein paar Tage außer Gefecht gesetzt sein. Rückenschmerzen können aber auch von einem Organ ausgehen, zum Beispiel den Nieren. Wenn Ihnen also auf einmal der Rücken wehtut, sollten Sie dann Ihr Sparschwein schlachten und einen Termin zur Tiefengewebsmassage vereinbaren? Eine Sperrholzplatte aus der Garage holen, um darauf zu schlafen? Sich von Ihrem Arzt ein Muskelrelaxans oder lieber gleich ein MRT verschreiben lassen? Oder hilft nur noch eine Rückenoperation?

Entspannen Sie sich

Sie spüren seit weniger als vier Wochen hin und wieder Rückenschmerzen, ohne davon im Alltag deutlich beeinträchtigt zu sein. Möglicherweise haben Sie nur eine Muskelverspannung, die normalerweise nach ein paar Tagen von selbst besser wird und sich innerhalb eines Monats ganz legt. Vermeiden Sie es, schwer zu heben und sich sonst zu überanstrengen, aber bleiben Sie auch nicht im Bett liegen (und schlafen Sie nicht auf einer Sperrholzplatte). Tatsächlich verlängert Bettruhe in der Regel die Leidenszeit. Spendieren Sie sich möglichst eine Massage, durch die sich die verspannte Muskulatur lockern kann. Stellen Sie sich lange unter die warme Dusche, oder legen Sie ein Wärmepflaster auf, um die Muskeln zu entspannen. Wenn Sie sich danach nicht besser fühlen, können Sie es mit einem rezeptfreien Schmerzmittel versuchen. Sollte es Ihnen dann immer noch nicht besser gehen, konsultieren Sie einen Arzt.

Gehen Sie zum Arzt

Sie haben seit Längerem (seit Monaten oder Jahren) Schmerzen im unteren Rückenbereich, die bei Ruhe besser werden. In Ihren Schmerzen zeigt sich wahrscheinlich ein Verschleiß Ihrer Lendenwirbelsäule. Ab einem gewissen Alter leiden die meisten Menschen, vor allem wenn sie übergewichtig sind, unter Abnutzungserscheinungen der Gelenke und einer Abplattung der Bandscheiben. Sie sollten sich vom Arzt untersuchen lassen, um andere Ursachen für die Rückenschmerzen auszuschließen.

Bleiben Sie möglichst aktiv, um Ihre Muskulatur zu kräftigen und den unteren Rückenbereich zu stabilisieren. Ein Physiotherapeut kann Ihre Symptome einordnen und Ihnen entsprechende Kräftigungs- und Dehnungsübungen zeigen. Hilfreich können auch ein paar Akupunktursitzungen sein oder eine Rückenbehandlung durch einen Physiotherapeuten oder Chiropraktiker, bei der blockierte Wirbel eingerenkt werden. Wegen der zahlreichen Nebenwirkungen sollten Sie auf die langfristige Einnahme von Medikamenten verzichten. Kurzfristig jedoch können Schmerztabletten eine Option sein.

Bei Ihnen haben sich allmählich (im Verlauf von Tagen oder Wochen) Symptome wie Schmerzen sowie ein Taubheits- und/oder Schwächegefühl in Armen oder Beinen entwickelt. Wahrscheinlich ist bei Ihnen einer der Nerven eingeklemmt, die durch kleine Öffnungen zwischen den Wirbeln verlaufen und sich in Arme und Beine verzweigen. Normalerweise entsteht diese Situation dann, wenn eine Bandscheibe aus ihrer Position rutscht und auf einen Nerv drückt oder wenn es zu einer Fehlstellung der Wirbel kommt. Die typischen Symptome sind ein- oder beidseitiges Kribbeln, Schmerzen und/oder Taubheitsgefühle. Sind die Beinnerven betroffen, spricht man von einem Ischiassyndrom.

Solange sich Ihre Symptome nicht rapide verschlimmern (im Lauf von Stunden oder Tagen), handelt es sich nicht um einen Notfall. Ihr Arzt wird Sie untersuchen und wahrscheinlich ein MRT des Rückens veranlassen. Dabei zeigt sich unter Umständen, dass ein Bandscheibenvorfall einen Nerv einklemmt oder eine sogenannte spinale Stenose vorliegt, bei der es aufgrund degenerativer Knochenveränderungen und Vorwölbungen der Bandscheiben zu einer Verengung der Nervenbahnen in den Wirbelkanälen kommt. Die Primärtherapie besteht in der Gabe rezeptfreier Schmerzmittel, physiotherapeutischer Behandlung – und darin, erst einmal abzuwarten. Bestehen die Symptome fort oder verschlimmern sie sich trotz der Schmerzmittel, kann Ihnen Ihr Arzt gegen die Entzündung im Bereich der Nerven Cortisonspritzen geben. Wenn auch das nicht hilft, muss eventuell durch eine Operation der Druck auf die Nerven beseitigt werden.

Die Schmerzen sind nachts schlimmer, und Sie wachen mit einem steifen Rücken auf, der im Laufe des Tages besser wird. Rückensteifigkeit ist ein verbreitetes Problem, das verschiedene Ursachen haben kann wie eine falsche Matratze, Überanstrengung am Abend zuvor (Zwinker ...) und degenerative Veränderungen an den kleinen Wirbelgelenken. Bei den meisten Menschen bessern sich die Beschwerden im Laufe von Tagen oder Wochen. Ist das bei Ihnen nicht der Fall, sollten Sie zu Ihrem Hausarzt gehen. Eventuell leiden Sie an einer Autoimmunkrankheit namens Spondylitis ankylosans oder Morbus Bechterew. Sie tritt überwiegend im jungen Erwachsenenalter auf, für gewöhnlich im dritten oder vierten Lebensjahrzehnt. Hauptsymptome sind Schmerzen im Lendenbereich, die nachts stärker werden, und Steifheit am Morgen. Beides bessert sich durch Bewegung. Weitere Symptome sind Schmerzen in Nacken, Hüfte, Fußgelenken und Augen sowie verschwommenes Sehen. Die Diagnose wird anhand von Röntgenaufnahmen der Lendenwirbelsäule und Hüftknochen (Kreuz-Darmbein-Gelenke) gestellt. Sie sollten zum Rheumatologen gehen, der Ihnen eventuell immunsuppressiv wirkende Medikamente verschreibt.

Sie verspüren einen brennenden Schmerz auf einer Seite des Rückens. Möglicherweise leiden Sie an Herpes Zoster (Gürtelrose). Nach einer Windpockeninfektion verlässt der Herpesvirus nicht den Körper, sondern taucht unter wie ein international gesuchter Mafiaboss. Wenn Sie älter werden und Ihr Immunsystem es langsam nicht mehr so genau nimmt, kommt der Virus wieder zum Vorschein und verursacht möglicherweise eine Gürtelrose.

Wer Immunsuppressiva nimmt, kann schon im früheren Lebensalter an einer Gürtelrose erkranken. Normalerweise ist bei der Gürtelrose ein Hautbereich auf einer Seite des Körpers betroffen, und der Rücken ist leider ein großes und bevorzugtes Angriffsziel. Eine Gürtelrose verursacht einen brennenden Schmerz, anschließend kommt es zur Hautrötung und zur Blasenbildung. In Einzelfällen halten die Schmerzen monatelang an.

Sie können ein frei verkäufliches Schmerzmittel nehmen. Manchmal verschreibt der Arzt ein Virostatikum, also ein Medikament, das die Vermehrung von Viren hemmt (zum Beispiel Valaciclovir). Wenn Sie über fünfzig sind, können Sie eine Schutzimpfung gegen Herpes Zoster in Erwägung ziehen, um diesen Problemen vorzubeugen.

Sie haben in letzter Zeit unbeabsichtigt an Gewicht verloren oder sind Krebspatient. Es ist nicht auszuschließen, dass Sie einen Tumor in der Wirbelsäule haben. Dort kann sein Ursprung liegen, häufiger aber handelt es sich um Metastasen, die aus Lunge, Brust, Nieren oder Prostata gestreut haben. Ein Wirbelsäulentumor kann einen Wirbel zernagen, sodass er bricht und Schmerzen verursacht, oder auf das Rückenmark und dessen Abzweigungen drücken, was Schwäche,

Inkontinenz und viele andere Probleme nach sich zieht. Wenn Sie schon einmal an Krebs erkrankt sind oder ein sehr hohes Erkrankungsrisiko haben (zum Beispiel seit dem Kindergarten jeden Tag eine Schachtel Zigaretten rauchen), sollten Sie sich unbedingt untersuchen lassen. Wahrscheinlich wird Ihr Arzt eine Röntgenaufnahme und/oder ein CT Ihrer Wirbelsäule erstellen lassen.

Sie haben Osteoporose oder ein erhöhtes Osteoporoserisiko (das heißt, Sie sind über fünfundsechzig und/oder haben über längere Zeit Cortisontabletten genommen), und es treten bei Ihnen plötzlich Rückenschmerzen auf. Möglicherweise haben Sie sich einen Wirbel gebrochen, was bei traumatischen Ereignissen wie einem Sturz oder auch vermeintlich unbedeutenden Anlässen wie starkem Husten oder schwerem Heben vorkommen kann. Es wird von einem Fall berichtet, in dem eine an Osteoporose erkrankte Frau sich mehrere Wirbel gebrochen hat, als sie mit dem Auto über eine Bodenschwelle fuhr! Ihr Arzt wird Ihnen ein rezeptfreies Schmerzmittel empfehlen. Wenn Sie starke Schmerzen haben, die auch durch Medikamente nicht besser werden, muss bei Ihnen eventuell eine sogenannte Vertebroplastie oder Kyphoplastie vorgenommen werden, wobei Knochenzement in den zusammengebrochenen Wirbel injiziert wird, um ihn aufzurichten und zu stabilisieren.

Sie haben starke Schmerzen im Lendenbereich, die nur während der Menstruation auftreten. Der Schmerz strahlt wahrscheinlich vom Uterus oder umliegenden Organen in die Lendenwirbelsäule aus. Die häufigsten Übeltäter sind Endometriose und Uterusmyome. Bei der Endometriose bildet sich außerhalb der Gebärmutterhöhle, also auch im Bereich der Lendenwirbelsäule, Schleimhautgewebe, das demjenigen der Gebärmutterwand ähnelt und sich auch wie dieses verhält. Während der Menstruation schwillt dieses Gewebe an und blutet, wodurch es zu Schmerzen kommt. Bei Uterusmyomen dagegen handelt es sich um gutartige (also nicht streuende) Tumoren der Gebärmutter, die jedoch zu großen Schmerzen und starken Regelblutungen führen können. Sowohl Endometriose als auch Uterusmyome können durch eine Ultraschalluntersuchung des Beckens diagnostiziert werden. Zu den Behandlungsmöglichkeiten zählen rezeptfreie Schmerzmittel, Hormonpräparate und (in Einzelfällen) die chirurgische Entfernung.

Ab in die Notaufnahme!

Im Verlauf von Stunden oder Tagen hat sich bei Ihnen ein Schwächegefühl in den Beinen eingestellt, und Sie leiden an Harnverhalt oder Inkontinenz. Möglicherweise liegt bei Ihnen eine Kompression des Rückenmarks aufgrund eines Tumors oder einer Infektion vor, wodurch die in Richtung der Beine und/oder der Blase verlaufenden Nervenbahnen in ihrer Funktion beeinträchtigt werden. Sie müssen sich sofort untersuchen lassen, um die Gefahr einer dauerhaften Lähmung abzuwenden.

Sie haben starke Schmerzen und kommen nicht aus dem Bett hoch. Wenn Sie nicht aufstehen können, weil Ihre Beine buchstäblich den Dienst verweigern, dann liegt bei Ihnen möglicherweise eine Rückenmarkskompression vor. Lassen Sie sich so schnell wie möglich in die Notaufnahme bringen. Wenn Sie Ihre Beine normal bewegen können, aber massive Rückenschmerzen haben, besteht vermutlich weniger akute Gefahr, aber eventuell dennoch Handlungsbedarf. Nehmen Sie ein rezeptfreies Schmerzmittel, und warten Sie ein oder zwei Stunden ab. Wenn es dann nicht besser ist, gehen Sie in die Notaufnahme, um sich gründlich untersuchen zu lassen und das weitere Vorgehen zu besprechen.

Info-Box

SCHMERZTABLETTEN

Schmerzmittel werden bei Rückenschmerzen häufig eingesetzt. Aber nicht nur bei Ärzten, sondern auch in der Öffentlichkeit wächst inzwischen das Bewusstsein dafür, dass diese Medikamente viele Nebenwirkungen haben, besonders wenn sie über Monate oder Jahre hinaus eingenommen werden. Die stärksten unter ihnen bergen überdies zugleich das größte Risiko von Missbrauch und Abhängigkeit.

Um die Nebenwirkungen und das Abhängigkeitsrisiko möglichst gering zu halten, verordnen Ärzte bei Patienten mit leichten bis mittleren Schmerzen Analgetika anhand des WHO-Stufenplans, der ursprünglich im Rahmen der Schmerztherapie bei Krebserkrankungen entwickelt wurde. Dabei beginnt man mit den mildesten Wirkstoffen, die die geringsten Nebenwirkungen aufweisen, und arbeitet sich langsam hoch bis zu den »Hämmern«, die nur dann zum Einsatz kommen, wenn es absolut notwendig ist.

Die meisten rezeptfrei erhältlichen Wirkstoffe der ersten Stufe gehören zur Gruppe der sogenannten nichtsteroidalen Antirheumatika (NSAR). NSAR sind bei Rückenschmerzen gut wirksam, können aber bei bestehenden Nieren- oder Herzerkrankungen problematisch sein. Sie können auch auf den Magen schlagen und sogar Magengeschwüre hervorrufen.

Falls Sie aus diesem oder jenem Grund keine NSAR nehmen dürfen, können Sie auf schmerzlindernde und fiebersenkende Arzneistoffe aus der Gruppe der Nichtopioid-Analgetika zurückgreifen. Bei Einhaltung der Dosierungsempfehlung (alle sechs bis acht Stunden 500 bis 1000 Milligramm) ist der Wirkstoff als unbedenklich anzusehen. Bei der Einnahme von mehr als 4000 Milligramm innerhalb von vierundzwanzig Stunden besteht allerdings die Gefahr eines lebensbedrohlichen akuten Leberversagens. Liegt bei Ihnen bereits eine Lebererkrankung vor, sollten Sie mit Ihrem Arzt Rücksprache wegen der Dosierung halten.

Zur ersten Stufe zählt man außerdem andere Medikamente, die schmerzlösend wirken können, wie Antidepressiva, Muskelrelaxantien und Medikamente gegen Nervenschmerzen.

Zur zweiten Stufe zählen schwächer wirksame Opioide wie Codein, während die dritte Stufe stärker wirksame Opioide umfasst wie Hydrocodon, Oxycodon und Methadon. Natürlich sind all diese Mittel verschreibungspflichtig. Da sie süchtig machen können, sollten sie nur kurzfristig (wenige Tage) eingesetzt werden oder wenn sich alle anderen Optionen zur Langzeitschmerztherapie als wirkungslos erwiesen haben. Die starke Zunahme des Missbrauchs von Opioid-Schmerzmitteln (»Opioidkrise«) in den USA und Kanada ist zum Teil auch auf den übermäßigen Einsatz dieser Medikamente in der individuellen Schmerztherapie zurückzuführen, bei der ebenso gut mildere Schmerzmittel in Kombination mit Physiotherapie, Massage und anderen nichtmedikamentösen Maßnahmen zum gewünschten Erfolg geführt hätten.

Sie haben außerdem Fieber oder Schüttelfrost. Ihre Symptome könnten auf eine Infektion im Bereich der Wirbelsäule hindeuten. Am bedenklichsten ist dies, wenn der Infektionsherd in unmittelbarer Nähe zum Rückenmark liegt, da er dort Druck auf die Nervenbahnen ausüben und diese permanent schädigen kann. Der Arzt wird ein Blutbild erstellen lassen und eventuell ein MRT der Wirbelsäule. Die Therapie einer Wirbelsäuleninfektion besteht für gewöhnlich in mehrwöchiger Einnahme von Antibiotika. Befindet sich der Herd nahe am Rückenmark, muss eventuell chirurgisch eine Dränage gelegt werden. Eine andere Ursache der Symptomatik ist eine Niereninfektion, die ebenfalls Fieber und Schmerzen im Lendenbereich verursacht (und ein Fall für die Notaufnahme ist). Falls Sie häufigen Harndrang haben, deutet dies auch eher auf eine Infektion der Nieren hin. Behandelt wird sie ebenfalls mit Antibiotika.

Sie haben starke krampfartige Schmerzen im unteren Rücken- und Beckenbereich. Möglicherweise hat sich bei Ihnen ein Nierenstein gelöst. Diese kristallinen Ablagerungen bilden sich in der Niere, häufig infolge von Dehydration, und geraten dann gelegentlich in die für sie zu engen Harnleiter, in denen sie stecken bleiben können und dann für schmerzhafte Blockaden sorgen. Um die Steine weiter in die Harnblase zu schieben, setzen periodisch Muskelkontraktionen ein, die kolikartige Schmerzen auslösen können. Eventuell bemerken Sie auch Blut im Urin. Die Diagnose kann mittels Computertomografie (CT) oder Ultraschalluntersuchung gestellt werden. Die Therapie besteht in intravenöser Zufuhr von Flüssigkeit (um mehr Urin zu produzieren, der den festsitzenden Nierenstein weiterbefördern soll) sowie der Gabe von Schmerzmitteln und Medikamenten zur Weitung der Harnröhre. Ist der Nierenstein zu groß, besteht die Möglichkeit, ihn mittels Ultraschall oder Laser in kleinere Fragmente zu zertrümmern, die dann leichter die Harnröhre passieren.

Sie hatten einen Autounfall oder haben ein anderes schweres körperliches Trauma hinter sich. Hoffentlich sind Sie nicht so unvernünftig, im Anschluss an ein derartiges Ereignis auf den Besuch der Notaufnahme zu verzichten. Sie könnten sich einen oder mehrere Wirbel gebrochen oder auch innere Organverletzungen davongetragen haben, etwa der Nieren, der Leber oder der Milz. Lassen Sie sich untersuchen, bevor es zu spät ist.

Teil 3

BAUCH

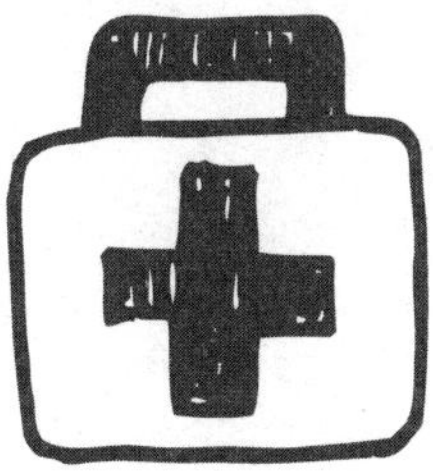

BAUCHSCHMERZEN

Kommt Ihnen die folgende Szene bekannt vor? Sie sitzen auf der Toilette, den Kopf in den Händen vergraben, und krümmen sich vor Schmerzen. Sie denken an all das, was Sie in den vergangenen zwei Tagen zu sich genommen haben, verfluchen sich dafür und schwören, nie wieder im Leben etwas zu essen.

Die meisten Menschen kennen und fürchten das Gefühl, wenn sich das Gedärm in Krämpfen windet, und tatsächlich zählen Bauchschmerzen zu den häufigsten Gründen, die Notaufnahme aufzusuchen, bei etwa einem von zehn Fällen geht es darum. Leider gibt es unzählige Ursachen für Bauchschmerzen, und obwohl die meisten davon keinen Anlass zur Sorge bereiten, können manche ohne sofortige ärztliche Maßnahmen lebensbedrohlich sein.

Wie lange sollten Sie also abwarten, bevor Sie ärztliche Hilfe in Anspruch nehmen? Handelt es sich bloß um eine leichtere Lebensmittelvergiftung, die sich spätestens nach ein paar Stunden von selbst wieder legt? Oder soll dies der letzte Abend gewesen sein, den Sie gemeinsam mit Ihrem Blinddarm verbringen?

Entspannen Sie sich

Sie haben seit ein oder zwei Tagen zeitweilig leichte Schmerzen mit Übelkeit, Erbrechen und/oder Durchfall. Wahrscheinlich leiden Sie unter einer Gastroenteritis (Magen-Darm-Entzündung). Typisch dafür sind krampfartige leichte bis mittlere Schmerzen mit Erbrechen oder Durchfall. Die häufigsten Ursachen sind bakterielle Kontaminationen von Lebensmitteln, etwa durch Staphylokokken, und Virusinfektionen. Um Flüssigkeits- und Salzverluste auszugleichen, brauchen Sie jetzt vor allem Wasser und Elektrolyte. Dazu eignen sich am besten einfache Trinkbrühen, fertige Rehydrationslösungen oder Sportdrinks (was *nicht* heißen soll, dass wir Ihnen empfehlen, regelmäßig Sportdrinks zu konsumieren, es sei denn, Sie wollen an Gewicht zulegen). Gehen Sie zum Arzt, wenn Ihre Symptome länger als fünf Tage anhalten. Bei Herzinsuffizienz und hohem Blutdruck sollten Sie ebenfalls Ihren Arzt zurate ziehen, bevor Sie salzige Brühen in sich hineinschütten.

Sie haben nach dem Essen leichte Schmerzen im Oberbauch, die sich verstärken, wenn Sie sich hinlegen, besser werden, wenn Sie Wasser trinken, und Sie haben eventuell einen bitteren Geschmack im Mund. Wahrscheinlich leiden Sie an Säurereflux, bei dem sich Magensäure in die Speiseröhre verirrt, die Säurebäder wenig zu schätzen weiß und entsprechend sauer reagiert, nämlich mit Reizung und Schmerzen. Wenn Sie sich hinlegen und sich die Speiseröhre mit dem Magen auf einer Ebene befindet, hat die Magensäure leichtes Spiel. Gelangt die Magensäure bis in den Rachen, bemerken Sie außerdem einen bitteren Geschmack im Mund. Ein großes Glas Wasser kann sie zurück in den Magen spülen und die Beschwerden lindern.

Ein paar einfache Umstellungen in der Lebensweise können den Reflux besiegen. Erstens: Halten Sie sich bei Schokolade & Co. zurück, und verzichten Sie auf fettige, salzreiche Speisen sowie kohlensäurehaltige Getränke. (Hoffentlich sind Sie da nicht wie unsereins, deren Ernährung zum großen Teil genau daraus besteht.) Zweitens: Legen Sie sich nicht kurz nach dem Essen hin. Drittens: Erhöhen Sie den Kopfteil Ihres Betts mithilfe von ein paar Büchern (nicht mit diesem hier natürlich, es sei denn, Sie kaufen in dem Fall noch weitere Exemplare). Auf solche Weise wird die Speiseröhre höher als der Magen liegen, und das Refluxrisiko verringert sich. Führen diese Maßnahmen nicht zum Erfolg, versuchen Sie es mit einem Antazidum, um die Magensäure zu neutralisieren.

Die nächste Stufe in der Eigentherapie besteht in der Einnahme eines rezeptfreien Medikaments zur Hemmung der Magensäureproduktion (wie mit dem Arzneistoff Ranitidin). Halten Sie Ihren Hausarzt auf dem Laufenden, nicht nur, um sich die Diagnose bestätigen zu lassen, sondern auch, weil eine über längere Zeit bestehende Refluxkrankheit ernste Folgen haben kann wie Speiseröhrenkrebs.

Sie haben gelegentlich krampfartige Schmerzen und waren zuletzt vor einer Woche auf dem Klo. Stapeln sich neben Ihrer Toilette langsam die gelesenen Zeitschriften? Verstopfung ist eine häufige Ursache für Bauchschmerzen, und der Tatbestand gilt dann als erfüllt, wenn Sie weniger als dreimal in der Woche Stuhlgang oder sehr festen und harten Stuhl haben, dabei ordentlich pressen müssen oder das Gefühl nicht loswerden, sich nur unvollständig entleeren zu können. Genaueres darüber und Empfehlungen zur Abhilfe finden Sie im Abschnitt über Verstopfung in Teil 6. Falls Sie häufig unter Bauchbeschwerden und Verstopfung leiden, könnte bei Ihnen auch ein Reizdarmsyndrom vorliegen (siehe weiter unten).

Die Schmerzen treten auf, nachdem Sie Milch getrunken oder Milchprodukte gegessen haben. Laktoseintoleranz ist ein äußerst weit verbreitetes Phänomen, insbesondere bei Menschen afrikanischer, asiatischer und lateinamerikanischer Abstammung. Hauptsymptome sind Blähungen und Schmerzen nach dem Konsum von Milch und Milchprodukten wie Eiscreme, Joghurt und Käse. Der Körper kann dabei die Laktose, also den Milchzucker, nicht verwerten und überlässt den Job daher den Darmbakterien. Leider produzieren diese Typen bei ihrer Laktosemahlzeit jede Menge Gase, wodurch der Dickdarm schmerzhaft aufgebläht wird. Die einfachste Lösung wäre, Milch und Milchprodukte ganz zu meiden – geht es Ihnen aber damit wie uns, dann nehmen Sie lieber die Qualen in Kauf, als auf Eiscreme und Käse zu verzichten. Die bessere Lösung besteht freilich darin, zu Laktase zu greifen, einem Verdauungsenzym, das den Körper bei der Laktoseverwertung unterstützt.

Gehen Sie zum Arzt

Sie verspüren seit Wochen häufig einen brennenden Schmerz im Oberbauch, der nach dem Essen entweder besser oder schlimmer wird. Möglicherweise haben Sie Magen- oder Darmgeschwüre (Ulcus). Geschwüre sind kleine Krater in der Magen- oder Darmschleimhaut, die nicht gut auf den Kontakt mit Magensäure reagieren. Typische Symptome sind Oberbauchbeschwerden, Blähungen, Aufstoßen und Völlegefühl oder Unwohlsein nach nur wenigen Bissen. In seltenen Fällen kann es bei Geschwüren zu starken Blutungen oder schlimmstenfalls zu einem Durchbruch der Darmwand kommen (was rasch zu schweren Infektionen oder gar zum Tod führen kann).

Die Diagnose wird in der Regel mithilfe einer endoskopischen Untersuchung gestellt, bei der eine Kamerasonde durch die Speiseröhre bis in den Magen oder den Zwölffingerdarm eingeführt wird. Früher hat man geglaubt, dass Magengeschwüre durch Stress, zu viel Alkohol und Rauchen entstehen. Auch wenn alle drei Faktoren in der Medizin weiterhin keinen guten Ruf genießen, wissen wir doch heute, dass die meisten Geschwüre durch eine Infektion mit dem Bakterium Helicobacter pylori (H. pylori) verursacht werden. Folglich werden Geschwüre meist mit Antibiotika und magensäurehemmenden Medikamenten behandelt.

Sie verspüren nach dem Essen Schmerzen im rechten Oberbauch. Vermutlich haben Sie Gallensteine. Die Galle ist ein kleiner Beutel, der unter der Leber hängt. Die Leber produziert Galle, eine grünliche Flüssigkeit, die zur Fettverdauung im Darm dient und in der Galle gespeichert wird. Wenn Sie eine Portion überbackener Käsespätzle mit Speck verdrücken (*Mmh!*), gibt die Gallenblase eine Dosis Gallenflüssigkeit in den Darm ab. Falls Sie aber Gallensteine haben, können diese den Kanal verschließen, der in den Zwölffingerdarm führt, und so krampfartige Schmerzen verursachen. Dieser unschöne Ereignisverlauf ist unter dem Namen »Gallenkolik« bekannt. In manchen Fällen wird der Gallenausgang vollständig durch Gallensteine blockiert, wobei die Gallenblase anschwillt und sich entzünden kann. Eine Cholezystitis, also Gallenblasenentzündung, verursacht anhaltend starke Schmerzen und muss unverzüglich behandelt werden (siehe unten).

Alle Medizinstudenten lernen, dass die wichtigsten Risikofaktoren für Gallensteine Übergewicht, weibliches Geschlecht, Mutterschaft und ein Alter über vierzig sind (im Englischen die »vier F«: *fat, female, fertile, forty*), und das betrifft knapp ein Drittel der Bevölkerung.

Zum Glück treten bei den meisten Menschen mit Gallensteinen weder Koliken auf, noch haben sie andere Symptome, sodass keine ärztlichen Maßnahmen erforderlich sind. Sie führen ein glückliches und zufriedenes Leben und wissen nichts von dem kleinen Steinsäckchen unter ihrer Leber. Wer allerdings Symptome zeigt, dem bleibt nicht viel anderes übrig, als sich die Gallenblase mit einem Skalpell herausschneiden zu lassen. Diese Operation (Cholezystektomie) wird jedoch fast immer minimalinvasiv durchgeführt, sodass nur drei oder vier sehr kleine Narben davon verbleiben.

Sie haben seit Tagen Durchfall und nehmen Antibiotika (oder haben sie vor Kurzem genommen). Antibiotika verursachen häufig Durchfall – ein weiterer Grund, sie nur dann einzusetzen, wenn es absolut notwendig ist. Falls Sie mit der

Einnahme vor ein oder zwei Tagen begonnen haben, ist der Durchfall wahrscheinlich eine direkte Nebenwirkung. Liegt der Therapiebeginn schon drei oder vier Tage zurück oder haben Sie in den vergangenen Wochen Antibiotika genommen, dann könnten Sie eine Infektion mit Clostridium difficile haben. »C. diff.«, wie die coolen Leute sagen, ist ein Bakterientyp, der normalerweise von anderen, den »guten« Darmbakterien in Schach gehalten wird. Antibiotika sind aber so etwas wie die Apokalypse für diese »guten« Bakterien und C. diff. wie die Kakerlaken, die sie überleben – zäh, widerlich und sehr schwer auszumerzen. In selteneren Fällen kann C. diff. auch ohne Unterstützung durch Antibiotika den Darm befallen. Die Therapie besteht dann (ironischerweise) in der Einnahme anderer Antibiotika, die speziell gegen C. diff. wirken.

Sie leiden seit mehr als drei Tagen unter zunehmenden Schmerzen und Durchfall. Möglicherweise haben Sie eine Infektion, die etwas ernster gelagert ist als bei den Nullachtfünfzehn-Erregern, die üblicherweise eine Gastroenteritis verursachen. Das Gruselkabinett umfasst Infektionen mit dem soeben genannten Bakterium Clostridium difficile und anderen fiesen Erregern wie Shigellen, Salmonellen und Kolibakterien. Alternativ könnten Sie auch an einer Autoimmunerkrankung wie einer chronisch-entzündlichen Darmerkrankung oder einer Zöliakie leiden, bei der Ihr Immunsystem Ihrer Darmschleimhaut irrtümlich den Krieg erklärt.

Sie haben häufig Schmerzen, die sich nach der Entleerung bessern, und außerdem seit Monaten immer wieder Durchfall und/oder Verstopfung. Beim Reizdarmsyndrom (RDS) werden die Darmschleimhäute sehr empfindlich und reagieren mit Schmerzen, wenn sich in ihnen Stuhl anhäuft. Bei Menschen mit RDS kommt es daher häufig zu Unterleibsbeschwerden, die sich für gewöhnlich legen, sobald sie ihr großes Geschäft verrichtet haben. Ein RDS führt zuweilen zu Durchfällen und Verstopfung, manchmal auch im Wechsel. Je nachdem, welche Symptomatik bei Ihnen vorliegt, wird Ihr Arzt Ihnen eine Ernährungsumstellung anraten und/oder Medikamente verschreiben, die für einen festeren beziehungsweise weicheren Stuhl sorgen. Manche Menschen verspüren auch Erleichterung nach der Einnahme von Antidepressiva und/oder Medikamenten zur Entkrampfung des Darms.

Sie haben Schmerzen im Beckenbereich, die sich während der Menstruation deutlich verstärken. Wenn sie ihre Tage haben, leiden die meisten Frauen unter einem Blähbauch und leichten Unterleibsschmerzen. Bei einem gewissen Prozentsatz allerdings kommt es zu starken Schmerzen, die sich auf den Arbeitsalltag auswirken. Zwei der häufiger vorkommenden Ursachen sind Endometriose und Uterusmyome.

Bei der Endometriose heftet sich aus unerklärlichen Gründen eine Ansammlung von Gewebszellen, die wie das Schleimhautgewebe der Gebärmutterwand aussieht und sich auch so verhält, an Stellen, wo sie nicht hingehört – etwa an den Eierstöcken, im Beckenraum oder den Darmwänden. Wie das Gewebe der Gebärmutterschleimhaut schwillt auch dieses Gewebe während der Menstruation an und blutet, wodurch es zu Schmerzen kommt. Je nach Position des Gewebes haben manche Frauen auch Schmerzen beim Geschlechtsverkehr oder bei der Darmentleerung.

Uterusmyome hingegen sind Wucherungen, die innerhalb der Gebärmutter vorkommen oder ihr von außen aufliegen. Es handelt sich um gutartige Tumoren, die aber zu starken Regelblutungen und chronischen Schmerzen führen können. In manchen Fällen üben sie Druck auf die Blase aus (und verursachen dann häufigen Harndrang) oder bewirken Unfruchtbarkeit (wenn durch sie die Gebärmutter so stark deformiert wird, dass sie keinem Fötus mehr Platz bieten kann).

Sowohl Endometriose als auch Uterusmyome können durch eine Ultraschalluntersuchung des Beckens diagnostiziert werden. (Im Prinzip muss die Endometriose durch eine Biopsie bestätigt werden, obwohl man häufig darauf verzichtet.) Zu den Behandlungsmöglichkeiten zählen Schmerzmittel, Hormonpräparate und die chirurgische Entfernung.

Ab in die Notaufnahme!

Sie haben Blut im Stuhl. Das gemeinsame Auftreten von Bauchschmerzen und blutigem Stuhl ist niemals ein gutes Zeichen. Zu den möglichen Ursachen zählen Darmkrebs, Autoimmunerkrankungen wie chronisch-entzündliche Darmerkrankungen, eine Darminfektion und Unterbrechungen in der Blutversorgung des Darms. Falls es sich um mehr als nur einen Streifen Blut im Stuhl handelt, lassen Sie sich sofort in der Notaufnahme untersuchen.

Sie haben Diabetes, und Ihre Blutzuckerwerte waren in letzter Zeit sehr hoch. Möglicherweise haben Sie eine sogenannte diabetische Ketoazidose, zu der es dann kommt, wenn der Körper den letzten Tropfen Insulin aufgebraucht hat. Da Insulin nötig ist, um Glukose (also Zucker) aus dem Blut aufzunehmen und zu verwerten, schießen Ihre Blutzuckerwerte in die Höhe, während Ihr Körper auf andere Energiequellen zurückgreift. Dabei kommt es zu Atembeschwerden, Schwäche, Benommenheit und Bauchschmerzen.

Dieser Zustand tritt bei Diabetikern auf, die ihre Insulingabe entweder vergessen oder zu gering dosieren, höhere Insulingaben benötigen (aufgrund einer plötzlichen Stoffwechselveränderung, etwa im Zuge einer Infektion) oder sich bis dahin kein Insulin spritzen mussten (was jetzt offensichtlich der Fall ist). In seltenen Ausnahmen kann eine Ketoazidose das erste Anzeichen von Diabetes sein. Eine Ketoazidose geht potenziell tödlich aus, daher muss sie unverzüglich mit intravenösen Insulingaben und einer Rehydrationslösung behandelt werden.

Sie haben plötzliche Schmerzen und Nesselsucht (einen fleckigen roten Hautausschlag). Haben Sie gerade Erdnüsse oder ein Krabbenbrötchen verdrückt? »Anaphylaxie« ist der Fachausdruck für eine plötzlich einsetzende allergische Reaktion, die den ganzen Körper erfasst. Typische Symptome sind Nesselausschlag, geschwollene Lippen und/oder Zunge, Übelkeit, Leibschmerzen, keuchendes Atmen und Atemnot sowie Benommenheit bis hin zur Bewusstlosigkeit. Bei den meisten Patienten zeigen sich mindestens zwei dieser Symptome, selten aber treten alle zusammen auf. Wenn Sie glauben, dass bei Ihnen eine Anaphylaxie vorliegt, kann es wenige Minuten dauern, bis Ihre Atemwege zuschwellen. Bestellen Sie also schnellstens einen Krankenwagen. (Bei bekannter Neigung zur Anaphylaxie können Sie ein Notfallset mit sich führen, um sich bei Bedarf selbst eine Adrenalinspritze gegen die Symptome zu geben.)

Sie haben heftige Schmerzen im rechten Oberbauch. Eventuell ist es bei Ihnen zu einer Blockade des Kanals gekommen, der die Gallenblase mit dem Zwölffingerdarm verbindet. Wie schon weiter oben beschrieben, handelt es sich bei der Gallenblase um einen kleinen Beutel, der mit einer grünlichen Flüssigkeit namens Galle gefüllt ist, die nach einer Mahlzeit zur Fettverdauung in den Darm abgegeben wird. In der Gallenblase bilden sich häufig Gallensteine, die manchmal den Gallenausgang blockieren. Die Gallenblase schwillt dann an, entzündet beziehungsweise infiziert sich und kann letztlich einreißen. Bei einer solchen Gallenblasenentzündung (Cholezystitis) kommt es zu heftigen Schmerzen im rechten Oberbauch und im Fall einer bakteriellen Infektion auch zu Fieber. Häufig sind die Schmerzen so stark, dass sie den Betroffenen kaum noch eine Bewegung erlauben. Viele der Patienten (wenn auch nicht alle) haben bereits früher Gallenkoliken erlitten. In der Regel lässt sich die Diagnose anhand einer Ultraschalluntersuchung bestätigen. In der Mehrzahl der Fälle besteht die Therapie in der operativen Entfernung der Gallenblase.

Sie haben heftige Schmerzen im rechten Unterbauch. Möglicherweise liegt bei Ihnen eine Entzündung des Appendix vor, des kleinen wurmförmigen Anhängsels am Blinddarm. Dieser Wurmfortsatz gilt als ein evolutionäres Relikt, dem im menschlichen Organismus keine andere Aufgabe zuzukommen scheint, als ihm gelegentlich den Garaus zu machen. Zu einer sogenannten Entzündung des Blinddarms, also eigentlich des Wurmfortsatzes (Appendizitis), kommt es dann, wenn dieser blockiert wird – häufig durch Kotsteine, manchmal durch geschwollene Lymphknoten und gelegentlich durch einen benachbarten Tumor. Unabhängig von der Ursache schwillt der Wurmfortsatz an und kann schließlich zerreißen.

Hauptsymptom sind anfängliche Schmerzen im Bereich des Bauchnabels, die sich dann in die Gegend direkt über dem Wurmfortsatz im rechten Unterbauch verlagern. Die Schmerzen sind für gewöhnlich so heftig, dass schon der Gedanke ans Essen unerträglich ist und jede Bewegung qualvoll. Fieber, Übelkeit und Erbrechen sind häufige Begleitsymptome. Mithilfe einer Computertomografie kann die Diagnose gesichert werden, und die Standardtherapie besteht in der notfallmäßigen Entfernung des Appendix. Wenn Sie eine Frau sind, könnten Sie bei diesem Beschwerdebild allerdings auch Probleme mit dem rechten Eierstock oder Eileiter haben (siehe unten).

Sie haben heftige Schmerzen im linken Unterbauch. Es gibt viele mögliche Erklärungen für Schmerzen in diesem Bereich. Frauen könnten Probleme mit ihrem linken Eierstock oder Eileiter haben (siehe unten). Wenn Sie über vierzig sind, könnte bei Ihnen eine Divertikulitis vorliegen. Mit zunehmendem Alter – und besonders bei Verstopfungsneigung – kommt es zu sackartigen Ausstülpungen in der Darmschleimhaut, sogenannten Divertikeln. Diese uncoolen Säcke kommen besonders häufig in Darmabschnitten des linken Unterbauchs vor, wo sich Kot ansammelt, bevor er ausgeschieden wird. Auch wenn Divertikel in der Regel keine Beschwerden verursachen, können sie sich wie der Wurmfortsatz manchmal zusetzen und entzünden. Typische Symptome sind Fieber, Übelkeit und starke Schmerzen im linken Unterleib. Eine Divertikulitis lässt sich oft mit Antibiotika in den Griff bekommen, in schweren Fällen oder bei wiederholtem Auftreten wird gegebenenfalls eine Operation notwendig.

Sie haben Schmerzen im Oberbauch, die eventuell mit Atemnot einhergehen und sich bei körperlicher Anstrengung verstärken. Das Leben wäre um vieles leichter, wenn alle bedrohlichen Erkrankungen eine eindeutige und unverwechselbare Symptomatik aufwiesen. Leider präsentieren sich manche davon auf sehr unerwartete und untypische Weise. Ein klassisches Beispiel sind Herzerkrankungen, bei denen es zu Bauchschmerzen statt zu Schmerzen in der Brust kommt. Falls Ihre Bauchschmerzen jedes Mal schlimmer werden, wenn Sie Treppen steigen oder Schnee schippen, steckt wahrscheinlich die Verengung einer Arterie dahinter, die Ihr Herz mit Blut versorgt. (Während das Herz Blut in den übrigen Körper pumpt, muss der Herzmuskel selbst auch mit Sauerstoff versorgt werden, und mit der Pumpleistung wächst ebenso sein eigener Sauerstoffbedarf.) Aus diesem Grund wird man in jeder (guten) Notaufnahme bei ungeklärten starken Bauchschmerzen immer auch an eine mögliche Herzerkrankung denken.

Sie sind eine Frau und haben auf einmal starke Schmerzen im unteren Beckenbereich. Macht das Untergeschoss Ihnen Ärger? Ihr Beckenraum beherbergt ein ganzes Sammelsurium von Organen, die akute Schmerzen bereiten können. Fassen wir kurz zusammen: Zu beiden Seiten des Beckens befinden sich die Eierstöcke, in denen die Eizellen produziert und ausgestoßen werden. Diese wandern dann über die Eileiter in die Gebärmutter, die in der Mitte des Beckens liegt. Über den ringförmigen Gebärmutterhals ist die Gebärmutter mit der Vagina verbunden.

An jeder Stelle dieses Organsystems können sich Probleme ergeben, die zu starken Schmerzen im Beckenraum führen, häufig in Verbindung mit Übelkeit und Erbrechen. Zum Beispiel kann es zu einer sogenannten Ovarialtorsion kommen, bei der sich die Eierstöcke verdrehen und deren Venen abgeklemmt werden. Ein Tumor oder eine Zyste (eine mit Gewebsflüssigkeit gefüllte Einkapselung) am Eierstock kann bluten oder aufplatzen. Eine befruchtete Eizelle kann im Eileiter stecken bleiben, statt in die Gebärmutter zu wandern, wodurch sich ein Embryo am falschen Ort entwickelt (extrauterine Schwangerschaft beziehungsweise Eileiterschwangerschaft). Eine Infektion kann von der Vagina über den Gebärmutterhals und die Gebärmutter bis in die Eileiter aufsteigen. Und schließlich kann eine Harnwegsinfektion für Schmerzen im Beckenraum sorgen und, auch wenn sie weniger gravierend ist, doch zu häufigem und schmerzhaftem Wasserlassen führen.

Unter dem Strich kann es im Beckenbereich zu einer ganzen Reihe von medizinischen Problemen kommen, von denen einige unter Umständen schwere Komplikationen nach sich ziehen, etwa Unfruchtbarkeit. Falls Sie also starke Schmerzen haben, gehen Sie so schnell wie möglich zum Frauenarzt, der Sie manuell und per Ultraschall untersuchen sowie einen Urintest und eine Blutuntersuchung veranlassen wird.

Ihre Haut oder Ihre Augen sehen gelblich aus. Die Kombination von Bauchschmerzen und einer Gelbfärbung von Augen und/oder Haut ist ein sicherer Hinweis auf eine Lebererkrankung. Die Verfärbung tritt dann auf, wenn die Leber nicht mehr in der Lage ist, die von ihr zur Fettverdauung produzierte Gallenflüssigkeit über die Gallenblase in den Zwölffingerdarm abzugeben. Stattdessen gelangt die Galle ins Blut und sorgt so für die Gelbfärbung von Augen und Haut. Die beiden Hauptursachen sind akute Hepatitis (durch eine Infektion, durch Alkohol oder eine Überdosis Paracetamol verursachte Leberentzündung) und eine Blockade der Verbindung zur Gallenblase. Beides erfordert sofortige ärztliche Behandlung. Anhand eines Blutbilds und einer Ultraschalluntersuchung der Leber kann in der Regel die Diagnose gesichert werden.

Sie haben nach einer durchzechten Nacht starke Bauch- und/oder Rückenschmerzen. Als angehender Arzt lernt man bei uns die goldene Regel: »Iss gut, schlaf gut, und verdirb es dir nicht mit deiner Bauchspeicheldrüse.« Wenn Sie bereits beim siebten oder achten Glas angekommen sind, verderben Sie es sich definitiv mit diesem Organ und müssen das womöglich bitter büßen.

Die Bauchspeicheldrüse produziert viele wichtige Hormone wie Insulin und Verdauungsenzyme. Aus ungeklärter Ursache kann ein Alkoholexzess zu ihrer Entzündung, einer sogenannten akuten Pankreatitis führen, die selbst den schlimmsten Kater wie einen Sonntagsspaziergang erscheinen lässt. Es sind noch die milderen Verläufe, bei denen es zu starken Leibschmerzen kommt, die häufig in den oberen Bereich des Rückens ausstrahlen. Schwere Verläufe können zu multiplem Organversagen und zum Tod führen. Es liegt wohl auf der Hand, dass Ihnen daran liegen muss, dieses Übel im Keim zu ersticken, was für gewöhnlich mit der intravenösen Zufuhr von Flüssigkeit und mindestens ein oder zwei Fastentagen geschieht.

Es gibt noch weitere Ursachen einer akuten Pankreatitis wie Gallensteine und Autoimmunkrankheiten. Der einzige Risikofaktor jedoch, den Sie selbst in der Hand haben, ist das Ausmaß Ihres Alkoholkonsums. Lassen Sie's also langsam angehen, Kumpel, und beschränken Sie sich auf ein oder zwei Gläser Alkohol am Tag, wenn überhaupt.

Sie haben starke, krampfartige Schmerzen in Unterleib und Lendenbereich. Es heißt, dass nur der Abgang eines Nierensteins einem Mann eine ungefähre Vorstellung davon vermitteln kann, was eine Frau bei der Geburt durchmacht. Die armen Frauen, die beides kennen, werden uns sagen müssen, ob sie dem zustimmen können.

In den Nieren, dem Ort der Harnproduktion, können sich kleine Steine bilden, die dann unter Umständen in den engen Harnleitern stecken bleiben, welche den Urin in die Blase leiten. Von den derart verstopften Röhrchen gehen nun Wellen heftigen Schmerzes aus, der in den Lendenbereich, in den Unterleib und/oder den Beckenraum ausstrahlt. Vielfach schlitzen die Nierensteine auch Blutgefäße in den Harnleitern auf, was zu blutigem Urin führt. Das Leiden setzt sich so lange fort, bis ein Nierenstein schließlich in der Harnblase landet, wo ihm dann ausreichend Bewegungsfreiheit geboten wird.

Nierensteine können infolge von Dehydration entstehen und kommen häufiger bei Personen vor, die eine Magen-Bypassoperation hinter sich haben (da durch die Umbaumaßnahmen eine neue Verdauungssituation entsteht, bei der verstärkt chemische Stoffe absorbiert werden, die zur Steinbildung beitragen), sowie bei Diabetes, hohem Blutdruck und Fettleibigkeit. Die Diagnose wird per Ultraschalluntersuchung oder Computertomografie gestellt. Anschließend gilt es, die Schmerzen zu lindern, intravenös Flüssigkeit zu verabreichen, um die Harnproduktion anzukurbeln und so die Nierensteine weiterzubefördern, und Medikamente zu geben, die demselben Zweck dienen. In manchen Fällen sind die Steine tatsächlich zu groß, um die Harnleiter zu passieren, und müssen dann entweder zerkleinert oder mithilfe spezieller Methoden entfernt werden.

Sie haben Fieber und/oder Schüttelfrost. Wahrscheinlich haben Sie eine Infektion im Bauchraum. Häufig sind Darm, Leber, Nieren und die Fortpflanzungsorgane (insbesondere bei Frauen) betroffen. In jedem Fall müssen Sie sich sofort gründlich untersuchen lassen. Warten Sie damit zu lange, kann die Infektion auf den Blutkreislauf übergreifen und dann sehr schnell fatale Folgen haben.

Nach starkem Erbrechen und/oder Durchfall fühlen Sie sich schwach und benommen. Schwäche und Benommenheit sind Anzeichen großer Flüssigkeitsverluste und niedrigen Blutdrucks. Nippen Sie häufig an Sportdrinks, Trinkbrühen und fertigen Elektrolytlösungen, die auch das nötige Natrium enthalten, um Ihren Blutdruck zu stabilisieren. (Wasser allein ist hier nicht ausreichend.) Falls Ihnen aber alles wieder hochkommt, müssen Sie vielleicht doch die Notaufnahme aufsuchen, um sich Infusionen geben zu lassen.

Sie haben anhaltend starke Leibschmerzen, auf die keine der obigen Beschreibungen zutrifft. Der Schmerz ist allein schon Grund genug, um sich sofort untersuchen zu lassen. Es gibt lebensbedrohliche Zustände wie Darmverschluss und Darmischämie (Mangeldurchblutung des Darms), die außer starken Schmerzen keine spezifischen Symptome verursachen. Wenn Sie also die schlimmsten Bauchschmerzen Ihres Lebens haben und diese länger als eine halbe Stunde anhalten, rufen Sie den Notarzt.

UNGEWOLLTER GEWICHTSVERLUST

Wenn Sie nicht gerade Kandidat bei »The Biggest Loser« sind, ist ein plötzlicher erheblicher Gewichtsverlust nicht unbedingt ein Anlass zum Jubel. Vielmehr handelt es sich um eines der sichersten Anzeichen für eine ernste Erkrankung.

Haben Sie in weniger als einem Jahr mehr als fünf Prozent Ihres ursprünglichen Gewichts verloren? Und ist Ihnen dieses Kunststück gelungen, obwohl Sie sich hauptsächlich von Pizza ernähren und regelmäßig den Aufzug in den zweiten Stock nehmen? Wenn ja, dann erfüllen Sie die Kriterien für einen »erheblichen ungewollten Gewichtsverlust«.

Also, was tun? Sich eine neue Garderobe zulegen, bei der Sie ohne Sicherheitsnadeln auskommen, und ein paar Selfies in Ihrem Badeanzug aus Oberstufenzeiten schießen? Die nächstgelegene Tuberkulosestation ansteuern? Oder mal wieder zur Krebsvorsorgeuntersuchung gehen?

Entspannen Sie sich

Sie sind nicht mehr die/der Jüngste. Viele Menschen verlieren an Gewicht in einem Lebensalter, in dem die Mitgliedsausweise der Seniorenverbände im Briefkasten zu landen pflegen. Zur Liste der altersbedingten Widrigkeiten gehören Veränderungen beim Geschmacks- und Geruchssinn, was den Genuss beim Essen schmälert, Probleme mit den Zähnen, wodurch das Kauen erschwert wird, und Nebenwirkungen von Medikamenten wie trockener Mund, Blähungen und Appetitmangel. All diese Faktoren können dazu beitragen, dass die Kalorienzufuhr in den Keller geht und es zu einem großen und dauerhaften Gewichtsverlust kommt. Denken

Sie daran, sich vor jedem Besuch bei Ihrem Hausarzt auf die Waage zu stellen, um einen möglichen weiteren Abwärtstrend festzustellen und gemeinsam nach einer Lösung für behebbare Ursachen zu suchen.

Sie lassen die Finger davon. Zum ersten Mal. Wer normalerweise regelmäßig Marihuana raucht und dann damit aufhört, erlebt häufig einen Rückgang des Appetits und nimmt dementsprechend ab. Verstehen Sie es als eine Art umgekehrten Heißhunger.

Im Gegenteil, Sie greifen zu. Viele Drogen kurbeln den Stoffwechsel an und führen so zu Gewichtsverlust. Wenn Sie also Amphetamine einwerfen, um sich in der Uni oder auf der Arbeit besser konzentrieren zu können, dann verlieren Sie dabei wahrscheinlich an Gewicht. (Aber lassen Sie dann wenigstens anderer Leute Pillen aus dem Spiel.) Mit Kokain, Crystal Meth und Nikotin nehmen Sie zwar schneller ab, sterben aber auch früher.

Sie haben sich bessere Gewohnheiten zugelegt. Vielleicht bewegen Sie sich ja mehr und ernähren sich gesünder, als Sie glauben. Manchmal purzeln die Pfunde schon durch eine kleine, aber dauerhafte Veränderung in der Lebensweise. Haben Sie aufgehört, regelmäßig Limonade zu trinken? Machen Sie sich nicht mehr so viel aus der Happy Hour? Haben Sie einen neuen Job, bei dem Sie viel zu Fuß unterwegs sind?

Gehen Sie zum Arzt

Sie haben ständig Durst und müssen nachts oft raus. Vermutlich haben Sie Diabetes, eine Stoffwechselerkrankung, bei der im Organismus entweder absoluter Insulinmangel herrscht (Typ-1-Diabetes) oder der Körper nicht mehr normal auf Insulin reagiert (Typ-2-Diabetes). In beiden Fällen bedeutet das Ausfallen der normalen Signalfunktion des Insulins, dass man den mit der Nahrung aufgenommenen Zucker nicht richtig verwerten und speichern kann. Stattdessen verbleibt der Zucker im Blut, und die Nieren produzieren pausenlos und wie die Verrückten Urin, um all den Zucker auf *irgendeinem* Weg loszuwerden. Da dieser Zucker normalerweise in Fett- und Muskelgewebe umgewandelt wird, verlieren Sie außerdem an Gewicht.

Falls Sie in den nächsten Tagen keinen Termin mehr bei Ihrem Hausarzt bekommen oder stark unter Benommenheit und Übelkeit leiden (ein Warnsignal für eine lebensbedrohliche Komplikation bei Diabetes), begeben Sie sich bitte auf direktem Weg in die Notaufnahme.

Sie haben Zitteranfälle, Herzstolpern, Durchfall, und/oder Ihnen ist ständig zu warm. Möglicherweise liegt bei Ihnen eine Schilddrüsenüberfunktion vor. Die Schilddrüse reguliert den Energiestoffwechsel. Ist sie überaktiv, verbrennt der Körper ständig Fett und Muskelgewebe, um Energie zu gewinnen, die er eigentlich nicht benötigt. Anhand einer einfachen Blutuntersuchung, die Sie über Ihren Hausarzt vornehmen lassen können, ist die Diagnose zu stellen. (Falls Sie bereits Schilddrüsenhormone nehmen, ist eventuell die Dosierung zu hoch und sollte daher überprüft werden.)

Sie leiden seit Wochen an Übelkeit, Bauchschmerzen, Blähungen und Durchfall. Ist Ihr Verbrauch an Toilettenpapier exorbitant? Stellt Ihr Mitbewohner in letzter Zeit permanent Duftkerzen auf? Möglicherweise leiden Sie an einer Zöliakie oder einer chronisch-entzündlichen Darmerkrankung wie Colitis ulcerosa oder Morbus Crohn. Bei diesen Erkrankungen ist das Immunsystem entgleist und bekriegt Ihr eigenes Darmgewebe. Als Folge davon ist die Darmschleimhaut nicht mehr ausreichend in der Lage, Kalorien aus der Nahrung aufzunehmen und zu verwerten, die stattdessen einfach durchrutscht und als Durchfall ausgeschieden wird. Ihr Hausarzt wird Ihnen vermutlich zu einer Magenspiegelung raten, bei der eine Kamerasonde durch die Speiseröhre in Magen und Zwölffingerdarm vorgeschoben wird, sowie zu einer Darmspiegelung mit entsprechender Untersuchung des Dickdarms über den After.

Info-Box

UNGEWOLLTE GEWICHTSZUNAHME

Sie haben ein paar Pfunde zugelegt und sind nicht gerade glücklich darüber. Ihr Outfit passt Ihnen nicht mehr. Ihre Silhouette ist deformiert. Ihr Kinn hat ein zweites Kinn. Es ist nur zu verständlich, wenn die meisten von uns sich insgeheim wünschen, es gäbe für dieses Ungemach eine medizinische Erklärung – ein zu langsamer Stoffwechsel etwa –, jedenfalls etwas, wofür wir absolut *nichts* können. Und wenn das so wäre, dann gäbe es eben auch eine bequeme medizinische Lösung, anstatt sich gesünder ernähren und mehr bewegen zu sollen, was freilich weniger komfortabel ist.

Leider verhält es sich in Wahrheit so, dass nur ein sehr, sehr kleiner Prozentsatz unter den Übergewichtigen für ihre Leibesfülle etwas anderes als überreichliches Essen und Bewegungsmangel verantwortlich machen kann. Sollten Sie allerdings ständig müde sein, an Verstopfung leiden und permanent frieren, dann könnte bei Ihnen eine Schilddrüsenunterfunktion vorliegen. Wenn Ihre Schilddrüse zu wenig aktiv ist, verlangsamt sich Ihr gesamter Stoffwechsel, wodurch Sie zunehmen. Und wenn Sie eine Frau im gebärfähigen Alter sind, Akne haben, Gesichtsbehaarung und unregelmäßige Perioden, dann könnte bei Ihnen ein polyzystisches Ovarsyndrom (PCOS) vorliegen, bei dem es ebenfalls zur Gewichtszunahme kommt. Gehen Sie zum Arzt, falls Sie glauben, an einer dieser Erkrankungen zu leiden, oder wenn Sie in weniger als einem Jahr beträchtlich an Gewicht zugelegt haben (mehr als fünf bis sieben Kilo).

Auch verschiedene Medikamente können eine Gewichtszunahme bewirken. Zu den Hauptübeltätern gehören trizyklische Antidepressiva (zum Beispiel Amitriptylin, Mirtazapin), Antikonvulsiva (Valproinsäure, Carbamazepin) und Neuroleptika (Olanzapin, Clozapin). Sprechen Sie aber mit Ihrem Arzt, bevor Sie bei irgendeinem Medikament die Dosierung verändern.

Sie nehmen seit Kurzem ein neues Medikament. Etliche Arzneimittel haben Nebenwirkungen, die zu Gewichtsverlust führen können, wie Appetitmangel, trockener Mund, Schluckbeschwerden, Übelkeit oder Blähungen. Zu den häufigsten Übeltätern zählen Medikamente für Asthma, Herzerkrankungen, Diabetes, Anfallsleiden (Antikonvulsiva) und Demenz, ferner Schilddrüsenhormone, Antidepressiva und Antibiotika. Besprechen Sie mit Ihrem Hausarzt, ob eines der Medikamente, die Sie nehmen, für diese Symptome verantwortlich sein könnte. Setzen Sie aber bitte keins ohne Rücksprache mit Ihrem Arzt ab!

Sie haben wegen einer Herz-, Leber- oder Nierenerkrankung gerade eine Entwässerungskur begonnen. Wenn Sie ein schwaches Herz oder Probleme mit Leber oder Nieren haben, hat Ihnen Ihr Arzt eventuell ein Diuretikum verschrieben, um die Harnproduktion zu steigern und so dafür zu sorgen, dass sich nicht zu viel Salz und Flüssigkeit in Ihrem Körper ansammeln. Die vermehrte Ausscheidung von Flüssigkeit über die Nieren kann auch zu einem Gewichtsverlust beitragen. Gängige Diuretika enthalten Wirkstoffe wie Furosemid, Torasemid und Spironolacton. Kontrollieren Sie Ihr Gewicht, denn ein plötzlicher Anstieg kann ein Hinweis darauf sein, dass Sie eine höhere Dosierung benötigen und/oder Ihre Ernährung umstellen müssen.

Sie hängen schon seit einiger Zeit durch. Wer an Depressionen leidet, hat es auch häufig mit Appetitmangel und Gewichtsverlust zu tun. Besprechen Sie mit Ihrem Hausarzt, welche Therapiemöglichkeiten es gibt, die Ihre Lebensqualität verbessern könnten.

Sie haben Anfälle von Nachtschweiß und husten sich die Seele aus dem Leib. Wenn Sie kürzlich auf Reisen oder im Gefängnis waren oder HIV-positiv sind, könnten Sie sich eine Tuberkulose zugezogen haben. Man nannte diese Infektionskrankheit früher »Schwindsucht«, weil mit ihr die Pfunde der Betroffenen nur so dahinpurzeln, leider einschließlich der Lungen und zuletzt auch des Lebens. Eine Röntgenaufnahme der Lungen und eine Untersuchung des Hustenauswurfs kann die Diagnose bestätigen.

Sie haben einen unerwünschten Untermieter. Darmparasiten wie Bandwürmer können Übelkeit, Völlegefühl und Gewichtsverlust bewirken. In früheren Zeiten haben Frauen gern mal einen solchen Wurm verschluckt, um auf diese wenig taugliche Weise schlanker zu werden. Und der findige Surfer kann im Internet auch heute noch Angebote für Bandwurmeier in Pillenform finden. Es muss wohl nicht ausdrücklich erwähnt werden, dass wir von dieser Praxis dringend abraten, zumal ein Darmwurmbefall lebensbedrohliche Folgen haben kann. Wenn Sie viel auf Reisen sind, an Gewicht verloren haben und sich aufgebläht fühlen, können Sie sich anhand einer Stuhluntersuchung Gewissheit über einen Parasitenbefall verschaffen.

Eventuell sind Sie wirklich an Krebs erkrankt. Gehen Sie zur fälligen Vorsorgeuntersuchung, falls noch nicht geschehen, einschließlich Darmspiegelung, Mammografie beziehungsweise Prostatauntersuchung. Allerdings weisen die meisten Menschen, die aufgrund einer Krebserkrankung an Gewicht verlieren, auch andere Symptome auf wie Fieber, Schmerzen, Übelkeit und Erbrechen oder (aufgrund einer vergrößerten Leber oder Milz) schnell einsetzendes Völlegefühl beim Essen.

Ab in die Notaufnahme!

Sie fühlen sich benommen oder sind ohnmächtig geworden. Möglicherweise sind Sie stark dehydriert. Große Wasser- und Salzverluste können dazu führen, dass Sie innerhalb weniger Tage rapide an Gewicht verlieren. Dehydration ist häufig durch Medikamente bewirkt wie Diuretika (vergrößern die Harnmenge) oder Abführmittel (erhöhen den Wassergehalt des Stuhls). Häufiges Erbrechen und Durchfälle sind weitere mögliche Ursachen. Seltener ist intensives Training und/oder mangelnde Flüssigkeitszufuhr der Grund. Unbehandelt kann eine ausgeprägte Dehydration zu Organversagen und sogar zum Tod führen. Wenn Sie nach der Einnahme einer fertigen Rehydrationslösung nicht rasch wieder auf die Beine kommen, dann begeben Sie sich so schnell wie möglich in die Notaufnahme.

BLÄHUNGEN

Können Ihre Gasreserven mit denjenigen von ExxonMobil mithalten? Haben Sie Mitleid mit jedem, der zu Ihnen in den Aufzug steigt? Gibt es für Sie keinen größeren Kummer als Ihren Blähbauch, der nach jeder Mahlzeit Ihre Konfektionsgröße um ein oder zwei Nummern nach oben zu korrigieren scheint?

Blähdruck geht in der Regel auf Luft im Magen oder Gase im Darm zurück. In den Magen gelangt Luft, indem sie verschluckt wird, was normalerweise beim Essen und Trinken geschieht. Im Unterschied dazu werden Gase von Billionen von Bakterien gebildet, die den Darm besiedeln und dort die Verdauungsvorgänge unterstützen. Luft im Magen verursacht normalerweise Rülpsen, während es bei Darmgasen zu Blähungen (oder Flatulenz) kommt.

Die meisten Menschen, auch wenn sie noch so vornehm tun, lassen etwa zwanzigmal am Tag einen fahren. Falls Sie also in einem Großraumbüro arbeiten, heißt das, Sie sind im Laufe Ihres Arbeitstags Hunderten von Darmwinden ausgesetzt, die durch die Raumluft schweben. (Ein Grund mehr, im Homeoffice zu arbeiten.)

Es ist normal, sich hin und wieder aufgebläht zu fühlen, vor allem nach zu reichlichem oder hastigem Essen. In seltenen Fällen allerdings können anhaltende Blähungen auf eine ernstere Ursache hindeuten, etwa einen Darmverschluss oder eine Ansammlung von Flüssigkeit (anstelle von Gas) aufgrund einer Lebererkrankung oder von Eierstockkrebs.

Entspannen Sie sich

Nichts gegen Bohnen, aber ... Darmbakterien helfen Ihrem Körper, Nahrung aufzuschließen, die er von sich aus nicht verwerten kann. Diese Bakterien stehen besonders auf Hülsenfrüchte (wie Erbsen, Bohnen, Kichererbsen und Linsen) und Kreuzblütler (wie Blumenkohl, Brokkoli, Weißkohl und Rosenkohl). Während sie sich über die Überreste Ihres Linseneintopfs hermachen, produzieren sie leider Gase wie Methan und Kohlendioxid. Unserer Erfahrung nach haben diese flüchtigen Stoffe die Tendenz, bevorzugt dann zu entweichen, wenn man gerade in einem Arbeitsmeeting sitzt oder ein erstes Date hat. Probieren Sie aus, ob sich die Blähungen bessern, wenn Sie für ein paar Tage auf Kohl und Hülsenfrüchte verzichten. Wenn ja, dann halten Sie sich entweder weiterhin dabei zurück (was nicht optimal ist, da Kohl und Hülsenfrüchte sehr gesund sind), oder versuchen Sie es mit der Einnahme von Verdauungsenzymen, die Ihrem Körper bei der Verwertung dieser Nahrungsmittel helfen, bevor sich die Bakterien darauf stürzen können.

Sie haben ständig Angst vor schlechtem Atem. Kaugummi hilft gegen Stress und lässt Sie schön frisch nach Pfefferminz riechen, aber Sie verschlucken beim Kauen auch jede Menge Luft. Außerdem enthält Kaugummi oft den Süßstoff Sorbitol. Dieselben Darmbakterien, die sich an Kohl und Hülsenfrüchten gütlich tun, stürzen sich nun auf das Sorbitol, wobei sie wiederum reichlich Gase produzieren. Ihr mintfrisches Kauvergnügen führt dann leider auch zu einer stattlicheren Bundweite.

Info-Box

SOLL ICH PROBIOTIKA NEHMEN?

In Ihrem Darm gibt es schier unendlich viele Bakterien – mehr als Zellen im gesamten Körper oder Sonnen in der Galaxie. (Weil Bakterien um so vieles kleiner sind als unsere Körperzellen, drängeln sie sich zu Billionen in den Windungen unseres Darms.)

»Aber Moment mal!«, sagen Sie jetzt vielleicht. »Sind Bakterien denn nicht schädlich? Sind sie denn nicht die *Ursache* von Infektionen? Und wenn ich davon Billionen in mir habe, bin ich dann nicht eine tickende Zeitbombe?« Tatsächlich sind die meisten dieser Mikroorganismen gar nicht so üble Kerle. Vielmehr sind sie dankbar dafür, dass sie in unserem Darm eine Art symbiotisches Korallendasein führen können: Sie ernähren sich von dem, was vorbeischwimmt, und bieten uns dafür gewisse Vorteile, indem sie den Körper bei der Nahrungsverwertung, Hormonregulation und in vielen anderen Funktionen unterstützen. So haben sie zum Beispiel auch eine Bremswirkung auf das Immunsystem (sodass es keine körpereigenen Zellen attackiert). Sie können sogar Infektionen mit »schlechten« Bakterien *verhindern,* etwa mit Clostridium difficile (C. diff.), indem sie sie durch ihre große Zahl verdrängen. (Aus diesem Grund kann die Einnahme von Antibiotika, die leider auch alle »guten« Bakterien abtöten, zu einer Infektion mit C. diff. führen.)

Inzwischen weiß man, dass sich Veränderungen im Darmbakterienmilieu (Mikrobiom oder »Darmflora«) unmittelbar auf die Darmgesundheit und unser Allgemeinbefinden auswirken können. Aus diesem Grund hat sich ein großes Interesse an Probiotika entwickelt, Bakterienstämmen also, die in Tablettenform eingenommen oder dem Essen beigemischt werden. (Bestimmt haben Sie schon Werbung für Joghurt und Nahrungsergänzungsmittel gesehen, die Bakterienstämme wie Bifidobacterium oder Lactobacillus enthalten.)

Unterstützen solche Bakterienkulturen also wirklich die Darmflora? Man ist dieser Fragestellung in Bezug auf Durchfallerkrankungen, Verstopfung, Reizdarmsyndrom und viele andere Darmprobleme nachgegangen, bisher allerdings ohne greifbare Resultate. Es gibt keinen eindeutigen Hinweis darauf, dass die Einnahme von Nachteil ist, aber ebenso wenig auf deren Nutzen. Möglicherweise verkürzt sich unter ihrem Einfluss die Dauer von infektionsbedingten Durchfällen. Außerdem kann die Einnahme von Probiotika nach einer mit Antibiotika behandelten C.-diff.-Infektion das Risiko einer erneuten Ansteckung senken.

Sie sind Trinkhalmfetischist. Wenn Sie kohlensäurehaltige Limonade durch einen Trinkhalm schlürfen, beschwören Sie das Blähungsproblem geradezu herauf. Erstens schlucken Sie beim Trinken durch einen Halm jede Menge Luft (die Sie vielleicht gleich wieder aufstoßen; wenn Sie sich aber anschließend hinlegen, kann sie auch in den Darm geraten). Zweitens entweicht das in Ihrem Getränk blubbernde Kohlendioxid weiterhin, während es sich durch Ihren Körper bewegt. Drittens können viele Menschen die in gesüßten Speisen und Getränken enthaltene Fruktose nicht richtig verwerten. Und wer nimmt sich ihrer dann an? Sie ahnen es schon: Darmbakterien, die bei der Umwandlung der Fruktose wiederum Gase produzieren.

Die Milch macht's ... nicht unbedingt besser. Laktose ist die in Milch vorherrschende Zuckerform. Vielen Menschen fehlt aber das zu ihrer Verwertung erforderliche Enzym (Laktase). Laktoseintoleranz ist besonders häufig bei Menschen asiatischer (neun von zehn Personen), afrikanischer (sieben von zehn Personen) und lateinamerikanischer Herkunft (sechs von zehn Personen). Die unverdaute Laktose wird dabei weiter in den Dickdarm befördert, wo sie von Bakterien unter Gasbildung vergoren wird. Schränken Sie Ihren Konsum von Milch und Milchprodukten wie Eiscreme, Joghurt und Käse ein, um zu sehen, ob sich dadurch die Symptome bessern. Falls ja, können Sie Laktase in Tablettenform nehmen oder auf laktosefreie Milchprodukte zurückgreifen.

Die Blähungen treten kurz vor der Menstruation auf. Indem sie für eine gesteigerte Flüssigkeits- und Salzaufnahme im Körper sorgen, können die hormonellen Schwankungen kurz vor der weiblichen Monatsblutung ein starkes Blähgefühl bewirken (zusammen mit einer plötzlich steigenden Nachfrage nach Jogginghosen). Versuchen Sie, Ihre Salzzufuhr einzuschränken, und bleiben Sie körperlich möglichst aktiv, um die Darmpassage Ihrer Nahrung zu unterstützen. Sollten die Blähgefühle mit der Zeit deutlich stärker werden, sprechen Sie mit Ihrem Frauenarzt.

Sie sind schwanger. Drei von vier schwangeren Frauen leiden an Verstopfung und Blähungen, womit wohlgemerkt ein *zusätzlich* aufgeblähter Bauch gemeint ist, abgesehen von seiner permanenten Vorwölbung aufgrund Ihrer vergrößerten Gebärmutter. Ein erhöhter Progesteronspiegel (Progesteron ist ein Sexualhormon) kann die Darmpassage der Nahrung verlangsamen. Zusätzlich kann das in Schwangerschafts-Vitaminpräparaten enthaltene Eisen die Verstopfung verstärken. Trinken Sie genug, nehmen Sie mehr Ballaststoffe zu sich, und bleiben Sie körperlich aktiv.

Es handelt sich um eine Nebenwirkung. Verschiedene Medikamente und Vitaminpräparate können eine blähende Wirkung haben. Antibiotika beispielsweise können die »guten« Darmbakterien eliminieren und damit zu Blähungen und Durchfall führen. Auch Aspirin, Schmerzmittel (insbesondere Opioide wie Oxycodon und Hydrocodon), Eisenpräparate, Antazida und Antidepressiva können Blähungen verursachen. Bitte halten Sie aber in jedem Fall Rücksprache mit Ihrem Arzt, bevor Sie irgendein Medikament absetzen.

Gehen Sie zum Arzt

Sie haben Blähungen und Bauchbeschwerden, die nach dem Stuhlgang deutlich besser werden. Möglicherweise liegt bei Ihnen ein Reizdarmsyndrom (RDS) vor. Bei dieser recht häufigen Irritation des Verdauungstrakts reagiert der Darm sehr empfindlich auf den Druck von Nahrung und Gasen, sodass Sie sich schon aufgebläht und unwohl fühlen, wo andere noch bester Dinge sind. Bei manchen Menschen kommt es auch zu Durchfällen, Verstopfung oder zu beidem im Wechsel. In der Regel verringert eine Darmentleerung den Druck und sorgt so für eine spürbare Entlastung und Besserung des Allgemeinbefindens. Eventuell empfiehlt Ihnen der Arzt eine Ernährungsumstellung und verschreibt Ihnen Medikamente zur Linderung Ihrer Symptome.

Sie haben Blähungen, die sich im Verlauf des Tages kaum verändern und die auch nach dem Stuhlgang nicht besser werden. Möglicherweise gibt es bei Ihnen eine Ansammlung von Flüssigkeit in der Bauchhöhle (Aszites oder auch »Wasserbauch«). Ein Aszites wird durch Nahrungsaufnahme kaum beeinflusst, sodass Sie sich den ganzen Tag über aufgebläht fühlen. Ist die Flüssigkeitsmenge sehr groß, kann sich Ihr Bauch dadurch auch sichtlich vorwölben. Mögliche Ursachen sind Leber-, Herz- und Krebserkrankungen (etwa Eierstockkrebs). Ein Aszites und seine wahrscheinliche Ursache lässt sich für gewöhnlich durch eine Ultraschalluntersuchung des Bauchraums feststellen. Eine gleichzeitige Gelbfärbung der Haut und/oder der Augen deutet auf eine Lebererkrankung hin, während geschwollene Beine in Richtung einer Herzerkrankung weisen.

Sie haben außerdem Diabetes und können Ihr Essen nicht bei sich behalten. Normalerweise schiebt der Magen den Nahrungsbrei weiter in Richtung des Zwölffingerdarms. Diabetes kann die Magennerven schädigen und damit seine Fähigkeit zum Weitertransport der Nahrung beeinträchtigen. Bei einer sogenannten Gastroparese (Magenlähmung) verbleibt die Nahrung im Magen, anstatt den Darm zu passieren. Als Folge leiden Sie ständig unter Völlegefühl und Übelkeit und sind nicht in der Lage, eine komplette Mahlzeit zu sich zu nehmen, da in Ihrem Magen buchstäblich kein Platz mehr ist. Der Internist kann die Diagnose anhand einer Ultraschalluntersuchung stellen, bei der die Magenentleerungszeit gemessen wird. Bei der Therapie einer Magenlähmung konzentriert man sich auf eine Ernährungsumstellung mit häufigeren kleinen Mahlzeiten, die überwiegend aus weicher Nahrung bestehen. Medikamente können helfen, die Übelkeit zu lindern und die Magenperistaltik anzuregen.

Ab in die Notaufnahme!

Ihnen ist außerdem übel, und Sie haben starke Leibschmerzen. Möglicherweise haben Sie einen Darmverschluss, durch den der normale Weitertransport von Nahrung und Luft verhindert wird. Unbehandelt kann ein Darmverschluss zu einer schweren und lebensbedrohlichen Schädigung des Darms führen. Begeben Sie sich sofort in die Notaufnahme, wo man ein Röntgenbild der Bauchhöhle anfertigen wird, auf dem in der Regel ein schwerwiegender Verschluss erkennbar ist.

Sie haben in den vergangenen ein oder zwei Wochen stark abgenommen und leiden außerdem an Atemnot. Nieren-, Herz- oder Lebererkrankungen können zu einer fortschreitenden Ansammlung von Flüssigkeit im Bereich der Lungen und des Darms führen. Auch dann, wenn Sie wegen eines entsprechenden Organleidens bereits in Behandlung sind, sollten Sie sich unverzüglich in der Notaufnahme untersuchen lassen.

ÜBELKEIT UND ERBRECHEN

Wohl nichts kommt dem scheußlichen Gefühl gleich, sich übergeben zu müssen. Man stürzt zur Toilette, reißt den Klodeckel hoch, fällt auf die Knie und ist erst einmal damit beschäftigt, seinen Mageninhalt auszuspeien. Hat man dann ein wenig verschnauft und spürt den krampfartigen Schmerz in der Kehle, setzt eine Empfindung ein, die tatsächlich *noch* schlimmer ist – man merkt nämlich, dass man sich *abermals* übergeben muss und das Leiden noch kein Ende hat.

Wenn auch äußerst unangenehm, so ist Erbrechen doch tatsächlich ein Schutzreflex des Körpers, der dazu dient, sich verschluckter Giftstoffe zu entledigen. Sobald der Magen spürt, dass er etwas Ungutes in sich hat – etwa Arsen oder die Lasagne Ihrer Schwiegermutter –, dann wringt er sich sozusagen selbst energisch aus, wodurch er seinen Inhalt geradewegs über den Mund wieder hinausbefördert.

Zum Glück müssen sich die meisten Menschen nur wenige Male im Jahr übergeben – etwa nach dem Genuss eines fragwürdigen Sushigerichts oder ein paar Cocktails zu viel. Man göbelt. Man berappelt sich. Das Leben geht weiter.

Manchmal jedoch sorgen Übelkeit und Erbrechen für Tage oder gar Wochen fortgesetzten Elends, in denen man kaum etwas bei sich behält oder sich nicht in der Öffentlichkeit bewegen kann. Vielleicht befindet sich im Erbrochenen auch Blut oder Galle (eine grünliche Flüssigkeit) – und kann das dann noch in Ordnung sein? Sollten Sie sich einfach einen Eimer neben das Bett stellen? Sich Pillen aus der Apotheke besorgen? Und wann sollten Sie zum Arzt gehen?

Entspannen Sie sich

Sie haben leichte Bauchschmerzen, eventuell mit Durchfall, und übergeben sich seit ein oder zwei Tagen. Wahrscheinlich haben Sie eine Gastroenteritis (Magen-Darm-Entzündung, auch »Magen-Darm-Grippe« genannt), der meistens eine Infektion zugrunde liegt, durch die Magen und Darm gereizt werden. Die häufigsten Symptome sind Übelkeit, Erbrechen, Durchfall und leichte Bauchschmerzen. Manchmal kommt es auch zu Fieber. Das Wichtigste ist jetzt, darauf zu achten, dass Sie nicht dehydrieren, indem Sie Gemüsebrühen schlürfen oder fertige Elektrolytlösungen zu sich nehmen. (Sportdrinks tun es zwar auch, sind aber nicht ausgewogen genug für eine optimale Verwertung im Darm und den kompletten Ausgleich des Flüssigkeitsverlusts.) Halten Sie sich an Schonkost, also kleine, leichte Mahlzeiten, die Ihren Magen nicht revoltieren lassen, und nach ein paar Tagen sollte es Ihnen schon besser gehen. Konsultieren Sie den Arzt, falls nicht. Bei starken Bauchschmerzen, blutigen Durchfällen oder wenn Sie sich benommen fühlen und nichts bei sich behalten können, müssen Sie sich in die Notaufnahme begeben.

Sie hatten Freunde zum Essen, und jetzt sind alle am Reihern. Und dabei waren Sie so stolz auf Ihren Tomatensalat. Leider glauben Ihre Freunde nun, Beinah-Opfer eines Mordanschlags geworden zu sein. (Kleiner Tipp am Rande: Beauftragen Sie das nächste Mal ein Cateringunternehmen für Ihre Esseneinladung.)

Eine Lebensmittelvergiftung ist eine Form von Magen-Darm-Entzündung aufgrund einer Kontamination der Nahrung mit Bakterien und deren giftigen Stoffwechselprodukten. Die meisten Menschen reagieren mit Übelkeit, Erbrechen und Bauchschmerzen – Symptomen, die innerhalb von sechs bis vierundzwanzig Stunden nach dem Verzehr auftreten. Zu den häufigsten Auslösern zählen Salmonellen (kommen in Eiern, nicht durchgegartem Geflügel und Rohmilch vor), Vibrionen (kommen in rohem Fisch und Meeresfrüchten vor) und Staphylokokken (kommen in Nahrungsmitteln vor, die von Hand zubereitet und anschließend nicht gegart wurden, wie Wurstwaren, Backwaren und Salate). Die Diagnose ist naheliegend, wenn ein bestimmter Personenkreis dasselbe isst und anschließend krank wird. Das Wichtigste ist jetzt, Trinkbrühen und Elektrolytlösungen zu sich zu nehmen, um nicht zu dehydrieren, und Geduld zu haben. Gehen Sie zum Arzt, wenn es Ihnen nach ein paar Tagen noch nicht besser geht.

Sie waren gerade in der Kinderwagenabteilung. Zunächst einmal: herzlichen Glückwunsch (und hoffentlich zu Recht!). Zu ihrem Leidwesen verbringt ein großer Teil von Frauen die ersten Schwangerschaftsmonate vor der Toilettenschüssel kniend. Und obwohl der gängige Ausdruck dafür »morgendliche Übelkeit« ist, kann Sie die Schwangerschaftsübelkeit zu jeder beliebigen Tages- und Nachtzeit erwischen. Viele Forscher glauben, dass diese Art Übelkeit einen biologischen Zweck erfüllt, indem sie schwangere Frauen zu einer schlichten und gesunden Ernährungsweise während einer Phase zwingt, in welcher der sich entwickelnde Fötus noch besonders empfindlich auf Giftstoffe reagiert. Ab der zwanzigsten Schwangerschaftswoche sollten Sie sich langsam besser fühlen – wobei Sie dann wohl eher die Frage beschäftigen wird, wie Sie mit Ihrem Kugelbauch klarkommen, wenn Sie unterwegs sind.

Halten Sie Ihren Frauenarzt auf dem Laufenden; aber wahrscheinlich brauchen Sie sich weiter keine Sorgen zu machen, solange die Übelkeit Sie nicht besonders im Alltag behindert oder mit Fieber, Leibschmerzen oder Durchfall einhergeht. Beruhigen Sie Ihren Magen, indem Sie häufiger kleine Mahlzeiten zu sich nehmen und sich ansonsten an Ingwerplätzchen und Kräutertees halten. Sie können es auch mit Vitamin B_6 (Pyridoxin) versuchen, wobei Sie mit einer Dosis von zehn Milligramm dreimal täglich beginnen. Manche Frauen schwören auch auf Akupunktur oder Akupressurarmbänder, wobei deren Wirksamkeit nicht belegt ist. Wenn all das nicht helfen will, dann fragen Sie Ihren Arzt, ob er Ihnen etwas gegen die Übelkeit verschreiben kann.

Sie glauben zwar nicht, dass Sie schwanger sind, andererseits ist es auch nicht völlig auszuschließen. Wenn Sie eine Frau sind und theoretisch schwanger sein könnten (also eine intakte Gebärmutter haben und in den vergangenen neun Monaten Sex mit einem Mann hatten – ja, *diesem!*), sollten Sie zumindest die Möglichkeit in Erwägung ziehen, dass es sich bei Ihnen um die berühmte Morgenübelkeit handeln könnte. Machen Sie einen Urintest, um sicherzugehen.

Gehen Sie zum Arzt

Sie nehmen seit Kurzem ein neues Medikament. Bei vielen Arzneimitteln zählt Übelkeit zu den möglichen Nebenwirkungen. Hauptverursacher sind Schmerzmittel (insbesondere Opioide wie Hydrocodon und Oxycodon), Antibiotika und Wirkstoffe, wie sie bei der Chemotherapie zum Einsatz kommen. Sprechen Sie mit Ihrem behandelnden Arzt, wenn Sie glauben, dass eines der Medikamente bei Ihnen Übelkeit hervorruft. Falls es keine Alternative gibt (wie es bei der Chemotherapie häufig der Fall ist), kann Ihnen Ihr Arzt eventuell ein stärkeres Medikament gegen die Übelkeit verschreiben, um die Nebenwirkungen für Sie erträglicher zu machen.

Sie haben das Gefühl, dass sich alles dreht. Das Innenohr ist für die Lage- und Bewegungsorientierung des Kopfs zuständig, und wenn die entsprechenden Sensoren verrücktspielen, erleben wir das als Schwindel: jenes äußerst unangenehme

Gefühl, dass alles um uns herum in Bewegung ist. Da Schwindel durch etliche Giftstoffe (einschließlich Alkohol) hervorgerufen werden kann, reagiert der Körper instinktiv mit dem Versuch, alle Toxine, die sich noch im Magen befinden könnten, durch Erbrechen loszuwerden. Auch wenn der Schwindel gar nichts mit einer Vergiftungserscheinung zu tun hat, kommt es automatisch zu Brechreiz. Lassen Sie sich gründlich vom Hals-Nasen-Ohren-Arzt untersuchen, damit er die Ursache des Schwindels feststellen und eine entsprechende Therapie einleiten kann. (Siehe auch den Abschnitt »Schwindel« in Teil 1.)

Sie haben beim Essen sehr schnell ein Völlegefühl und müssen sich dann innerhalb einer Stunde übergeben. Bescheren Ihnen die meisten Ihrer Mahlzeiten einen unerwünschten Nachgeschmack? Rasch einsetzendes Völlegefühl mit Erbrechen ist ein Anzeichen dafür, dass der Weitertransport des Nahrungsbreis vom Magen zum Darm nicht richtig funktioniert. Als Folge davon fühlen Sie sich schneller voll als sonst, und in Ihrem Magen kommt es zu einem Rückstau, der dann das Erbrechen auslöst.

Eine Erklärung dafür wäre, dass die Verbindung zwischen Magen und Zwölffingerdarm buchstäblich blockiert ist. In diesem Fall liegt eine Pylorusstenose vor, also eine Verengung des Magenausgangs, zu der es kommen kann, wenn das Gewebe in diesem Bereich durch ein Magengeschwür anschwillt. Eine andere, weniger wahrscheinliche Ursache ist ein Tumor an der Magenwand.

Möglich ist auch, dass der Magen den Speisebrei nicht weiterbefördert, weil die Muskelkontraktion (Peristaltik) gestört ist. Stattdessen füllt sich der Magen wie ein schlaffer Beutel, in dem der Speisebrei weder weiterverarbeitet noch -bewegt wird. Dabei handelt es sich um eine sogenannte Gastroparese (Magenlähmung), die am häufigsten bei Menschen auftritt, die schon lange an Diabetes leiden, wobei es zu einer Schädigung der Nerven kommt, welche die Magenperistaltik steuern.

Um die genaue Ursache Ihrer Symptome festzustellen, wird der Gastroenterologe verschiedene Untersuchungen vornehmen, einschließlich einer Endoskopie des Magens (die ähnlich wie eine Darmspiegelung abläuft, nur dass dabei eine Kamerasonde in die Speiseröhre eingeführt wird anstatt in Ihr ... Sie wissen schon).

Sie haben seit Wochen von Zeit zu Zeit pulsierende Kopfschmerzen in Verbindung mit Übelkeit, Erbrechen und erhöhter Geräuschempfindlichkeit. Wahrscheinlich leiden Sie an Migräne, für die ein einseitiger pulsierender Kopfschmerz typisch ist, der sehr häufig mit Übelkeit einhergeht. Bei vielen Menschen gibt es für einen Migräneanfall bestimmte Auslöser wie Stress, Menstruation oder auch starke Gerüche. (Mehr dazu im Abschnitt »Kopfschmerzen« in Teil 1.)

Sie haben mehrfach im Jahr heftige Anfälle von Übelkeit und Erbrechen. Möglicherweise leiden Sie an dem seltenen »Syndrom des zyklischen Erbrechens« (Cyclical Vomiting Syndrome, CVS), bei dem es für mehrere Tage zu Übelkeit und Erbrechen kommt, woraufhin sich der Zustand für Wochen oder Monate normalisiert, bevor ein neuer Anfall auftritt. Viele der Betroffenen leiden auch an Migräne, und das Syndrom spricht zum Teil auf dieselbe Behandlung an. Bevor die Diagnose gestellt werden kann, ist es jedoch wichtig, andere mögliche Ursachen der Übelkeit auszuschließen, weshalb Ihr Arzt verschiedene Untersuchungen veranlassen wird. Für das CVS gibt es keine echte Therapie, doch können Medikamente, die normalerweise bei Migräne verschrieben werden, und Antidepressiva Linderung verschaffen.

Ab in die Notaufnahme!

Sie haben Diabetes, und Ihre Blutzuckerwerte sind sehr hoch. Bei absolutem Insulinmangel ist der Körper außerstande, den Zucker im Blut zu verwerten. Da Ihre Organe aber von Zucker als Energieträger abhängig sind, greifen sie wohl oder übel auf andere Energiequellen zurück. Ihre Blutzuckerwerte schießen in die Höhe, und durch die bei der alternativen Energiegewinnung entstehenden Ketonkörper steigt der Säurewert des Blutes. Hauptsymptome einer sogenannten Ketoazidose sind Übelkeit, Schwäche, Bauchschmerzen und Atembeschwerden. Sie benötigen dringend Flüssigkeit und Infusionen von Insulin. Begeben Sie sich so schnell wie möglich in die Notaufnahme.

Sie haben außerdem starke Kopfschmerzen. Wie oben schon erwähnt wurde, verursacht Migräne häufig Übelkeit und Erbrechen. Falls Sie jedoch nicht zu den notorischen Migränepatienten zählen, aber auf einmal starke Kopfschmerzen in Verbindung mit Übelkeit haben, könnte bei Ihnen ein erhöhter Hirndruck vorliegen. Die Schädelhöhle ist ein geschlossener Raum, der kaum Ausweichmöglichkeiten bietet. Als Folge davon wird das Gehirn nicht nur bei jeder Schwellung und Blutung gequetscht, sondern auch bei einem Hirntumor. Erste Symptome sind Kopfschmerzen und Übelkeit, gefolgt von Verwirrung, Mattigkeit und Sehstörungen. Im schlimmsten Fall kommt es zu schweren Gehirnschäden und zum Tod. Rufen Sie sofort den Notarzt.

Sie erbrechen hauptsächlich Blut. Falls Sie gerade einen Rote-Bete-Salat oder einen Teller Tomatensuppe gegessen haben, wird das Erbrochene eine durchgängig rote Färbung haben. Wenn das Toilettenwasser allerdings von hellroten Schlieren durchzogen ist, die sich deutlich vom Erbrochenen absetzen, handelt es sich wahrscheinlich um Blut. Bei den meisten Blutungen in Magen oder Darm bewegt sich das Blut zusammen mit dem Stuhl dem natürlichen Ausgang entgegen. Starke Einblutungen in Magen und Speiseröhre hingegen lösen Brechreiz aus und lassen die Erbrechensszene aus dem »Exorzisten« noch harmlos aussehen. Bei Lebererkrankungen im fortgeschrittenen Stadium ist das Risiko, dass es zu diesem furchterregenden Ereignis kommt, am höchsten, da die Betroffenen schwache Blutgefäße in der Speiseröhre haben und eine gestörte Blutgerinnung aufweisen.

Sie haben sehr starke Bauchschmerzen. Die Kombination aus Übelkeit und sehr starken Leibschmerzen ist charakteristisch für eine Vielzahl von Ursachen des akuten Abdomens – die Sammelbezeichnung für eine Symptomatik, die sofortige Abklärung verlangt, bevor es zu lebensbedrohlichen Komplikationen kommt. Zu den Hauptursachen zählen Darmverschluss und Entzündungen der Bauchspeicheldrüse (Pankreatitis), der Gallenblase (Cholezystitis), des Wurmfortsatzes (Appendizitis) oder von Teilen des Dickdarms (Divertikulitis). Bei einem Darmverschluss kann der Nahrungsbrei nicht den normalen Weg durch den Körper nehmen und wird stattdessen zurück zum Eingang befördert. Als Folge davon hat das Erbrochene einen wirklich üblen Geruch – eben von Kot –, da es aus den Tiefen des Darms stammt. (Mehr über all diese Probleme finden Sie im Abschnitt »Bauchschmerzen« [siehe oben].) Unterm Strich gilt: Wenn die Schmerzen sehr stark sind, sollten Sie diese sofort abklären lassen.

Teil 4

FRAUENTHEMEN

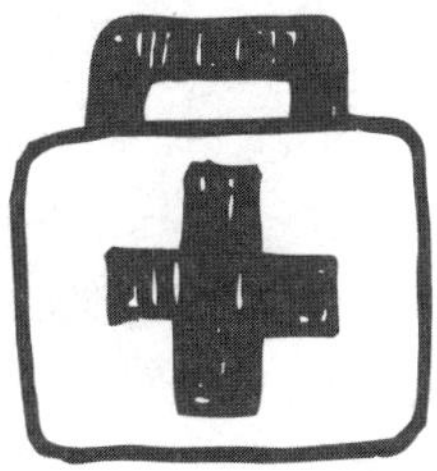

KNOTEN IN DER BRUST

Redaktionelle Bearbeitung: Timothy Ryntz

Jede achte Frau erkrankt im Lauf ihres Lebens an Brustkrebs – es ist also durchaus nicht unvernünftig, sich Sorgen zu machen, wenn Sie einen Knoten ertasten. Die gute Nachricht lautet, dass es sich bei vielen Knoten nicht um Krebs handelt. Die schlechte, dass es manchmal einer Reihe von Untersuchungen und einer Biopsie bedarf, also einer Gewebeentnahme, um das herauszufinden.

Häufig stellen Frauen die Frage, ob sie sich regelmäßig selbst auf Knoten hin untersuchen sollten (und wenn ja, wie oft). Über viele Jahre wurde diese Frage unter Medizinern lebhaft diskutiert. Viele Experten sind heute der Ansicht, dass das regelmäßige Abtasten der eigenen Brust mehr Nachteile als Vorteile mit sich bringt, weil es anders als die ärztliche Vorsorgeuntersuchung nicht ausreichend zwischen gefährlichen und gutartigen Knoten unterscheidet, was zu zusätzlichen, teilweise invasiven Tests führt, die wenig Nutzen haben.

Andererseits sind Sie wahrscheinlich mit der normalen Gewebsstruktur Ihrer Brust vertraut und werden einen Knoten oder eine Formveränderung auch dann bemerken, wenn Sie sich nicht regelmäßig untersuchen. Und was sollten Sie tun, wenn das der Fall ist? Erst mal eine Woche abwarten, bevor Sie zum Arzt gehen, oder sich in die Notaufnahme begeben, um möglichst sofort einen Mammografietermin zu bekommen?

Entspannen Sie sich

Sie haben sich die Brust gestoßen und fühlen jetzt einen Knoten unter einem sichtbaren Bluterguss. Nach einem Stoß gegen die Brust kann es zu einer knotenartigen Blutansammlung im Gewebe kommen. Es gilt nun, den Knoten im Verlauf der kommenden Woche weiter zu beobachten, während der blaue Fleck verblasst. Gehen Sie zum Arzt, falls der Knoten in dieser Zeit nicht kleiner wird. Manchmal zieht eine Verletzung der Brust eine sogenannte Fettgewebsnekrose nach sich, ein Phänomen, bei dem sich beschädigtes Fettgewebe mit der Zeit verhärtet. Leider sind dann häufig weitere Tests nötig, um eine Krebserkrankung auszuschließen. Möglich ist allerdings auch, dass Sie rein zufällig einen Tumor in dem Bereich der Brust haben, den Sie sich gestoßen haben.

Während der Menstruation schmerzt Ihre Brust und fühlt sich knotig an. Wie viele andere Frauen auch haben Sie wahrscheinlich eine Reihe von Zysten (mit Gewebsflüssigkeit gefüllte Einkapselungen) in der Brust, die während der Periode schmerzhaft anschwellen. Typisch dafür ist, dass beide Brüste betroffen sind und sich überall knotig anfühlen. Jeder besonders große, dauerhaft bestehende Knoten bedarf dagegen der ärztlichen Abklärung anhand einer Ultraschalluntersuchung.

Info-Box

WIE OFT ZUR MAMMOGRAFIE?

Die Mammografie ist nach wie vor ein hochumstrittenes Thema. Manche Fachleute empfehlen sie für Frauen ab vierzig Jahren im jährlichen Turnus. Andere sprechen sich dafür aus, sie ab fünfzig Jahren alle zwei Jahre vornehmen zu lassen* (jedoch früher, wenn es Fälle von Brustkrebs in der Familie gibt).

Was aber könnte dagegen sprechen, häufiger und in einem früheren Lebensalter zur Vorsorgeuntersuchung zu gehen? Ist es nicht in jedem Fall besser, sich Gewissheit zu verschaffen? Leider handelt es sich bei der Mammografie nicht um eine absolut sichere Methode der Früherkennung, mit der sich immer zweifelsfrei feststellen ließe, ob es sich bei einem Knoten um Krebs handelt oder nicht. Ein unklarer Befund führt deshalb häufig zu einer Biopsie. Außerdem ist die Untersuchungsmethode an sich nicht gerade ein Spaziergang, da die Brüste dabei zwischen zwei Plexiglasplatten flach gedrückt werden.

Zwar werden durch die Mammografie Krebserkrankungen häufiger und zu einem früheren Zeitpunkt entdeckt; andererseits erhöht sich auch das Risiko fälschlich positiver Befunde aufgrund gutartiger Knoten, die ansonsten unentdeckt geblieben wären und keine Probleme bereitet hätten. (Bei Männern besteht eine vergleichbare Problematik in Bezug auf die Prostatavorsorgeuntersuchung.) Entscheiden Sie daher am besten gemeinsam mit Ihrem Frauenarzt, welches Vorgehen Ihrer persönlichen Situation und Einstellung am ehesten gerecht wird.

* Dies entspricht der Empfehlung des deutschen Krebsvorsorgeprogramms (Anm. d. Übers.).

Gehen Sie zum Arzt

Sie stillen. Möglicherweise haben Sie einen verstopften Milchkanal, wodurch die Milchdrüsen anschwellen. Eine sogenannte Galaktozele (Milchzyste), die sich wie ein Tumor anfühlen kann, tritt entweder während oder kurz nach der Stillzeit auf. Ihr Frauenarzt wird eine Mammografie und/oder eine Ultraschalluntersuchung durchführen, um eine Krebserkrankung auszuschließen. Eventuell wird er auch die Stelle punktieren; tritt dabei Milch aus, ist die Diagnose Galaktozele bestätigt. Eine Milchzyste ist unbedenklich und verlangt in der Regel keine besondere Behandlung.

Sie haben eine schmerzhafte Rötung und Schwellung im Bereich einer Brustwarze. Möglicherweise haben Sie eine Brustentzündung, eine sogenannte Mastitis, die hauptsächlich bei stillenden Frauen auftritt. Manchmal entsteht dabei ein Abszess, also eine Einkapselung von Bakterien und Abwehrzellen. Die Behandlung besteht dann in der Gabe von Antibiotika und der Eröffnung des Abszesses, sofern er dazu reif ist. Manchmal spricht die Brustwarzenentzündung auf Antibiotika nicht an, weil die Symptome tatsächlich ein frühes Anzeichen eines sogenannten Paget-Karzinoms sind, einer Form von Brustkrebs. Eventuell veranlasst Ihr Frauenarzt dann weitere Untersuchungen, um diese Diagnose auszuschließen.

Sie ertasten einen Knoten, auf den die bisherigen Beschreibungen nicht zutreffen, fühlen sich ansonsten aber wohl. Versuchen Sie, innerhalb der nächsten Tage einen Arzttermin zu bekommen. Abhängig von Ihrem Lebensalter und der allgemeinen Gewebestruktur Ihrer Brust, wird entweder eine Ultraschalluntersuchung oder Mammografie (oder beides) durchgeführt. Falls dabei nicht zweifelsfrei festgestellt wird, dass der Knoten unbedenklich ist, wird Ihr Arzt die Entnahme einer Gewebeprobe veranlassen (Biopsie). Sparen Sie sich aber den Gang in die Notaufnahme wegen eines Knotens in der Brust. Da man dort keine Mammografie durchführt, wird man Sie an Ihren Frauenarzt verweisen.

Ab in die Notaufnahme!

Ihre Brust ist gerötet, geschwollen und schmerzt im Bereich der Brustwarze. Außerdem haben Sie Fieber, Schüttelfrost und/oder fühlen sich benommen. Möglicherweise liegt bei Ihnen eine schwere Form von Mastitis (Brustentzündung) vor, die sofortige ärztliche Behandlung erfordert, unter Umständen auch Infusionen und die intravenöse Gabe von Antibiotika. Falls Sie nicht innerhalb von Stunden einen Termin bei Ihrem Arzt bekommen, begeben Sie sich in die Notaufnahme.

ABSONDERUNGEN AUS DER BRUSTWARZE

Redaktionelle Bearbeitung: Timothy Ryntz

Sie haben einen langen Arbeitstag hinter sich und freuen sich darauf, endlich abschalten und entspannen zu können. Wenn Sie nach Hause kommen, stellen Sie Ihre Tasche im Flur ab und begeben sich unverzüglich ins Schlafzimmer, um sich Ihrer Arbeitskluft zu entledigen. Sie greifen nach Ihrem bequemsten Pyjama und werfen Ihre Kleider aufs Bett. Sie nehmen die Fernbedienung zur Hand, um sich Ihre Lieblingssendung ... aber was ist das? Ein Fleck im BH? *Ist das etwa Blut? Habe ich etwa Brustkrebs?*

Die weibliche Brust ist für ihre Trägerinnen manchmal eher ein Fluch als ein Segen. Einen Großteil ihres Erwachsenenlebens erdulden Frauen Rückenschmerzen, Mammografien, die im Hintergrund lauernde Angst vor Krebs und die ständigen Blicke der Männer, die ihnen aufs Dekolleté starren – und all das nur, um ihren biologischen Auftrag erfüllen zu können und einen Säugling ein paar Monate lang mit Muttermilch zu versorgen.

Was aber, wenn aus der Brust Milch oder auch eine andere Flüssigkeit austritt, obwohl Sie kein Baby haben oder schwanger sind? Sollten Sie einfach ein paar Tage abwarten, ob sich das wieder normalisiert? Oder sofort zur Mammografie oder Ultraschalluntersuchung gehen?

Entspannen Sie sich

Ihr Partner ist ein Busenfan. Wenn Ihre Brustwarzen beim Sex immer wieder stimuliert werden, kann Ihr Körper das so interpretieren, dass da ein Baby nach Milch zu saugen versucht. Und wie Ihnen jeder Volkswirt erklären kann, bestimmt die Nachfrage das Angebot. Wird die für die Steuerung der Milchproduktion zuständige Hirnregion angeregt, setzt sie ein Hormon namens Prolaktin frei, das für einen Milchaustritt (Laktation) aus *beiden* Brüsten sorgt. Bitten Sie Ihren Partner, vorläufig mit etwas anderem zu spielen (die Details überlassen wir ganz Ihrer Erfindungsgabe), und gehen Sie zum Arzt, wenn der Milchaustritt dennoch länger als ein oder zwei Wochen anhält. Bleibt er auf eine Brust beschränkt, ist das schon eher besorgniserregend, weil es ein Hinweis auf ein abnormes Zellwachstum wie Krebs sein kann.

Sie haben Ihre BHs bereits in den Sechzigerjahren verbrannt und seither keine neuen angeschafft. Wenn Sie keinen BH tragen und Ihre Brustwarzen dabei häufig am Stoff Ihrer Bluse reiben, kann Ihr Gehirn auch *das* als die Saugversuche eines hungrigen Säuglings missverstehen. (Es handelt sich um einen ziemlich primitiven Reflex.) Auch ein locker sitzender BH oder ein Piercing kann die Brustwarzen so weit stimulieren, dass es zum Milchfluss kommt. Doch selbst in diesen Fällen sollte er auf beiden Brüsten einsetzen, weil die Signale vom Gehirn hier nicht selektieren. Sprechen Sie mit Ihrem Arzt, wenn Sie sich anders kleiden und die Milch dennoch weiterhin einschießt.

Sie hatten vor Kurzem eine Brustoperation oder haben sich die Brust verletzt beziehungsweise verbrannt. Wenn Sie kürzlich eine Brust-OP hatten, ist Milchaustritt das Letzte, was Sie jetzt gebrauchen können. Leider kommt das Nervensystem manchmal ein bisschen durcheinander, sodass Ihr Gehirn Schmerz als eine Stimulation der Brustwarzen missdeutet. (Ungelogen, Ehrenwort!) Wie oben schon ausgeführt, wird die entsprechende Hirnregion angeregt, und Sie stellen dann auf beiden Brüsten Milcheinschuss fest. Weisen Sie Ihren Arzt darauf hin.

Sie sind schwanger. Vielleicht bemerken Sie in den letzten Schwangerschaftswochen einen Milchaustritt auf beiden Brüsten, da Ihr Hormonhaushalt jetzt auf Hochtouren läuft. Nehmen Sie es als eine Art Generalprobe. Bei manchen Frauen kommt es allerdings zu blutigen Absonderungen. Auch wenn es sich dabei wahrscheinlich um ein normales Phänomen handelt, das mit dem raschen Wachstum und der intensiven Durchblutung der Brüste zusammenhängt, sollten Sie Ihren Arzt darauf ansprechen.

Gehen Sie zum Arzt

Sie bemerken Absonderungen an nur einer Brust. Dieser Umstand weist auf ein Problem hin, das speziell diese Brust betrifft, und weniger auf eine Irreführung der Kommandozentrale im Gehirn. Die Skala möglicher Erklärungen reicht von einer belanglosen Schwellung bis hin zu Krebs. Je nach Lebensalter und medizinischer Vorgeschichte ist bei Ihnen wahrscheinlich eine Mammografie oder Ultraschalluntersuchung beziehungsweise beides notwendig. Eventuell spritzt Ihnen der Arzt auch ein Kontrastmittel in die Brustwarze, um die Milchdrüsen bei der Untersuchung besser sichtbar zu machen.

Sie haben eine Rötung oder einen Ausschlag im Bereich der Brustwarze. Bei einer krustigen Entzündung der Brustwarze oder des Warzenhofs kommt es gelegentlich zu einer eiterartigen Absonderung. Rufen Sie den Notarzt (oder lassen Sie sich in die Notaufnahme bringen), wenn Sie zugleich hohes Fieber haben und sich benommen fühlen, da die Infektion dann auf den Blutkreislauf übergegriffen haben kann. Eine sehr viel seltenere, aber umso bedenklichere Ursache einer Entzündung der Brustwarze ist ein Paget-Karzinom, eine Form von Brustkrebs, die mit einer entzündlich-schuppigen, manchmal auch nässenden Hautveränderung an der Brustwarze beginnt. Es kann schwer sein, ein Paget-Karzinom von einem Ekzem zu unterscheiden, daher wird Ihr Arzt Ihnen wahrscheinlich zunächst eine antibakterielle oder cortisonhaltige Salbe verschreiben. Wird die Entzündung davon nicht innerhalb einer Woche besser, muss eventuell eine Biopsie vorgenommen werden, um ein Paget-Karzinom auszuschließen.

Sie nehmen Medikamente gegen Schizophrenie oder chronische Übelkeit und Leibschmerzen. Neuroleptika zur Behandlung der Schizophrenie (wie Haloperidol, Fluphenazin und Risperidon) und häufig eingesetzte Mittel gegen Übelkeit (Metoclopramid) stören die normale Signalübertragung im Gehirn und führen so zu hohen Prolaktinspiegeln. Bei manchen Frauen kommt es dann zum Milchaustritt an beiden Brüsten. Sprechen Sie Ihren Arzt darauf an, und falls es Sie sehr stört, können Sie eventuell die Dosierung anpassen oder auf ein anderes Medikament ausweichen. (Bitte verändern Sie nicht eigenmächtig die Dosierung.) Kommt es nur auf einer Brust zum Milchaustritt, muss durch weitere Untersuchungen eine Krebserkrankung als Ursache ausgeschlossen werden.

Sie sind ständig müde, leiden an Verstopfung und haben zugenommen. Wenn diese Symptome wirklich neu bei Ihnen aufgetreten sind, dann könnte bei Ihnen ein Schilddrüsenproblem vorliegen. Die Schilddrüse spielt eine wichtige Rolle bei der Steuerung des Energiestoffwechsels. Wenn sie schlappmacht, wird Ihr ganzer Körper ausgebremst, und Sie legen ein paar Pfunde zu. In seltenen Fällen führt eine Schilddrüsenunterfunktion zu Fehlsignalen in der Hirnregion, die für die Steuerung des Milchflusses zuständig ist, wodurch es zur Ausschüttung von Prolaktin kommt und damit zum Milcheinschuss in beiden Brüsten. Ihr Arzt wird in diesem Fall Ihr Blut auf den Schilddrüsenhormon- und Prolaktinspiegel hin untersuchen lassen.

Sie sind ein Mann. Milchaustritt bei einem Mann ist in jedem Fall ungewöhnlich. (Auch Robert De Niro schafft das in »Meine Frau, ihre Schwiegereltern und ich« nur mithilfe einer Spezialanfertigung.) Wenn Sie bei sich Milchfluss bemerken, sprechen Sie Ihren Arzt darauf an, der eine Blut- und eine Ultraschalluntersuchung der Brust veranlassen wird.

Sie sind weder schwanger noch junge Mutter. Bei vielen Frauen stellt sich nach der Geburt eine Phase von Unfruchtbarkeit ein, die auf einem hohen Prolaktinspiegel beruht. (Die Natur möchte, dass Ihr Körper erst einmal wieder zur Ruhe kommt.) Aber auch bei Frauen, die *nicht* vor Kurzem entbunden haben, kann es zu einem abnorm hohen Prolaktinspiegel kommen, der unregelmäßige Perioden, Unfruchtbarkeit und Milcheinschuss bewirkt. Zwar kann, wie weiter oben bereits ausgeführt, ein hoher Prolaktinspiegel auch Folge einer Stimulation der Brustwarzen und bestimmter Medikamente sein; eine weitere Ursache ist jedoch ein Tumor in der Hirnregion, in der die Prolaktinproduktion stattfindet, der Hirnanhangsdrüse. Falls bei Ihnen der Prolaktinspiegel ohne plausiblen Grund erhöht ist, wird Ihr Arzt ein MRT des Gehirns veranlassen, um diese Diagnose auszuschließen.

Sie haben häufig Kopfschmerzen und Sehstörungen (Gesichtsfeldausfälle). Ein Tumor der Hirnanhangsdrüse kann zu einer übermäßigen Prolaktinbildung und folglich zu den im vorangehenden Abschnitt beschriebenen Symptomen führen. Ist der Tumor groß genug, kann er auch Kopfschmerzen verursachen und auf die Sehnerven drücken, woraus Einschränkungen des Gesichtsfelds resultieren (bitemporale Hemianopsie). Da solche Tumoren gutartig sind, also nicht auf andere Organe übergreifen, ist unter Umständen eine medikamentöse Behandlung ausreichend. Wird der Tumor jedoch nicht kleiner, muss er entfernt werden. Die Hirnanhangsdrüse befindet sich an der Gehirnbasis. Der Eingriff kann daher in der Regel über die Nase erfolgen, ohne dass dazu der Schädelknochen geöffnet werden muss. Erstaunlich, nicht wahr?

VAGINALBLUTUNG UND -AUSFLUSS

Redaktionelle Bearbeitung: Timothy Ryntz

Die Gebärmutter ist das einzige Organ, dessen *Bestimmung* es ist, in regelmäßigen Abständen zu bluten. Über einen Zeitraum von etwa vierzig Jahren erneuert sich die Uterusschleimhaut auf diese Weise mit der Regelmäßigkeit eines Uhrwerks, und der monatliche Blutfluss wird je nachdem mit Unbehagen, Widerwillen oder auch Erleichterung registriert (falls Sie es mit der Verhütung nicht ganz so genau genommen haben).

Bei den meisten Frauen setzt die Periode normalerweise alle vier bis sechs Wochen ein und dauert zwischen vier und sieben Tagen. Manchmal jedoch scheinen die »Tage« kein Ende nehmen zu wollen, oder aber aus dem Rinnsal wird ein Sturzbach, so als wäre es da drinnen zu einem Dammbruch gekommen. In anderen Fällen kommt es völlig außerplanmäßig und scheinbar aus dem Nichts zu Zwischenblutungen oder auch zu Ausfluss, bei dem es sich eindeutig *nicht* um Blut handelt. Von alldem sind Sie natürlich nicht gerade begeistert, und Sie fragen sich, was eigentlich mit Ihnen los ist.

Werfen wir zunächst einen Blick ins Innere. Vaginalblutungen haben ihren Ursprung zumeist in der Gebärmutter. Die Vagina ist mit der Gebärmutter über den Gebärmutterhals verbunden, eine kleine ringförmige Öffnung. Einmal im Monat baut die Gebärmutter als vorbereitende Maßnahme für eine mögliche Schwangerschaft eine zusätzliche Schleimhautschicht auf. Wird aber eines Ihrer Eier *schon wieder* versetzt, baut die Gebärmutter diese Schleimhautschicht ein weiteres Mal ab und sagt sich: »Auf ein Neues!«

Manchmal jedoch kommt es zu einem abnormen Zellwachstum und zu Blutungen, die komplett außerhalb des Zeitplans liegen. Nichtblutiger Ausfluss dagegen ist häufig ein Anzeichen für eine Infektion.

Falls Sie ungewöhnliche Blutungen oder Ausfluss bemerken, sollten Sie dann erst einmal ein paar Tage abwarten? Zu einem Tampon greifen und sich weiter keine Sorgen machen? Oder einen Eiltermin beim Gynäkologen für einen gründlichen Unterleibs-Check-up vereinbaren?

Entspannen Sie sich

Sie bemerken eine geringe Menge weißlichen Ausflusses in Ihrem Slip, verspüren aber weder Schmerzen noch Jucken oder Brennen in der Vagina. Zwischen zwei Monatsblutungen produzieren Vagina und Gebärmutterhals manchmal normalen Ausfluss aus Sekret und abgestorbenen Zellen. Die Menge sollte nicht mehr als einem Teelöffel am Tag entsprechen – genug, um einen Fleck in Ihrer Unterwäsche zu hinterlassen, aber nicht viel mehr. Wenn Ihre Vagina dabei nicht schmerzt oder juckt, brauchen Sie sich weiter keine Sorgen zu machen.

Sie haben sich vor Kurzem die Spirale einsetzen lassen und jetzt eine stärkere Regelblutung als sonst. Ihre Aussichten, schwanger zu werden, sind damit zwar erheblich geringer geworden, aber Ihr Uterus ist von dem neuen Untermieter vielleicht weniger angetan und bekundet sein Missfallen nun während Ihrer Periode. Die hormonfreie Kupfer- oder Kupfer-Gold-Spirale führt häufig zu stärkeren Regelblutungen. Die Hormonspirale dagegen (Intrauterinpessar, IUP) verstärkt die Blutung zunächst, schwächt sie aber mit der Zeit ab, bis Ihre Periode schließlich auch ganz ausbleiben kann.

Es ist biologisch nicht auszuschließen, dass Sie schwanger sind. Wenn Sie unter sechzig sind und in den vergangenen neun Monaten Sex hatten, dann gehen Sie nicht über »Los«, sondern machen Sie auf direktem Weg einen Schwangerschaftstest, bevor Sie andere Erklärungen in Erwägung ziehen. Sowohl normale als auch irreguläre Schwangerschaften können zu Blutungen und Ausfluss führen.

Info-Box

TROCKENE VAGINA UND SCHMERZEN BEIM GESCHLECHTSVERKEHR

Scheidentrockenheit ist unangenehm und beruht oft auf einem niedrigen Östrogenspiegel. Fast die Hälfte aller Frauen hat nach der Menopause mit vaginaler Trockenheit zu tun. Andere mögliche Ursachen sind Stillen, operative Entfernung der Eierstöcke und die Einnahme bestimmter Medikamente, etwa mit dem Wirkstoff Leuprorelin (unter anderem zur Behandlung von Endometriose) oder Medroxyprogesteron (Drei-Monats-Spritze), einige orale Verhütungsmittel und Antihistaminika wie Diphenhydramin.

Zu den Hauptsymptomen von Scheidentrockenheit gehören Schmerzen beim Geschlechtsverkehr (Dyspareunie), anschließende Blutung (aufgrund verstärkter Reibung) sowie Jucken und Brennen in der Vagina. Da dem Sekretfluss auch eine Schutzfunktion zukommt, werden Bakterien bei seinem Ausbleiben weniger effektiv aus der Vagina hinausbefördert und können so leichter in die benachbarten Harnwege gelangen.

Es gibt allerdings viele wirksame Behandlungsmethoden. Als Mittel erster Wahl kommen rezeptfreie Gleitgele infrage, am besten lassen Sie sich in der Apotheke beraten. Falls ein Östrogenmangel die wahrscheinliche Ursache ist, verschreibt Ihnen Ihr Frauenarzt eventuell auch ein Östrogenpräparat zur äußerlichen Anwendung. Dafür stehen Cremes, Zäpfchen oder auch Vaginalinserts zur Verfügung. Manche Frauen bevorzugen Hormontabletten oder -pflaster, bei denen es allerdings zu einem Anstieg des Östrogenspiegels im ganzen Körper kommt, was bei einer Brustkrebserkrankung oder Gerinnselneigung nicht zu empfehlen ist.

Neben vaginaler Trockenheit gibt es noch weitere Ursachen für Schmerzen beim Geschlechtsverkehr; zu der langen Liste zählen Infektionen, anatomische Anomalien, Endometriose, Nervenerkrankungen, Vernarbungen, Ängste, Depressionen und sexueller Missbrauch. In jedem Fall ist es sinnvoller, sich vom Gynäkologen untersuchen zu lassen, statt dass Sie die Symptome hinnehmen oder versuchen, sie selbst in den Griff zu bekommen.

Gehen Sie zum Arzt

Ihre Vagina juckt oder brennt, und Sie haben krümeligen weißen Ausfluss. Wahrscheinlich haben Sie einen Scheidenpilz, der außer Brennen und Jucken einen bröckeligen Ausfluss verursacht, der an geronnene Milch oder Hüttenkäse erinnert (den Sie jetzt bestimmt nicht mehr werden essen wollen). Auch Antibiotika können zu einer Pilzinfektion führen, indem sie die normalen, »guten« Vaginalbakterien abtöten, welche die Pilze in Schach halten. Diabetikerinnen haben ebenfalls ein erhöhtes Erkrankungsrisiko. Anhand einer mikroskopischen Untersuchung des Ausflusses (Abstrich) kann Ihr Frauenarzt die Diagnose stellen. Normalerweise ist die lokale Therapie mit einem rezeptfreien Antimykotikum ausreichend (in der Regel ein Kombinationspräparat aus Creme und Zäpfchen). Lassen Sie sich in der Apotheke beraten. Wenn das nicht zum Erfolg führt, kann der Arzt Ihnen auch entsprechende Tabletten verschreiben, die den Pilz systemisch, also von innen heraus bekämpfen.

Sie haben einen wässrigen, gelblich grünen oder grauweißen Ausfluss. Wahrscheinlich haben Sie entweder eine Trichomoniasis oder eine bakterielle Vaginose.

Bei einer Trichomoniasis kommt es neben Jucken oder Brennen in der Scheide zu einem übel riechenden Ausfluss. Ohne Ihnen damit zu nahe treten zu wollen, müssen wir Ihnen leider sagen, dass es sich um eine sexuell übertragbare Infektionskrankheit handelt. Ihr Frauenarzt kann die Diagnose mithilfe eines Abstrichs stellen. Leider müssen Sie Antibiotika nehmen, was auch für Ihren Sexualpartner gilt (da es sonst zum Pingpongeffekt kommt). Viel Glück beim Verfassen Ihrer SMS! Übrigens sind Männer häufig symptomfrei, müssen aber mitbehandelt werden, auch wenn sie sich untenherum normal fühlen.

Eine bakterielle Vaginose (BV), bei der die normale Scheidenflora aus dem Gleichgewicht geraten ist, macht sich in der Regel weniger unangenehm bemerkbar als eine Trichomoniasis. Bakterielle Vaginosen kommen ausgesprochen häufig vor, auch wenn die meisten Frauen keine Symptome zeigen. Bei einigen jedoch kommt es zu einem grauweißen Ausfluss mit dem markanten Geruch von totem Fisch. Der Geruch verstärkt sich häufig nach dem Sex. Halten Sie also Duftkerzen bereit, um sie anzuzünden, während Ihr Partner nach einem Handtuch greift. Anders als eine Trichomoniasis verursacht eine BV weder Brennen noch Jucken. Falls Ihre Unterwäsche also wie ein Angelsteg in der späten Nachmittagssonne riecht, bitten Sie Ihren Frauenarzt, einen Abstrich zu machen. Behandelt wird die BV mit Antibiotika. (In diesem Fall muss der männliche Partner nicht mitbehandelt werden.) Leider führt die Therapie häufig nicht zum Erfolg, sodass sie wiederholt werden muss, falls die Symptome wiederkehren.

Sie haben starke und schmerzhafte Perioden. Möglicherweise haben Sie Uterusmyome, also gutartige Geschwulste auf oder innerhalb der Gebärmutter. Uterusmyome sind sehr häufig, vor allem bei Frauen afrikanischer Herkunft. Sie sind nicht bösartig, streuen also nicht außerhalb der Gebärmutter und bereiten normalerweise keine Probleme. Bei manchen Frauen führen sie allerdings zu starken Regelblutungen und einem dumpfen Schmerz im Beckenraum. Manchmal werden sie auch so groß, dass sie auf benachbarte Organe drücken wie die Blase (wodurch es dann vermehrt zum Harndrang kommt) oder den Darm (was zu Verstopfung führen kann). Uterusmyome im Inneren der Gebärmutter können zu Unfruchtbarkeit und Fehlgeburten führen.

Ihr Gynäkologe kann ein Uterusmyom anhand einer Ultraschalluntersuchung diagnostizieren. Falls starke Blutungen das Hauptproblem sind, kann die Einnahme der »Pille« oder anderer Medikamente Abhilfe schaffen. Bereiten die Myome aber große Beschwerden, die sich auch durch Medikamente nicht bessern, bleibt Ihnen vielleicht eine der Prozeduren, um sie zu verkleinern oder zu entfernen, nicht erspart. Manchmal kann Ihnen der Arzt einfach Medikamente in die zur Gebärmutter führende Blutbahn spritzen, um die Myome zum Schrumpfen zu bewegen. In anderen Fällen muss die Gebärmutter teilweise oder ganz entfernt werden. Das individuelle Vorgehen hängt davon ab, wie groß die Myome sind und ob ein Kinderwunsch besteht.

Nach einem Kaiserschnitt kommt es bei Ihnen zu verlängerten Perioden. Bei einem Kaiserschnitt wird die Gebärmutter geöffnet und Ihr kleiner Sonnenschein mit einer Zwangsräumung konfrontiert. Manchmal verbleibt von dem Eingriff an der Innenwand der Gebärmutter eine Art Schlitz, der sich per Ultraschall erkennen lässt. Während der Periode kann sich darin Blut sammeln und dann für ein paar Tage nachsickern. Das ist lästig, aber ungefährlich. Falls bei Ihnen noch mehr Nachwuchs geplant ist, wird Ihr Gynäkologe Ihnen eventuell dazu raten, den Spalt schließen zu lassen.

Es kommt bei Ihnen zu Blutungen nach dem Geschlechtsverkehr. Falls Ihr Partner sich mit so viel Feingefühl Zugang zu Ihrem Intimbereich verschafft, wie es ein SEK-Team bei der Erstürmung einer konspirativen Wohnung aufbringen würde, dann dürften Sie gelegentlich ein leichtes Bluten oder Wundsein an sich bemerken. Wenn Sie allerdings regelmäßig nach dem Sex bluten, könnte eine Infektion oder auch ein Tumor der Grund sein. Entzündetes oder abnormes Zellgewebe ist empfindlich und blutet leicht nach jeder Art von Reibung (und sei sie noch so sanft und gut geschmiert). Falls Sie die Wechseljahre hinter sich haben und unter Scheidentrockenheit leiden, könnte die Blutungsneigung nach dem Sex auch darauf beruhen (siehe Info-Box weiter oben). Lassen Sie sich vom Gynäkologen gründlich untersuchen.

Es kommt bei Ihnen regelmäßig zu Zwischenblutungen. Wenn Sie in letzter Zeit zwischen den Perioden Blutungen hatten, könnte es dafür eine ganz und gar harmlose Erklärung geben, denn bei einigen Frauen erfolgt die Monatsblutung nicht in einem einzigen Schub. Andererseits könnte es auch ein abnormes Zellwachstum geben, bei dem es unabhängig von der Periode zu Blutungen kommt. Sie sollten sich von Ihrem Frauenarzt gründlich untersuchen lassen, damit alle bedrohlichen Ursachen ausgeschlossen werden können.

Sie bekommen Ihre Periode, obwohl Sie dachten, die Menopause schon hinter sich zu haben. In den Wechseljahren bleibt die monatliche Blutung nicht auf einmal aus, sondern es kommt vor der Menopause normalerweise über einen größeren Zeitraum zu unregelmäßigen Blutungen in Abständen von mehreren Monaten. Falls die Menopause bei Ihnen allerdings bereits einige Jahre zurückliegt, ist eine Vaginalblutung schon eher ein Grund zur Besorgnis. Geht sie mit Scheidentrockenheit und Schmerzen einher, könnte die Blutung auch einfach Folge mangelnden Scheidensekrets und damit zu starker Reibung beim Geschlechtsverkehr sein. Bei älteren Frauen ist dies ein häufiges Problem, das sich aber sehr gut in den Griff bekommen lässt (siehe Info-Box weiter oben). Ist die Blutung jedoch nicht mit Scheidentrockenheit und Schmerzen verbunden, könnte sie auf einen Tumor oder ein anderes abnormes Zellwachstum hinweisen. Lassen Sie sich auch in diesem Fall gründlich von Ihrem Frauenarzt untersuchen.

Sie hatten schon immer starke Regelblutungen, und mit Ihrer Gebärmutter scheint alles in Ordnung zu sein. Wenn Sie regelmäßig kartonweise Super-plus-Tampons verbrauchen, Ihr Gynäkologe aber keine organische Ursache finden kann, könnte bei Ihnen eine Blutgerinnungsstörung vorliegen. Noch wahrscheinlicher wird diese Diagnose, wenn Sie auch nach Zahnextraktionen und Operationen zu starken Nachblutungen neigen. Die meisten Blutgerinnungsstörungen kann Ihr Arzt anhand eines einfachen Blutbilds feststellen.

Sie haben Ausfluss und starke Schmerzen im Beckenraum. Eventuell haben Sie eine Infektion im Fortpflanzungstrakt (Gebärmutter, Gebärmutterhals oder Eileiter). Eine Unterleibsentzündung kann zu Ausfluss und auch zu Blutungen führen. Eine andere nicht unbedenkliche Ursache ist eine extrauterine beziehungsweise ektopische Schwangerschaft oder Eileiterschwangerschaft, bei der sich eine befruchtete Eizelle im Eileiter oder auch im Gebärmutterhals (statt in der Gebärmutter) einnistet. Dem heranwachsenden Embryo wird es in der ungeeigneten Umgebung sehr bald zu eng, wodurch es zu Schmerzen und Blutungen kommt. Falls Sie heute keinen Termin beim Gynäkologen mehr bekommen oder die Schmerzen unerträglich sind, dann lassen Sie sich in die Notaufnahme bringen.

Ab in die Notaufnahme!

Sie bluten sehr stark und fühlen sich benommen, vor allem im Stehen. In diesem Fall ist der Grund für die Blutung erst einmal zweitrangig. Im Moment ist das Hauptproblem, dass Ihr Blutverlust ein kritisches Ausmaß erreicht hat und Ihr Blutdruck zu stark abfällt. Wenn Sie einen Tampon nach dem anderen oder reihenweise Binden verbrauchen und sich jetzt benommen fühlen, müssen Sie sich in die Notaufnahme bringen lassen oder einen Krankenwagen rufen. Eventuell brauchen Sie Bluttransfusionen und/oder müssen sich einer ärztlichen Maßnahme unterziehen, mit der die Blutung zum Stillstand gebracht wird.

Teil 5

MÄNNERTHEMEN

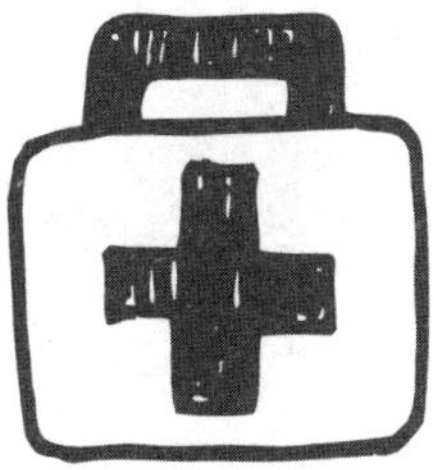

BLUT IM SPERMA

Es soll ja Situationen geben, in denen »Mann« Gelegenheit hat, einen Blick auf sein Sperma zu werfen, und vielleicht fällt Ihnen dabei etwas Beunruhigendes daran auf. Ist das etwa … *Blut?!* Bestimmt hat jetzt Ihr letztes Stündlein geschlagen, und es ist wohl an der Zeit, Ihre Angelegenheiten zu regeln, nicht wahr? Und wenn nicht, werden Sie wenigstens einen Hoden verlieren, oder?

Keine Panik. Sie werden weder verbluten noch einen Hoden verlieren (vermutlich jedenfalls nicht).

Die Samenflüssigkeit setzt sich aus Spermien und Sekret zusammen, das in der Prostata und anderen Drüsen gebildet wird, die an den Verbindungskanälen zwischen Hoden und Penis liegen. Eine Blutbeimischung im Sperma (Hämatospermie) wirkt vielleicht alarmierend, ist aber häufig kein Grund zur Besorgnis. In vielen Fällen ist die Ursache ein geplatztes winziges Kapillargefäß in der Prostata oder im Penis, das von selbst abheilen wird. In Einzelfällen jedoch kann eine Hämatospermie ein Hinweis auf eine Infektion oder auch eine Krebserkrankung sein.

Was also tun? Die Angelegenheit ignorieren? Natürlich nicht. (Das hätten wir von Ihnen auch nicht erwartet.) Aber lohnt es sich, deswegen in die Hosen zu steigen und den Weg zum Arzt anzutreten?

Entspannen Sie sich

Es ist nur ein- oder zweimal passiert. Wahrscheinlich ist Ihnen irgendwo da unten ein kleines Kapillargefäß geplatzt und hat sich danach wieder von selbst verschlossen. Also halb so schlimm, Sie sind wieder einsatzbereit.

Sie sind ausgesprochen entladungsfreudig. Wenn es bei Ihnen mehrmals am Tag zur, ähm, Eruption kommt, strapaziert das Ihren Sexualapparat und kann zu Blutungen führen. Vielleicht wenden Sie sich besser einem anderen Hobby zu. (Wir haben gehört, Stricken soll super sein, und außerdem sind dabei Ihre Hände beschäftigt!)

Sie haben vor Kurzem eine Vasektomie durchführen lassen. Erst lassen Sie diese Tortur über sich ergehen, und nun werden Sie auch noch durch den Anblick blutigen Spermas schockiert. Sie sinken in den Sessel und fragen das Universum: »Kann es denn noch schlimmer kommen?« Immer mit der Ruhe, Hiob. In der Woche nach dem Eingriff sind Blutbeimischungen im Sperma normal. Informieren Sie Ihren Urologen, aber geraten Sie nicht in Panik. Sollten Sie außerdem beim Wasserlassen Schmerzen oder Brennen verspüren, könnten Sie eine Infektion haben, die einer zügigen Abklärung bedarf. Kommt noch Fieber hinzu oder fühlen Sie sich benommen, könnte es sich um eine schwere Infektion handeln, die in die Notaufnahme gehört.

Sie hatten kürzlich eine Prostata-Biopsie. Tatsächlich ist es die Prostata, die einen Großteil der Samenflüssigkeit produziert. (Diese verflixten Hoden stehlen ihr einfach jedes Mal die Show.) Wenn man Ihnen also eine Biopsienadel in die Prostata gestochen und ein Stück Gewebe entrissen hat, dann wundern Sie sich bitte nicht, wenn Sie an ungewohnter Stelle Blut entdecken. Weisen Sie jedoch Ihren Urologen darauf hin.

Sie sind Prostatakrebspatient. Wenn bei Ihnen Prostatakrebs diagnostiziert wurde – und vor allem dann, wenn Sie vor Kurzem deswegen operiert wurden –, dann wundern Sie sich nicht über Blutbeimischungen im Sperma. Informieren Sie aber sicherheitshalber Ihren Arzt.

Gehen Sie zum Arzt

Sie verspüren Brennen beim Wasserlassen, haben Ausfluss aus der Harnröhre oder Hodenschmerzen. Wahrscheinlich haben Sie untenherum eine Infektion. Je nachdem, wo sie sitzt, handelt es sich um eine Urethritis (Harnröhrenentzündung), eine Prostatitis (Vorsteherdrüsenentzündung) oder eine Epididymitis (Entzündung der Nebenhoden, die dem Hoden strangförmig aufliegen und in denen die Samenzellen gelagert werden). Eventuell benötigen Sie Antibiotika und/oder etwas gegen die Schmerzen. Falls es davon nicht besser wird und die urologische Untersuchung nichts Beunruhigendes ergibt, könnten Sie an der selteneren chronischen abakteriellen Prostatitis leiden, die auch als »chronisches Beckenschmerzsyndrom« bezeichnet wird. Typische Symptome sind häufiger Harndrang, Schmerz beim und nach dem Samenerguss sowie Erektionsprobleme. Da die Ursache nicht bekannt ist, steht auch keine gezielte Therapie zur Verfügung; allerdings kann Ihr Arzt Ihnen entzündungshemmende Medikamente und Alphablocker verschreiben.

Sie nehmen blutverdünnende Medikamente. Blutverdünnende Wirkstoffe wie Warfarin, Apixaban, Rivaroxaban, Dabigatran und Acetylsalicylsäure (ASS) können zu Blutbeimischungen im Sperma führen. Manchmal rührt die Blutung lediglich von geplatzten Kapillargefäßen her, die sich aufgrund der Medikamente nicht so schnell wie sonst wieder verschließen. In manchen Fällen bewirken Blutverdünner jedoch, dass ein Tumor zu bluten beginnt, der sonst unentdeckt geblieben wäre. (In diesem Fall hat das Mittel zur Früherkennung beigetragen und Ihnen damit möglicherweise das Leben gerettet!)

Sie sind über vierzig, und keine der bisherigen Erklärungen trifft bei Ihnen zu. Wenn Sie sich bis hierher durch die Erklärungsmodelle gearbeitet haben, ohne dass es bei Ihnen geklingelt hat, gehen Sie am besten zum Arzt. Die lange Liste verbleibender Möglichkeiten umfasst Infektionen, Prostatasteine, Krebserkrankungen, Gefäßanomalien und so weiter. Der Urologe wird Ihnen einen Finger in den Anus stecken, um Ihre Prostata auf Tumoren abzutasten (das ist halb so schlimm, wenn Sie sich dabei entspannen), Ihren Urin auf Erreger untersuchen lassen und den PSA-Wert (prostataspezifisches Antigen) bestimmen. Ergibt sich dabei kein Befund, sind zur Abklärung eventuell weitere Untersuchungen von Prostata und Hoden durch bildgebende Verfahren nötig.

Ab in die Notaufnahme!

Sie haben starke Schmerzen im Beckenraum oder in den Hoden, die mit Fieber und/oder Benommenheit einhergehen. Möglicherweise liegt bei Ihnen eine schwere Infektion der Prostata oder der Hoden vor. Gehen Sie zur weiteren Abklärung in die Notaufnahme, wenn Sie nicht innerhalb der nächsten Stunden einen Arzttermin bekommen. Möglicherweise benötigen Sie dringend Antibiotika.

KNOTEN AM HODEN

In den Hoden werden die Samenzellen und wichtige männliche Hormone wie Testosteron produziert. So manches Eigentümliche im Leben nehmen wir ungefragt hin – warum zum Beispiel sagen wir: »Gesundheit!«, wenn jemand niest, aber rein gar nichts, wenn sich jemand die Seele aus dem Leib hustet? Nicht viel anders verhält es sich mit der seltsamen Tatsache, dass sich die Testikel in einem besonderen Hodensack außerhalb des Körpers befinden. Warum ist das so, und ist das nicht gefährlich? Warum haben Frauen keinen »Ovariensack«, der ihnen zwischen den Beinen baumelt? Und warum bleiben die Antworten aus, sobald wir in unseren SMS diese Art von Fragen stellen?

Die plausibelste Erklärung lautet, dass die Hoden eine Temperatur bevorzugen, die etwas unterhalb der Körpertemperatur liegt. Dafür spricht auch die Tatsache, dass die Haut des Hodensacks sehr dünn ist und die Blutgefäße nah an der Oberfläche verlaufen. Beide Faktoren fördern die Wärmeabgabe nach außen. Andererseits haben die Hoden es gar nicht gern so kalt! Wenn Sie im Winter in Ihren Snowboots und im Bademantel durch die Kälte spazieren, werden sie sich eng an den Körper zurückziehen, um den Wärmeverlust möglichst gering zu halten.

Da die Hoden nun mal halb im Freien hängen, bemerken Männer häufig Veränderungen an der Oberfläche. Manche Ärzte empfehlen, die Hoden mindestens einmal im Monat selbst abzutasten. Das ist vielleicht etwas übertrieben – und wer hat dazu schon die Zeit? Aber wenigstens vier- bis fünfmal im Jahr sollten Sie eine Selbstuntersuchung vornehmen. Das geht am besten nach einer warmen Dusche, wenn Ihr Gehänge entspannt und willig ist. Beide Hoden sollten eine glatte Oberfläche aufweisen, ausgenommen die Nebenhoden mit den Samenleitern.

Wenn Sie an einem Hoden einen Knoten ertasten und keine Entsprechung am anderen Hoden finden, bedeutet das nun automatisch, dass Sie Krebs haben? Brauchen Sie eine Hodenprothese, um nicht wie Ihr kastrierter Hund dazustehen?

Gehen Sie zum Arzt

Über Ihrem Hoden verlaufen wurmartige Stränge. Bei diesen Strängen handelt es sich tatsächlich um knotig erweiterte Hodenvenen (Varikozelen), eine Art Krampfadern. Ehedem, als Sie noch ein Fötus waren, lagen Ihre Hoden im Bauchraum, bis sie schließlich in den Hodensack abgestiegen sind. Aufgrund dieser skurrilen Abwanderung der Hoden auf ihren Außenposten haben die Hodenvenen einen langen, gewundenen Verlauf im Körper. Als Folge davon kommen sie im Beckenraum leicht unter Druck, was zu Aussackungen und Stauungen im Venengeflecht des Hodensacks führt. Manchmal kommt es bei erweiterten Hodenvenen auch zu Schmerzen oder einer Übererwärmung des Hodens und damit zur Unfruchtbarkeit. Falls die Varikozelen Probleme bereiten, können sie auch chirurgisch versorgt werden.

Sie ertasten einen weichen Knoten an der Oberseite des Hodens. Dem Hoden liegt ein strangartiges Gebilde auf, der sogenannte Nebenhoden, in dem die im Hoden produzierten Samenzellen gelagert werden, um für die Ejakulation zur Verfügung zu stehen. Manchmal weist ein Teil des Nebenhodens eine unerklärliche Verdickung auf. Das ist nicht bedenklich und erfordert nur selten eine Behandlung. Da die meisten Männer die Struktur der Nebenhoden jedoch nicht sicher als solche erkennen können und Hodenkrebs manchmal von dort seinen Ausgang nimmt, muss diese Möglichkeit durch eine Ultraschalluntersuchung ausgeschlossen werden.

Info-Box

HODENSCHMERZEN

Die meisten Jungen lernen spätestens beim Turnunterricht in der Grundschule, dass die Hoden äußerst empfindliche Gebilde sind. Ein heftiger Schlag zwischen die Beine kann sie minutenlang außer Gefecht setzen. Offenbar will die Natur uns Männern klarmachen, dass unser Gehänge einigermaßen wichtig ist und gut behandelt sein will.

Was aber, wenn einer der Hoden von selbst zu schmerzen beginnt? Sollten Sie sich zusammenkrümmen und darauf warten, dass der Schmerz vergeht? Beten, dass Sie bald durch eine Ohnmacht von Ihren Qualen erlöst werden?

Tatsächlich kann plötzlich einsetzender Hodenschmerz ein Hinweis auf einen echten Notfall sein. Manchmal verdreht sich ein Hoden um den Samenstrang, wodurch er von der Blutversorgung abgeschnürt wird und stark schmerzt. Wird eine solche Hodentorsion nicht schnell behoben, kann es zum Absterben des Hodens kommen. Sobald der Schmerz einsetzt, tickt die Uhr. Ohne rasche ärztliche Hilfe muss der betroffene Hoden dann im schlimmsten Fall operativ entfernt werden.

Ein allmählich einsetzender Hodenschmerz mit Schwellung kann durch eine Entzündung des Nebenhodens verursacht sein, also des strangförmigen Gebildes, das auf der Rückseite des Hodens aufliegt und die Samenzellen speichert. Eine Nebenhodenentzündung (Epididymitis) ist meist die Folge einer Infektion mit Chlamydien und Gonokokken (verantwortlich für Gonorrhö beziehungsweise Tripper), also sexuell übertragbaren Erregern. (Vielleicht sollten Sie sich vor dem zweiten Date erst einmal darum kümmern?) Bei älteren Männern und solchen, die aktiv Analverkehr praktizieren, kann eine Nebenhodenentzündung durch dieselben Erreger verursacht sein, die auch für Harnwegsinfektionen verantwortlich sind (wie E. coli). In beiden Fällen wird mit Antibiotika behandelt.

Der Knoten/die Beule wird größer, wenn Sie husten. Sind Sie schon einmal aufgefordert worden, Ihre Hosen herunterzulassen und zu husten? (Falls ja, war es hoffentlich ein Arzt und niemand von der Zollbehörde.) Mithilfe dieses einfachen Verfahrens lässt sich auf das Vorliegen eines Hodenbruchs testen, bei dem Darmschlingen durch eine Bruchpforte in der Bauchwand in den Hodensack eintreten. Wenn Sie husten, drückt das Zwerchfell den Darm weiter nach unten und mit ihm auch die Ausstülpung in den Hodensack. Folglich vergrößert sich die tastbare Ausbeulung. Wenn der Hodenbruch häufig Beschwerden macht oder sich nicht aus dem Hodensack zurückschieben lässt, sollte die Öffnung alsbald durch eine Operation geschlossen werden. Falls Sie starke Schmerzen haben, ist der Bruchinhalt möglicherweise eingeklemmt und von der Blutzufuhr abgeschnürt. In diesem Fall müssen Sie sich sofort in die Notaufnahme begeben.

Sie ertasten irgendwo am Hoden einen festen Knoten. Sie müssen durch eine Ultraschalluntersuchung abklären lassen, ob eine Krebserkrankung vorliegt. Ignorieren Sie das Problem nicht in der Hoffnung, dass es sich von selbst erledigen wird. Hodenkrebs ist im frühen Stadium sehr gut behandelbar, kann aber tödlich ausgehen, wenn er zu spät erkannt wird. Zur Zeit der Diagnose liegt das Durchschnittsalter der Erkrankten bei achtunddreißig Jahren; seien Sie also nicht leichtsinnig, weil Sie jung und im Übrigen kerngesund sind.

ERektionsstörungen

Plato hat einmal gesagt, dass der Penis wie ein Kater sei: Den ganzen Tag über lässt er sich nicht blicken, ist aber sehr verspielt in der Nacht. Dann verlangt er massiv nach Aufmerksamkeit, fremdelt jedoch gegenüber Unbekannten. Und auch wenn er seinem Besitzer zu gehorchen scheint, macht er im Grunde doch nur, was er will. (Das war ein Scherz, natürlich haben wir uns das Zitat nur ausgedacht.)

Unter einer Erektionsstörung (erektilen Dysfunktion) versteht man das Unvermögen, eine für die Penetration ausreichend starke und dauerhafte Erektion zu erreichen. Zu diesem Themenkreis zählen auch eine Abnahme der Libido und ein von Ihren Vorstellungen abweichendes Ejakulationsverhalten – soll heißen, Sie kommen entweder zu früh oder gar nicht. Diese Probleme führen bei vielen Männern und ihren Partnerinnen zu Scham, Ängsten und Depressionen.

Das Aufkommen von Potenzmitteln wie Sildenafil (das 1998 unter dem Markennamen »Viagra« auf den Markt kam) war nicht nur deshalb revolutionär, weil es Männern rasche Abhilfe versprach, sondern in den USA auch eine öffentliche Diskussion über Erektionsprobleme auslöste. Auf einmal wurde mit Humor ein Thema aufgegriffen, über das zuvor betretenes Schweigen geherrscht hatte. Wer an erektiler Dysfunktion litt – als »ED« neuerdings in aller Munde –, sah sich nun in bester Gesellschaft, da sogar der ehemalige Präsidentschaftskandidat der Republikaner Bob Dole Fernsehwerbung für Viagra machte.

Natürlich gibt es weiterhin viele Männer, die sich wegen ihrer Erektionsprobleme sorgen – und das nicht nur, weil sie ihre Männlichkeit und ihren Selbstwert am Stehvermögen ihres Glieds festmachen, sondern auch, weil sie (und nicht ganz zu Unrecht) befürchten, dass hinter dem Symptom ein ernstes gesundheitliches Problem stecken könnte.

Wie also mit Ihrer versagenden Manneskraft umgehen? Sollten Sie vor dem Dessert besser noch eine Pille schlucken? Ihre Partnerin zu einem besonders verführerischen Outfit überreden? Oder gibt es eine simplere Lösung, um Ihr Stehvermögen zurückzuerlangen?

Entspannen Sie sich

Sie haben zwar eine Erektion, aber nicht im entscheidenden Moment. Sie haben die Untiefen der Friendzone glücklich umschifft, ein paar Dates ergattern können und sind beim Abendessen im Restaurant in einem günstigen Moment auf einen anschließenden Drink bei sich zu Hause zu sprechen gekommen. Als dann die Kleider fallen, Ihr Herz vor Aufregung pocht und Sie dabei sind, Ihre neuen Designerunterhosen auszuziehen, haben Sie ein völlig eingeschüchtertes Würmchen zwischen den Beinen hängen. Aber Moment mal – noch heute Morgen beim Aufwachen hätten Sie das Ding als Fahnenmast vermieten können!

Offenbar leiden Sie an einer der häufigsten Ursachen für erektile Dysfunktion, nämlich ganz normaler Versagensangst. Fast jedem passiert das mal. Die Gefahr bei der Sache ist in diesem Fall der Teufelskreis der Angst, in den »Mann« gerät, wenn ein missglückter Beischlafversuch zur Versagensangst beim nächsten Rendezvous führt, aus der ein erneuter Misserfolg resultiert – und so weiter und so fort.

Sie müssen jetzt Ihren inneren Zen-Meister auf den Plan rufen und den Teufelskreis durchbrechen. Onanieren Sie, um sich zu vergewissern, dass die Maschinerie weiterhin einwandfrei funktioniert. Arbeiten Sie sich wieder an regelmäßigen Sex heran, indem Sie durch ein weniger direktes Vorspiel, bei dem es nicht gleich zur Sache geht, den Ball erst mal flach halten. Wie jeder andere, der mit diesem Problem zu tun hat, werden auch Sie schon bald wieder ganz der Alte sein.

Sie qualmen wie ein Schlot. Bei Männern im dritten und vierten Lebensjahrzehnt ist Rauchen eine der Hauptursachen für Erektionsstörungen. Nikotin kann die Blutgefäße im Penis schädigen (genauso wie alles andere in Ihrem Körper), wodurch er dann Mühe hat, sich aufzurichten. Denken Sie das nächste Mal, wenn Sie sich eine anstecken, an Ihren Penis und daran, dass die Angelegenheit damit möglicherweise steht und fällt. Die gute Nachricht ist, dass Sie wahrscheinlich zu Ihrem alten Stehvermögen zurückfinden werden, sobald Sie vom Rauchen ablassen.

Sie trainieren für die Tour de France. So positiv es für das Herz auch ist, kann Radfahren auf unangenehme Weise Druck auf die Nerven des Perineums (der Dammregion zwischen Hodensack und Anus) ausüben, wodurch es zu Taubheitsgefühlen und Erektionsstörungen kommt. Auf diese Erklärung können Sie sich allerdings nur dann berufen, wenn Sie jeden Tag mehrere Stunden auf Ihrem harten Rennsattel zubringen. Versuchen Sie es dann mit einem weicheren Sattel. Wir gehen auch davon aus, dass Sie keine Anabolika zu sich nehmen (die ebenfalls Erektionsstörungen bewirken können). Gehen Sie zum Arzt, wenn Sie nach ein paar Wochen keine Besserung bemerken (und lassen Sie erst mal das Fahrrad stehen).

Ihr großes Vorbild heißt Hugh Hefner. Sie sind nicht ganz der grau melierte Ladykiller, der zu werden Ihnen immer vorgeschwebt hat? Es ist normal, wenn mit zunehmendem Alter die Libido nachlässt und es zu gelegentlichen Erektionsstörungen kommt. Mit vierzig Jahren hat schon fast jeder zweite Mann (vierzig Prozent) hin und wieder mit Erektionsproblemen zu tun. Wenn Sie über fünfzig sind und dabei die Ausdauer eines Zwanzigjährigen anstreben, der es nächtelang treiben kann, dann sollten Sie Ihre Ansprüche vielleicht ein klein wenig herunterschrauben. Falls

Sie jedoch einen plötzlichen Abfall in Ihrer Libido und Ihrer sexuellen Leistungsfähigkeit bemerken oder wenn Ihre Lebensqualität wirklich sehr stark durch Erektionsstörungen beeinträchtigt ist, dann lesen Sie hier einfach weiter.

Gehen Sie zum Arzt

Sie waren schon länger nicht mehr beim Arzt. Erektionsprobleme können nicht nur das erste Anzeichen von Bluthochdruck, erhöhtem Cholesterinspiegel und Diabetes, sondern auch ein Warnsignal für Herzerkrankungen sein. Derselbe Prozess nämlich, durch den es zur Verengung der Herzkranzgefäße kommt, kann auch die Arterien im Bereich des Beckens verengen, sodass die Penisschwellkörper sich nicht ausreichend mit Blut füllen. Sprechen Sie Ihren Hausarzt auf Ihre Erektionsprobleme an, da sie unter Umständen eine gründlichere Untersuchung verlangen. Medikamente mit Wirkstoffen wie Sildenafil, Vardenafil und Tadalafil können bei Bedarf die verengten Arterien erweitern helfen. Sollten Sie an depressiven Verstimmungen und Antriebslosigkeit leiden, dann haben Sie eventuell einen niedrigen Testosteronspiegel. Ihr Hausarzt kann anhand eines Blutbilds die entsprechende Diagnose stellen und demgemäß Testosteronpräparate verschreiben.

Sie haben Liebesgriffe. Von der völlig verfehlten Namensgebung einmal abgesehen (wer greift schon wirklich beim Sex danach?), geht überschüssiges Bauchfett häufig mit einem erhöhten Östrogenspiegel einher, der seinerseits zu Erektionsstörungen führen kann. Gewichtsreduktion und Sport kann in diesem Fall Ihrer Libido und Manneskraft auf die Sprünge helfen. (Was auch deshalb eine gute Sache ist, weil Sie mit Ihrem neuen, schlankeren Erscheinungsbild eine bessere Figur am Bartresen machen.) Unabhängig davon wird Ihr Arzt andere Ursachen ausschließen wollen, die zu einer Arterienverengung im Beckenraum führen können – wie hoher Blutdruck, ein erhöhter Cholesterinspiegel und Diabetes.

Ihre Medikamente sind schuld. Viele Arzneimittel wirken sich negativ auf Libido und Erektion aus. Zu nennen sind hier vor allem die selektiven Serotonin-Wiederaufnahmehemmer (SSRI), die zur Behandlung von Depressionen eingesetzt werden (Wirkstoffe sind zum Beispiel Sertralin, Fluoxetin, Paroxetin und Escitalopram). Auch einige Medikamente gegen Bluthochdruck können zu Erektionsproblemen führen, zumal die sehr gebräuchlichen Betablocker (Atenolol, Metoprolol und andere Wirkstoffe, die auf »-lol« enden). Halten Sie wie immer Rücksprache mit Ihrem Arzt, bevor Sie irgendein Medikament absetzen. (Bei dieser Gelegenheit sei angemerkt, dass Nikotin und Alkohol sowie Drogen wie Marihuana, Kokain und Heroin Ihrer Manneskraft ebenfalls abträglich sein können.)

Info-Box

VORZEITIGE EJAKULATION

Vorzeitiger Samenerguss ist ein äußerst weit verbreitetes Problem, das für viel Kummer und Verdruss im Schlafzimmer sorgt. Natürlich ist es schwierig, Ihrer Partnerin zu einem befriedigenden sexuellen Erlebnis zu verhelfen, wenn Ihnen schon einer abgeht, bevor es überhaupt losgeht.

Die gute Nachricht ist, dass die meisten Männer länger durchhalten können, wenn sie ein paar einfache Tipps beherzigen. Verlängern Sie erstens das Vorspiel – nicht nur, weil es Ihre Partnerin besser auf das Kommende einstimmt, sondern auch deshalb, weil eine weniger zielgerichtete Stimulation dazu beiträgt, Ihren Kopf und Ihr bestes Stück zu entspannen. Versuchen Sie es zweitens damit, ein paar Stunden vor der Begegnung zu onanieren, um nicht mit einem prall gefüllten Arsenal anzutreten. Wenn Sie immer noch zu schnell fertig sind, versuchen Sie es mit festeren Kondomen (also nicht die hauchdünne oder gefühlsechte Variante). Falls auch das nichts nutzt, versuchen Sie es mit Kondomen oder Sprays, die einen leicht anästhesierenden Wirkstoff enthalten, um die Eichel zu desensibilisieren.

Und wenn alle Stricke reißen, fragen Sie Ihren Arzt, ob er Ihnen selektive Serotonin-Wiederaufnahmehemmer (SSRI) verschreiben kann. Dieser Medikamententyp wird normalerweise zur Behandlung von Depressionen eingesetzt, bewirkt aber auch eine Verzögerung des Samenergusses. Vielleicht ist diese Nebenwirkung in Ihrem Fall ja gerade erwünscht.

Ihr Penis nimmt eine plötzliche Wendung – wie ein guter Agententhriller. Eine abnorme Krümmung des erigierten Penis, auch als »Induratio Penis plastica« oder »Peyronie-Krankheit« bekannt, kommt bei einem von zwanzig Männern vor. Ursache sind Vernarbungen, vermutlich aufgrund multipler kleiner Penisverletzungen. (Sie müssen übrigens kein Bondagefan sein, um davon betroffen zu sein. Ein paar unglücklich platzierte Stöße tun es auch.) Die Krümmung kann Schmerzen bei der Erektion verursachen und den Geschlechtsverkehr unmöglich machen. Besprechen Sie mit Ihrem Urologen die Behandlungsoptionen, zu denen auch Injektionen zählen können, um das Narbengewebe abzutragen (das klingt schlimmer, als es ist).

Sie verspüren einen brennenden Schmerz beim Wasserlassen, Stuhlgang und/oder bei der Ejakulation, haben häufigen Harndrang und Blasenentleerungsstörungen. Möglicherweise haben Sie eine chronische abakterielle Prostatitis (auch »chronisches Beckenschmerzsyndrom« genannt), bei der Prostata und Harnröhre entzündet sind. Der Urologe wird Ihnen wahrscheinlich entzündungshemmende Medikamente und Alphablocker zur Linderung der Symptome verschreiben. Auch Antibiotika kommen hier in Betracht, obgleich ihr Nutzen bei der abakteriellen Prostatitis nicht gesichert ist.

Ab in die Notaufnahme!

Sie leiden an Sichelzellenanämie und haben eine verlängerte Erektion (mehr als zwei Stunden ohne Stimulation). Sie müssen sich in die Notaufnahme begeben, bevor es zu bleibenden Schäden kommt. Der Fachbegriff für eine schmerzhafte Dauererektion ist »Priapismus«, nach dem griechischen Fruchtbarkeitsgott Priapos, der offenbar einen Dauerständer hatte. Priapismus tritt besonders häufig bei Männern mit einer Sichelzellenanämie auf, bei der die roten Blutkörperchen verformt sind und Blutgefäße im Penis verstopfen können, wodurch der Blutabfluss aus den Schwellkörpern behindert ist.

Sie nehmen Medikamente gegen Erektionsstörungen und haben eine Dauererektion. Haben Sie etwa die Packungsbeilage nicht richtig gelesen? Diese Pillen können ebenfalls zu Priapismus führen, und Sie müssen sich in die Notaufnahme begeben, um bleibende Schäden am Penis zu vermeiden. Auch Medikamente mit den Wirkstoffen Chlorpromazin und Trazodon (zur Behandlung von Psychosen beziehungsweise Depressionen) können zu einer Dauererektion führen.

Teil 6

BLASE UND DARM

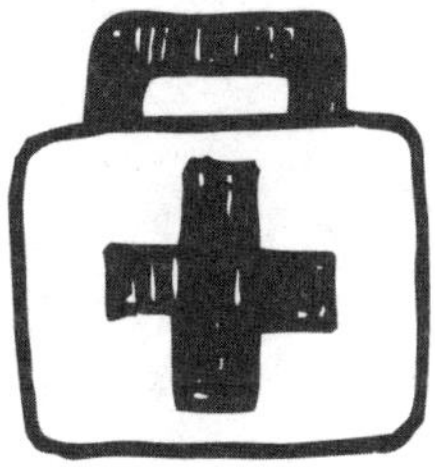

BLUT IM URIN

In den heiligen Hallen (und Toiletten) der medizinischen Fakultäten heißt es, gesunder Urin solle so klar sein, dass man durch ihn hindurch Zeitung lesen kann. Damit ist natürlich nicht gemeint, dass Sie tatsächlich auf eine Zeitung pinkeln müssen (obwohl Sie angesichts der Meldungen dazu versucht sein könnten), sondern dass ein mit Urin gefülltes Reagenzglas möglichst transparent sein sollte. Ist Ihr Harn dunkelgelb, sind Sie wahrscheinlich dehydriert. Trinken Sie dann so viel Wasser, bis Ihr Urin wieder klar genug ist, um darin noch das Display Ihres Smartphones erkennen zu können, nachdem es Ihnen in die Toilettenschüssel gefallen ist.

Was aber, wenn Ihr Harn rosafarben, orange, rot oder bräunlich ist? Ist das dann Blut? Und müssen Sie deshalb in Panik geraten?

Der Fachausdruck für blutigen Urin lautet »Hämaturie«. Die gute Nachricht ist, dass es sich bei den meisten Verfärbungen des Urins nicht um Blut handelt, sondern um Abbauprodukte von Lebensmitteln oder Medikamenten, die wie Blut aussehen. Falls aber ein Urintest wirklich Blutbeimischungen anzeigt, ohne dass es dafür eine einfache Erklärung gibt, muss im nächsten Schritt nach der Ursache geforscht werden. Als Hauptquellen kommen die Nieren, die Blase und (bei Männern) die Prostata infrage.

Wie also das Problem angehen? Sollten Sie literweise Wasser trinken und beten, dass Ihr Harn davon wieder klar wird? Oder ist es höchste Zeit, eine Flasche Urin abzufüllen und sich damit in die Notaufnahme aufzumachen?

Entspannen Sie sich

Sie haben gerade einen Rote-Bete-Salat oder einen Teller Borschtsch verdrückt. Und ehe Sie sich dafür selbst auf die Schulter klopfen können, bemerken Sie, dass Sie Blut pinkeln. Bei einem Blick auf Ihr Schneidbrett geht Ihnen dann allerdings ein Licht auf.

Die Pigmente der Roten Bete färben alles ein, womit sie in Berührung kommen. Jahrhundertelang wurde Rote Bete zur Textilfärbung benutzt (wir nehmen an, dass Lila schon immer eine angesagte Farbe war), und auch heute noch dient sie als Lebensmittelfarbe. Nach einer Rote-Bete-Mahlzeit können einige Pigmente ins Blut gelangen und anschließend den Urin einfärben. Alle Farbstoffe, die nicht vom Darm aufgenommen werden, landen dagegen im Stuhl und färben ihn dunkelrot.

Interessant ist, dass bei Eisenmangelanämie die Farbstoffe der Roten Bete leichter ins Blut gelangen. Sollten Sie also kurzatmig sein und glauben, dass Ihr Urin nach dem Verzehr von Roter Bete eine stärkere Rotfärbung hat als sonst, dann lassen Sie sich auf das Vorliegen einer Anämie hin untersuchen.

Sie haben Ihre Tage. In diesem Fall ist es fast immer nur Menstrualblut, das Ihrem Urin beigemischt ist. Manchmal sind es ein, zwei Tropfen, die dann die gesamte Toilettenschüssel einfärben, oder etwas Blut gelangt an den Harnröhrenausgang und färbt dann den Urinstrahl. In seltenen Fällen bildet sich Gebärmuttergewebe in der Blase und führt dann während der Menstruation zu blutigem Urin (eine sogenannte Endometriose; siehe den Abschnitt »Bauchschmerzen« in Teil 3).

Sie nehmen ein Medikament mit dem Wirkstoff Rifampicin. Der Arzneistoff wird zur Behandlung schwerer Infektionskrankheiten wie Tuberkulose und Lepra sowie bei Infektionen mit Staphylokokken (MRSA) eingesetzt. Eine kuriose Nebenwirkung besteht darin, dass er sämtliche Körperflüssigkeiten rotorange einfärbt: also Urin, Speichel, Tränen, selbst den Schweiß. Sagen Sie Ihren Freunden einfach, Sie seien von einem Dämon besessen (vielleicht sind sie von der Nachricht nicht einmal überrascht).

Sie haben gerade einen Marathonlauf hinter sich. Nahezu jeder Vierte hat nach intensivem Ausdauersport wie Langstreckenlauf oder -schwimmen blutigen Urin. Es gibt bislang noch keine medizinische Erklärung für das Phänomen, aber es wird ein Zusammenhang mit einer seit längerer Zeit bestehenden Nierenproblematik vermutet. Wenn Sie nach intensivem Training jedoch starke Muskelschmerzen haben, könnte es bei Ihnen zu einer sogenannten Rhabdomyolyse (Zersetzung von Muskelgewebe) gekommen sein. Die geschädigten Muskelfasern setzen ein Muskelprotein (Myoglobin) frei, das den Urin rotbraun färbt und auch zu Nierenversagen führen kann. Dabei handelt sich um einen Notfall, der sofortiges ärztliches Eingreifen erfordert.

Gehen Sie zum Arzt

Sie hatten vor Kurzem Halsschmerzen. Eine seltene Komplikation einer Halsentzündung ist ein Autoimmunangriff auf die Nieren, die ja am allerwenigsten dafür können. Die Nierenprobleme können Tage oder Wochen nach Abklingen der Halsschmerzen auftreten. Bei besonders schweren Verläufen kommt es zu Schwellungen im Gesicht und in den Beinen, hohem Blutdruck und Nierenversagen. Zum Glück ist dieser Fall sehr selten. Wahrscheinlicher ist, dass Sie bei einer Rotfärbung des Urins zuvor Rote Bete gegessen haben und nicht mehr daran denken.

Sie sehen aus wie das Michelin-Männchen. Das gemeinsame Auftreten von blutigem Urin und Schwellungen, insbesondere im Gesicht und an den Beinen, ist ein deutlicher Hinweis auf eine Nierenschädigung. Die überlasteten Nieren kommen mit dem Abbau von Flüssigkeit nicht mehr nach, sodass diese sich im Gewebe unter der Haut staut. Auch ihrer Aufgabe, den Harn von Blut freizuhalten, sind die Nieren dann nicht mehr gewachsen. Sie müssen sich dringend untersuchen lassen, damit die Ursache festgestellt und behandelt werden kann.

Sie nehmen in hoher Dosis Schmerzmittel ein. Wenn Sie über längere Zeit Medikamente aus der Gruppe der sogenannten nichtsteroidalen Antirheumatika (NSAR) wie Ibuprofen, Naproxen oder Acetylsalicylsäure in höheren Dosierungen einnehmen, kann das zu schwerem Nierenversagen führen. In manchen Fällen ist blutiger Urin das erste Symptom. Falls Sie zu der großen Zahl von Menschen gehören, die von chronischen Schmerzen geplagt sind, besprechen Sie mit Ihrem Arzt die Möglichkeiten einer Langzeittherapie, die zugleich wirksam und nierenschonend ist.

Sie nehmen blutverdünnende Medikamente. Falls Sie herzkrank sind oder eine bekannte Gerinnselneigung haben, dann nehmen Sie eventuell Blutverdünner mit Wirkstoffen wie Warfarin, Apixaban, Rivaroxaban oder Dabigatran (beziehungsweise sogenannte Thrombozytenaggregationshemmer wie Ticagrelor, Prasugrel oder Clopidogrel). Eine unvermeidliche Nebenwirkung dieser Medikamente ist ein erhöhtes Risiko von Blutungen aus Ihrem … was auch immer. Manchmal handelt es sich dabei um ein geringfügiges Ereignis wie das Platzen eines winzigen Blutgefäßes in der Blase, wozu es ohne die Einnahme von Blutverdünnern nicht gekommen wäre. In manchen Fällen jedoch hat die Blutung eine Ursache, die einer sofortigen ärztlichen Abklärung bedarf, wie ein Tumor. (In diesem Fall haben die Blutverdünner Ihnen möglicherweise das Leben gerettet, da sie zur Früherkennung beigetragen haben.) In jedem Fall müssen Sie sich gründlich untersuchen lassen, damit die Ursache der Blutung festgestellt werden kann.

Sie sind ein Mann, und beim Wasserlassen tröpfelt es nur. Wahrscheinlich haben Sie eine vergrößerte Prostata. Die Vorsteherdrüse umschließt die aus der Blase austretende Harnröhre, bevor diese in den Penisschaft mündet. Mit zunehmendem Wachstum übt die Prostata Druck auf die Harnröhre aus, und Sie müssen sich beim Wasserlassen mehr anstrengen. Aus der vergrößerten Prostata kann es auch in die Harnröhre bluten, wodurch sich der Urin rot färbt. Wahrscheinlich muss der Urologe ein paar Tests durchführen, um weniger wahrscheinliche Ursachen auszuschließen, die man aber nicht übersehen sollte, wie einen Blasen- oder Prostatatumor.

Sie sind über fünfzig. Auch wenn es für blutigen Urin eine völlig harmlose Erklärung geben kann, haben Sie doch aufgrund Ihres Alters ein erhöhtes Krebsrisiko. (Raucher und Exraucher haben ein besonders hohes Risiko, an Blasenkrebs zu erkranken.) Sie müssen sich gründlich untersuchen lassen, wahrscheinlich muss auch eine Blasenspiegelung durchgeführt werden. Dabei wird eine Kamerasonde durch die Harnröhre in die Blase eingeführt, um eine Tumorbildung auszuschließen.

Sie haben Lupus. Nierenversagen ist eine der gefährlichsten Komplikationen des systemischen Lupus, einer Autoimmunerkrankung, von der überwiegend junge Frauen betroffen sind. Wenn Sie an Lupus leiden und Blut im Urin entdecken, sprechen Sie sofort mit Ihrem Arzt.

Sie leiden an Sichelzellenanämie. Bei der Sichelzellenanämie verformen sich die normalerweise runden roten Blutkörperchen unter bestimmten Voraussetzungen zu sichelförmigen Gebilden. (Zur Erinnerung: Eine Sichel hat in etwa die Form desjenigen Geräts, das der Sensenmann bei sich trägt – gewiss keine Gestalt, mit der Sie in Verbindung gebracht werden wollen.) Wie Sie sich denken können, passieren Sicheln die Blutgefäße nicht mit derselben Leichtigkeit wie runde Scheiben. Als Folge davon verstopfen kleine Blutgefäße, wobei starke Schmerzen auftreten können. Eine mögliche Komplikation sind schwere Schäden an den Nieren, bei denen es zu einem Untergang von Gewebe kommt (Papillennekrose), das dann auf sehr blutige Weise mit dem Urin ausgeschieden wird. Ausreichende Flüssigkeitszufuhr kann dieser Komplikation vorbeugen helfen. Wenn Sie an einer Sichelzellenanämie leiden und blutigen Urin bemerken, konsultieren Sie sofort den Arzt. Bekommen Sie nicht noch am selben Tag einen Termin, dann gehen Sie in die Notaufnahme.

Info-Box

ÜBEL RIECHENDER URIN

Urin ist selten *wohlriechend*, aber mitunter hat er einen besonders üblen Geruch an sich. Falls also das Aroma, das aus der Toilettenschlüssel aufsteigt, bei Ihnen Brechreiz auslöst, dann haben Sie möglicherweise ein Problem.

Haben Sie nicht vielleicht doch Spargel gegessen? Selbst kleine Mengen des Gemüses können einen ziemlich strengen Harngeruch bewirken. Schon im achtzehnten Jahrhundert erwähnte Benjamin Franklin dieses Phänomen, indem er notierte, dass »bereits ein paar Stangen Spargels nach ihrem Verzehr dem Harn einen widerwärtigen Geruch verleihen«. (Allerdings hat nur etwa jeder Zweite dieses Problem – aber keineswegs etwa deshalb, weil bei den anderen der Urin nicht riechen würde, sondern weil ihr Geruchssinn dafür nicht empfänglich ist.)

Wenn Sie also keinen Spargel gegessen haben und einen strengen Uringeruch bemerken, dann haben Sie möglicherweise eine Harnwegsinfektion – was umso wahrscheinlicher ist, wenn Sie auch häufigen Harndrang haben, Schmerzen beim Wasserlassen und/oder verfärbten Urin.

Ab in die Notaufnahme!

Sie haben starke, krampfartige Schmerzen im unteren Becken- und/oder Lendenbereich. Wahrscheinlich ist bei Ihnen ein Nierenstein dabei, abzugehen. In der Niere können sich kleine Steine bilden, die sich gelegentlich lösen und dann auf dem Weg in die Blase in den Harnleitern stecken bleiben. Im Versuch, den Stein weiterzuschieben, gehen von den Harnleitern Wellen heftigsten Schmerzes aus. Bei seinem ruckartigen Weitertransport schlitzt der Stein häufig ein paar Blutgefäße auf. Ist er erst einmal in die Blase gelangt, sollten sich die Schmerzen und Blutungen wieder legen. (Die Verbindung der Blase mit der Außenwelt, die Harnröhre, ist normalerweise weit genug für eine schmerzlose Passage kleinerer Steine.) Begeben Sie sich zu einer sofortigen Abklärung in die Notaufnahme. Die Diagnose wird mittels Computertomografie oder Ultraschall gestellt. Die Therapie besteht in der Gabe von Schmerzmitteln und der intravenösen Zufuhr von Flüssigkeit, um die Urinproduktion zu steigern, wodurch der Nierenstein besser herausgespült wird. Sitzt der Nierenstein wirklich fest und werden die Schmerzen nicht besser, muss er eventuell mithilfe von Ultraschall oder Laser in kleinere Fragmente zertrümmert werden.

Sie haben gerade ein körperliches Trauma wie einen Autounfall hinter sich. Vielleicht waren Sie froh, noch einmal mit heiler Haut davongekommen zu sein – wenn Sie nun aber Blut im Urin entdecken, haben Sie sich vermutlich eine Nieren- oder Blasenverletzung zugezogen und müssen sich dringend untersuchen lassen. Eine schwerwiegende Quetschverletzung an Armen oder Beinen kann ebenso zu einem Zerfall von Muskelgewebe führen (Crush-Syndrom/Rhabdomyolyse), wobei es zur Freisetzung von Muskelproteinen kommt, die eine Rotbraunfärbung des Urins bewirken.

Sie haben Fieber, Schüttelfrost und fühlen sich benommen. Vermutlich liegt bei Ihnen eine schwere Nieren- oder Blaseninfektion vor. Lassen Sie sich in die Notaufnahme bringen, in der man Ihnen Infusionen mit entsprechenden Antibiotika verabreichen wird.

SCHMERZEN BEIM WASSERLASSEN

Feuer und Flamme zu sein ist in anderen Zusammenhängen eine feine Sache, etwa wenn Sie sich für Sport begeistern. Falls Sie dieses Gefühl aber beim Urinieren haben, sieht das schon anders aus – wenn es dabei nämlich wie Feuer brennt.

Eine Dysurie, also schmerzhafter Harndrang, ist ein häufiges Symptom, unter dem vor allem Frauen zu leiden haben. Darum ist dieses Kapitel, meine Damen, ganz allein Ihnen gewidmet. (Und denjenigen unter den männlichen Lesern, die ebenfalls anhaltend Schmerzen beim Wasserlassen haben, empfehlen wir, ihren Arzt aufzusuchen, da bei ihnen vermutlich eine Infektion vorliegt.)

In aller Regel ist eine Dysurie die unangenehme Begleiterscheinung einer normalen Harnwegsinfektion, bei der Ihr Urin (der normalerweise absolut steril ist) eine hohe Belastung mit Bakterien aufweist sowie Blase und Harnröhre gereizt sind. Aber auch Medikamente, hautreizende Körperpflegemittel (wie Seife und Schaumbäder) und sexuell übertragbare Erkrankungen können zu Schmerzen und Brennen beim Wasserlassen führen.

Was also ist am Brennen schuld? Ihr geliebtes Schaumbad oder eine intime Begegnung der unliebsamen Art? Eine Reinigungslotion oder eine Chlamydien-Infektion? Und vor allem: Was sollten Sie nun tun? Die Hände in den Schoß legen oder Ihren Gynäkologen aufsuchen, damit er Ihnen Antibiotika verschreibt?

Entspannen Sie sich

Sie hatten vor Kurzem Sex. In jedem Kinofilm, der etwas auf sich hält, gibt es auch eine romantische Sexszene. Wir überspringen das Vorspiel sowie die pikanten Details und begeben uns sogleich zum möglichen Nachspiel. Wenn das Brennen direkt im Anschluss an den Geschlechtsverkehr auftritt, ist eine lokale Reizung aufgrund von Beanspruchung, Verhütungsmitteln und/oder Sperma sehr viel wahrscheinlicher als eine Infektion. Treten die Symptome dagegen einige Stunden oder Tage nach dem Sex auf, dann haben Sie sich eventuell eine Harnwegsinfektion oder auch eine sexuell übertragbare Krankheit zugezogen.

Sie lieben Schaumbäder oder seifen sich unter der Dusche wirklich überall **ein.** Falls Sie es nicht wissen sollten (und eine überraschende Anzahl von Frauen weiß es tatsächlich nicht): Urin kommt aus der Harnröhre, der kleinen Öffnung zwischen Vagina und Klitoris (und hoffentlich wissen Sie wenigstens, was *das* ist). Alles, was den Harnröhrenausgang reizt, kann eine Dysurie bewirken, und das schließt so ziemlich alles ein, was bei Ihnen griffbereit in der Dusche oder am Badewannenrand steht: Shampoos, Seifenlotionen, Duschgels und Schaumbäder. Deshalb müssen Sie aber nicht gleich verzweifeln. Solange das Brennen nach ein paar Stunden wieder verschwindet und Sie sich ansonsten wohlfühlen, vermeiden Sie es einfach, den Intimbereich weiter zu reizen. (Ein Schelm, wer Böses dabei denkt.)

Gehen Sie zum Arzt

Ihr Urin ist trübe und/oder übel riechend, und Sie müssen öfter als sonst auf die Toilette. Höchstwahrscheinlich haben Sie sich eine Harnwegsinfektion (HWI) zugezogen, was den meisten Frauen mindestens ein- oder zweimal im Leben passiert. Bei Frauen ist der Darmausgang nicht weit vom Harnröhrenausgang entfernt, von wo aus es wiederum nur ein kleines Stück bis zur Blase ist. Daher fehlt nicht viel, um Bakterien von A (wie After) nach B (wie Blase) zu befördern, wo sie nicht hingehören. Männer haben ein geringeres Risiko, eine Harnwegsinfektion zu bekommen, weil ihr Penis eine Barriere darstellt, die Bakterien ein tieferes Vordringen verwehrt. Bei Diabetes oder Nierensteinen oder auch während der Schwangerschaft kommt eine HWI vermehrt vor.

Wenn Sie glauben, einen Harnwegsinfekt zu haben, gehen Sie innerhalb von ein oder zwei Tagen zum Arzt, der anhand einer einfachen Urinprobe die Diagnose stellen kann. Sollten Sie häufiger an Harnwegsinfekten leiden, können Sie Ihr Infektionsrisiko auf dreierlei Weise senken: Nehmen Sie erstens viel Flüssigkeit zu sich (um die Harnproduktion anzukurbeln und auf diese Weise Bakterien herauszuspülen). Gehen Sie zweitens kurz vor dem Zubettgehen noch einmal auf die Toilette (damit der Harn nicht über Nacht in der Blase verbleibt und sich keine Infektion festsetzt). Und schließlich: Gehen Sie direkt nach dem Sex auf die Toilette (um Bakterien auszuspülen, die sich möglicherweise eingeschlichen haben).

Sie zeigen alle Symptome einer Infektion, obwohl Ihr Arzt schwört, dass keine vorliegt. Die interstitielle Zystitis, auch »Beckenschmerzsyndrom« genannt, kann den Anschein einer Harnwegsinfektion erwecken, ohne dass sich eine Infektion nachweisen lässt. Zugrunde liegt eine chronische Entzündung der Blasenwand. Die Behandlung (und nicht minder die Diagnose) gestaltet sich schwierig. Lassen Sie sich gründlich urologisch untersuchen.

Sie haben Scheidenjucken und weißen Ausfluss. Für Pilzinfektionen der Vagina ist meist der Hefepilz Candida albicans verantwortlich. Infektionen treten häufiger auf, wenn viel Zucker zur Verfügung steht, auf den sich die Pilze stürzen können (z.B. bei Diabetes), oder bei einem Rückgang der gesunden Vaginalbakterien, welche die Hefepilze in Schach halten (wie bei einer Antibiotikabehandlung). Eine Scheidenpilzinfektion verursacht Schmerzen (auch beim Wasserlassen), Jucken und einen wässrigen weißlichen Ausfluss, der häufig mit saurer Milch oder Hüttenkäse verglichen wird (Pardon, falls Sie den beim Lesen gerade verspeisen sollten). Glücklicherweise lässt sich ein Scheidenpilz gut behandeln, für gewöhnlich lokal mit Salben und Zäpfchen. In hartnäckigen Fällen kommt auch eine systemische Therapie mit Tabletten in Betracht.

Sie haben Bläschen und Rötungen im Genitalbereich und/oder gelblichen Ausfluss. Ursache ist möglicherweise eine sexuell übertragbare Erkrankung, also eine Infektion mit Chlamydien, Gonokokken oder Herpesviren. (Auch wenn Ihre intime Beziehung zu Ende sein sollte, hält die Infektion leider an …) Es kommt dabei zu Entzündungen von Harnröhre, Vagina und Gebärmutterhals, manchmal können die Erreger auch auf Gebärmutter und Eileiter übergreifen mit langfristigen Folgen wie Unfruchtbarkeit. Hoffen Sie nicht darauf, dass sich das Problem von selbst erledigt – das wird es nicht, im Gegenteil: Es verschlimmert sich vermutlich. In der Regel kann der Arzt die Diagnose anhand eines einfachen Urintests stellen. Sie (und je nachdem auch Ihr Partner) benötigen wahrscheinlich eine Behandlung mit Antibiotika oder virushemmenden Medikamenten.

Ab in die Notaufnahme!

Es kommen bei Ihnen noch Fieber, Flankenschmerz, Übelkeit und Schwindel hinzu. Eine üble Blasenentzündung kann schnell zu den Nieren aufsteigen und zu einer Nierenbeckenentzündung führen. Eine solche Infektion kann auf den Blutkreislauf übergreifen und eine lebensbedrohliche Sepsis nach sich ziehen. Sie müssen sich sofort in die Notaufnahme begeben, wo man Ihnen auf intravenösem Weg Antibiotika geben wird.

Info-Box

SCHÜTZT CRANBERRYSAFT VOR EINER HARNWEGSINFEKTION?

Wenn Sie je eine Harnwegsinfektion hatten, dann werden Sie von Ihren Freunden sicher mehr als einmal den wohlgemeinten Rat gehört haben, Cranberrysaft zu trinken. (Wer weiß, vielleicht kassieren sie ja Provisionen von den Saftabfüllern?) Sie wollen jedenfalls nicht wieder dieses Brennen in der Blasengegend haben, auch wenn Ihnen Zweifel kommen, ob Ihr Fitnesstrainer (beziehungsweise Ihr Zahnarzt) von den Fruchtsaftarsenalen in Ihrem Kühlschrank sonderlich angetan wäre. Sollten Sie also Ihre Wasservorräte durch den roten Wundersaft ersetzen?

Es gibt tatsächlich Anhaltspunkte dafür, dass gewisse Inhaltsstoffe im Cranberrysaft Bakterien darin hindern, sich in der Blase festzusetzen. Wissenschaftliche Versuche hingegen konnten diese Wirkung nicht eindeutig belegen, weder im Fall von Cranberrysaft noch von Cranberryextrakt in Form von Dragees. Außerdem kann Cranberrysaft, der auch nicht gerade arm an Kalorien ist, den Säurereflux verstärken. Die Empfehlung lautet also wie bei jedem anderen Saft auch: Es spricht nichts dagegen, hin und wieder ein Glas davon zu trinken, aber man sollte sich nicht damit eindecken in der Hoffnung, so seiner Gesundheit etwas besonders Gutes zu tun.

HÄUFIGER HARNDRANG

Es ist ein ungeschriebenes Gesetz, dass man die Entleerungsgewohnheiten anderer Leute ebenso wenig zum Thema macht wie ihr Gewicht oder ihre politischen Ansichten. *Du warst jetzt aber lang da drin – ist alles in Ordnung? War das etwa schon das vierte Mal heute Nachmittag?* Solche Fragen stellt man einfach nicht.

Aber vielleicht sind Sie heute Nachmittag sogar schon das fünfte Mal an der Bürotür Ihres Chefs vorbeigekommen, und langsam wird es etwas unangenehm. Sollen Sie ihn dabei *schon wieder* grüßen? Beim Vorbeigehen auf den Boden starren? *Sie* wissen, dass Sie oft aufs Klo müssen, die *anderen* wissen, dass Sie oft aufs Klo müssen, und die Frage steht im Raum: Warum müssen Sie so oft aufs Klo?

Häufiger Harndrang, fachsprachlich »Polyurie«, kann einfach nur lästig, aber auch Symptom für ein ernstes medizinisches Problem sein. Die meisten Menschen müssen sechs- bis achtmal am Tag zur Toilette. Wenn Sie öfter aufs Klo gehen oder nachts oft rausmüssen (Nykturie), trinken Sie vielleicht einfach zu viel Wasser, Kaffee oder Alkohol. Andererseits könnte es aber auch ein Anzeichen für Diabetes oder eine Nierenerkrankung sein.

Bleibt Ihnen nun nichts anderes übrig, als bei Ihren Flugbuchungen grundsätzlich um einen Gangplatz zu bitten und im Büro jedes Mal eine andere Toilette anzusteuern, um nicht für Gerede zu sorgen? Oder gibt es etwas, was Sie tun können, um sich und Ihrer Blase eine Verschnaufpause zu verschaffen?

Entspannen Sie sich

Sie trinken literweise Kaffee, Tee oder Wasser. Es ist natürlich klar, dass Sie häufig Harndrang haben, wenn Sie sehr viel trinken. Es ist jedoch falsch zu glauben, dass Sie am Tag mehr als zwei Liter trinken müssten, und niemand vermag zu sagen, woher diese Zahl eigentlich stammt. Eine sinnvollere Regel lautet aber, dass Sie möglichst nicht durstig werden und stets für einen hellgelben Urin sorgen sollten. Alkohol und Koffein kurbeln die Urinproduktion an, woraus sich auch erklärt, dass die Warteschlange vor der Bartoilette so unabsehbar lang ist, wenn der Aufruf zur letzten Bestellung naht. Reduzieren Sie Ihre Flüssigkeitszufuhr, insbesondere abends vor dem Zubettgehen.

Ihre Gebärmutter macht Ihrer Blase den Platz streitig. Während der Schwangerschaft sammelt sich im Uterus zusätzlich Flüssigkeit an, um Ihrem kleinen Racker den Aufenthalt möglichst angenehm zu gestalten. Mit der Umstellung des Hormonhaushalts und verändertem Flüssigkeitsbedarf treibt es Sie jetzt vielleicht auch häufiger auf die Toilette. Entscheidender aber ist, dass die anwachsende Gebärmutter buchstäblich auf die Blase drückt und so verhindert, dass sie sich bis zur normalen Kapazität füllt. Folglich müssen Sie Ihre Blase häufiger entleeren, auch wenn Ihre Nieren nicht mehr Urin produzieren als sonst.

Sie nehmen ein neues Medikament. Es ist die Aufgabe sogenannter Entwässerungsmittel (Diuretika), die Harnmenge zu vergrößern, da es so zu einer Senkung des Blutdrucks kommt. (Gewissermaßen scheiden Sie dadurch zusätzlich Flüssigkeit aus dem Blut aus.) Andere blutdrucksenkende Medikamente, Antidepressiva und angstlösende Medikamente können sich dagegen auf die Hormone auswirken, von denen die Blase gesteuert wird, sodass Sie es unter Umständen nicht rechtzeitig zur Toilette schaffen. Besprechen Sie sich aber immer mit Ihrem Arzt, bevor Sie ein Medikament absetzen oder zu einem anderen wechseln.

Info-Box

HARNVERHALT

Schlimmer noch, als ständig auf die Toilette zu müssen, ist es, wenn man gar nicht kann. Falls Sie großen Druck auf der Blase haben, ohne sie entleeren zu können, dann leiden Sie möglicherweise an einem sogenannten Harnverhalt.

Bei Männern ist die häufigste Ursache eines Harnverhalts eine vergrößerte Prostata. Weitere mögliche Ursachen sind bestimmte Medikamente, Schlaganfall, Multiple Sklerose und Verletzungen des Rückenmarks. Zu den Hauptübeltätern unter den Medikamenten gehören Antihistaminika (Antiallergika wie Diphenhydramin, Cetirizin und Fexofenadin), schleimhautabschwellende Mittel (Pseudoephedrin, Phenylephrin), trizyklische Antidepressiva (Amitriptylin, Nortriptylin) sowie Narkosemittel (falls das Problem bei Ihnen nach einer Operation auftreten sollte).

Ein Harnverhalt erfordert immer sofortiges Handeln, da sich der gestaute Harn leicht infizieren kann. Wenn die Blase sich überfüllt, verursacht das im Übrigen Schmerzen, die Sie niemals für möglich gehalten hätten. Stellen Sie sich vor, Sie müssen so dringend wie noch nie zuvor im Leben, ohne zu können. Die Soforttherapie besteht für gewöhnlich in der Einführung eines dünnen Plastikschlauchs (eines sogenannten Katheters) in die Harnröhre, um die Blase zu entleeren. Als Langzeittherapie kommen Medikamente in Betracht. Manchmal müssen sich die Betroffenen auch selbst einen Katheter legen, um eine Blasenentleerung zu erreichen.

Gehen Sie zum Arzt

Sie fühlen sich außerdem benommen und haben ständig Durst. Es ist zwar normal, überschüssige Flüssigkeit auszuscheiden, nicht aber, permanent aufs Klo zu müssen, sofern man bereits dehydriert ist. Wenn das bei Ihnen zutrifft und Sie keine Entwässerungstabletten nehmen, dann könnten Sie Diabetes haben. Die Blutzuckerkonzentration ist dann so hoch, dass die Nieren mehr Urin produzieren, um etwas vom überschüssigen Zucker loszuwerden. Der Körper versucht nun, die verlorene Flüssigkeit zu ersetzen, und folglich haben Sie ständig Durst. Gehen Sie zum Arzt, der eine Urin- und Blutuntersuchung veranlassen wird. Wenn Sie sich allerdings sehr müde und benommen fühlen, soviel Sie auch trinken, dann sollten Sie sich in die Notaufnahme begeben.

Ihr Urin tröpfelt nur, und zwar erst dann, nachdem Sie wirklich haben pressen müssen. Ihr Männer, könnt ihr euch noch an die Zeiten erinnern, als ihr beim Pinkeln euren Namen in den Schnee schreiben und dabei präzise die T-Striche setzen konntet? Und sieht es jetzt eher so aus, als würde es sich dabei um Morsezeichen handeln? Bedankt euch bei eurer Prostata. Dieses Organ umschließt die Harnröhre unterhalb der Blase, bevor sie in den Penisschaft mündet. Mit zunehmendem Alter kommt es zu einer Vergrößerung der Prostata, die dann den Harnabfluss behindern kann. Es wird für den Harn dann immer schwerer, die Engstelle zu überwinden, und Sie haben folglich ständig Druck auf der Blase, auch nachts, ohne sie vollständig entleeren zu können. Es gibt eine ganze Reihe von Medikamenten, die zu einer besseren Blasenentleerung beitragen können.

Es schmerzt oder brennt beim Wasserlassen. Wahrscheinlich haben Sie eine Harnwegsinfektion (HWI). Die meisten Frauen bekommen mindestens einmal im Leben eine HWI.

Bei Männern kommt sie seltener vor, mit zunehmendem Lebensalter werden jedoch auch sie anfälliger. Möglicherweise haben Sie sich aber auch eine sexuell übertragbare Erkrankung zugezogen. Anhand eines einfachen Urintests kann für gewöhnlich die Diagnose gestellt werden, und die Therapie besteht dann meist in der Einnahme von Antibiotika. Falls die Symptome häufig auftreten und auf Antibiotika nicht ansprechen, könnte es sich auch um das seltenere Beckenschmerzsyndrom (interstitielle Zystitis) handeln.

Sie laufen gelegentlich einfach aus, vor allem beim Husten oder Lachen. Wenn wir älter werden, erschlafft leider nicht nur unsere Haut, sondern auch die Beckenbodenmuskulatur, wodurch die Blase nicht mehr ausreichend Kraft hat, den Harn zurückzuhalten. Eine plötzliche Erhöhung des Drucks im Bauchraum – etwa beim schweren Heben oder herzhaften Lachen (über dieses Buch beispielsweise) – drückt dann auf die schwächer gewordene Blase, und es fängt an zu tröpfeln. Bei dieser sogenannten Stress- oder Belastungsinkontinenz helfen häufig Medikamente oder auch Beckenbodentraining. Falls Ihnen der Begriff nichts sagt: Dabei handelt es sich um eine Methode zur Stärkung der Beckenbodenmuskulatur, bei der diese wiederholt angespannt wird. Versuchen Sie es damit, um sich die Zeit in Meetings zu vertreiben.

Sie haben plötzlichen starken Harndrang, fühlen sich ansonsten aber wohl. Sie sitzen am Schreibtisch, denken an nichts Böses, und auf einmal macht sich Ihre Blase auf nachdrückliche Weise bemerkbar. Sie steuern die Toilette an, aber wenn Sie so weit sind, ist es schon passiert. (Vielleicht hätten Sie lieber rennen sollen?) Sie könnten das haben, was man eine überaktive oder Reizblase nennt, bei der ohne große Vorwarnung plötzlich starker Harndrang einsetzt. Dabei zieht sich die Muskulatur der Blasenwand kräftig zusammen, ohne dass die Blase gefüllt ist oder auf die Tatsache Rücksicht nimmt, dass weit und breit keine Toilette in Sicht ist. Es ist etwa so, als würde man Ihnen eine Bombe überreichen, deren Zeitzünder Ihnen noch fünf Sekunden lässt. Das Thema »Reizblase« muss Ihnen nicht peinlich sein. Gehen Sie zum Arzt, der Ihnen Medikamente verschreiben kann, die für eine Entspannung der Blasenmuskulatur sorgen.

Ab in die Notaufnahme!

Sie haben Schmerzen im Beckenraum, Fieber und/oder fühlen sich benommen. Eine schwere Blasenentzündung kann auf die Nieren und den Blutkreislauf übergreifen und damit einen lebensbedrohlichen Zustand herbeiführen. Da die Nieren zu beiden Seiten der Lendenwirbelsäule liegen, macht sich eine Nierenentzündung häufig auch durch ein- oder beidseitigen Flankenschmerz bemerkbar. Begeben Sie sich so schnell wie möglich in die Notaufnahme, da Sie möglicherweise Antibiotikainfusionen benötigen.

Sie haben vollständig die Kontrolle über Blase und Darm verloren. Ein Schlaganfall oder eine Schädigung des Rückenmarks – etwa durch eine Blutung, einen Tumor oder eine Verletzung – kann die zur Blase und zum Darm verlaufenden Nervenbahnen lahmlegen. Es handelt sich dabei um einen absoluten Notfall. Rufen Sie den Notarzt, und warten Sie im Liegen auf ihn.

Info-Box

KANN VOM EINHALTEN DES HARNS DIE BLASE PLATZEN?

Nehmen wir an, Sie müssen aus einem der oben genannten Gründe häufig aufs Klo. Sie sitzen im vollen Kino, um sich den neuen James-Bond-Film anzusehen, und Ihr Sitzplatz befindet sich genau in der Mitte Ihrer Reihe. Sie müssen mal, aber Daniel Craig ist gerade dabei, sein Hemd auszuziehen, und Sie wollen nun wirklich nicht, dass ihretwegen alle anderen diese Szene verpassen, um Sie vorbeizulassen. Sie beschließen also, auszuhalten und sich auf Ihr Popcorn zu konzentrieren. Aber Moment mal, hat Ihre Mutter Sie nicht davor gewarnt, es zu lange einzuhalten, weil das schlecht für die Blase sei?

Die normale Blase eines Erwachsenen kann etwa einen halben Liter Harn fassen (also den Inhalt einer Bierflasche). Für gewöhnlich macht sich Ihre Blase nicht bemerkbar, bevor sie halb gefüllt ist. Etwa ab diesem Zeitpunkt vermeldet sie Ihnen, dass ein Gang zur Toilette in naher Zukunft angebracht wäre. Wenn Sie versuchen, den Urin zurückzuhalten, bis die Blase komplett gefüllt ist, dann wird sie ... nicht etwa platzen, sondern Ihre Einwände ignorieren und sich in Ihre Hose entleeren. Denken Sie sich also schon einmal eine passende Erklärung für Ihre Sitznachbarn aus.

DURCHFALL

Redaktionelle Bearbeitung: Benjamin Lebwohl

In gesellschaftlichen Zusammenhängen gibt es wohl kaum etwas Unangenehmeres als Durchfall – diese unablässige Sorge, jeden Moment aus dem Raum stürzen zu müssen, um ein WC ausfindig zu machen und es vielleicht gerade noch rechtzeitig auf den Toilettensitz zu schaffen (wobei Ihnen vielleicht nicht mal mehr Zeit bleibt, den abzuwischen).

Ob wohl schon mal jemand Durchfall bei der eigenen Hochzeit hatte? Oder bei einem Konzertauftritt? Oder im Weltall? Das sind so die Fragen, die uns beschäftigen, und wahrscheinlich werden wir deshalb auch nicht mehr zu Dinnerpartys eingeladen.

In unseren Breiten ist Durchfall in erster Linie eine Kalamität. In anderen Gegenden der Welt dagegen ist er eine der Haupttodesursachen im frühen Kindesalter – nicht nur deshalb, weil er dort aufgrund von Lebensmittelverunreinigungen häufiger auftritt, sondern auch, weil der Flüssigkeitsverlust nicht so ohne Weiteres auszugleichen ist.

Streng genommen ist von Durchfall dann die Rede, wenn es mehr als dreimal am Tag zu verflüssigtem Stuhlgang kommt. Durchfall kann entweder akut sein (wenn er bis zu zwei Wochen anhält) oder chronisch (wenn er noch länger andauert). Akute Durchfälle beruhen in der Regel auf einer Infektion (Sie mussten ja *unbedingt* diese Sushi an der Tankstelle essen) und legen sich innerhalb von ein paar Tagen wieder. Bakterien oder Viren führen dabei zu einer verstärkten Wasserabgabe in den Darm. Außerdem können sie die Aufnahme von fester Nahrung und Flüssigkeit verhindern, wodurch beides dann einfach »durchrutscht«. Auch chronischer Durchfall kann von einer Infektion herrühren, wobei hier als Ursachen ebenso ein Reizdarmsyndrom, eine chronisch-entzündliche Darmerkrankung, Nahrungsmittelunverträglichkeiten und Nebenwirkungen von Medikamenten infrage kommen.

Solange Sie kein Fieber und keinen blutigen Stuhl haben, können Sie es mit einem Medikament mit dem Wirkstoff Loperamid versuchen, um das Rumoren im Gedärm zu beruhigen. Halten die Durchfälle länger als vierundzwanzig Stunden an, ist es wichtig, häufig Elektrolytlösungen oder Brühen zu sich zu nehmen. Wasser allein reicht nicht aus, weil Ihr Körper Salz braucht, damit die Flüssigkeit nicht gleich wieder in der Toilettenschüssel landet. Sportdrinks sind zwar besser als nichts, aber wegen ihres hohen Zuckergehalts auch nicht gerade optimal.

Wenn Sie also kaum noch von der Toilette kommen und Ihre letzte Klopapierrolle angebrochen haben, wie lange sollten Sie Ihr Leiden noch erdulden, bevor Sie zum Arzt gehen?

Entspannen Sie sich

Einige Stunden nach einer Mahlzeit kommt es bei Ihnen gelegentlich zu Durchfall. Notieren Sie sich, welche Symptome dabei auftreten und was Sie gegessen haben, da auf diese Weise unter Umständen aufschlussreiche Muster erkennbar werden. Fruktose, eine Hauptzuckerart, die vor allem in Früchten vorkommt (und die vielen Getränken zugesetzt wird), kann manchmal schwer verdaulich sein und Durchfall bewirken. Laktose, eine weitere Hauptzuckerart, die in Milch enthalten ist, kann bei Menschen, denen das entsprechende Verdauungsenzym (Laktase) fehlt, zu Blähungen und Durchfällen führen. Versuchen Sie, weniger Milchprodukte zu verzehren, und weichen Sie entweder auf laktosefreie Milch und Milchprodukte aus, oder nehmen Sie ein Laktasepräparat, um zu sehen, ob sich die Symptome damit bessern. Gluten, ein oft verteufeltes Proteingemisch, das sich in Dinkel, Weizen, Roggen, Hafer, Gerste und Bier findet, kann sich im Darm von Menschen, die an Zöliakie leiden, geradezu verheerend auswirken. Es kommt zu Schmerzen und Durchfällen. Schließlich können bei Zeitgenossen mit empfindlichem Magen auch stark gewürzte, gebratene und fette Speisen zu Durchfall führen.

Sie kauen und lutschen zuckerfrei. Zuckeraustauschstoffe (wie Sorbitol, Mannitol und Maltitol) in zuckerfreien Kaugummis und Bonbons können stark abführend wirken.

Sie trinken Ihren Kaffee gern stark, und das nicht zu knapp. Auch Kaffee wirkt vorzüglich als Abführmittel und ist der Grund dafür, dass viele Menschen ihr großes Geschäft in den Morgenstunden verrichten. Falls Sie also einen weiten Weg zur Arbeit haben, sollten Sie Ihren Kaffee besser gegen Ende hin trinken.

Sie haben seit weniger als achtundvierzig Stunden Durchfall und Magenkrämpfe. Eine von Viren oder Bakterien ausgelöste Gastroenteritis, auch »Magen-Darm-Grippe« genannt, ist die Hauptursache für plötzlich auftretenden Durchfall. Häufig beginnt eine Gastroenteritis mit einer Magenverstimmung und Übelkeit. Für gewöhnlich halten die Symptome für ein oder zwei Tage an. Gehen Sie zum Arzt, falls Sie sich nach ein paar Tagen nicht besser fühlen.

Sie haben eine Kreuzfahrt hinter sich. Auf großen Kreuzfahrtschiffen kommt es manchmal zum Ausbruch einer besonderen Form von Gastroenteritis aufgrund von Noroviren. Noroviren können genauso an Land zuschlagen, aber so richtig wohl fühlen sie sich dort, wo viele Menschen auf begrenztem Raum zusammenkommen wie eben auf einem Schiff. (Auch öffentliche Einrichtungen sind daher häufig betroffen.)

Leider lässt sich gegen die Plagegeister nichts unternehmen, als viel Wasser zu trinken, auf Besserung zu warten und sich häufig die Hände zu waschen, um andere nicht anzustecken.

Gehen Sie zum Arzt

Sie haben seit Tagen Unterleibskrämpfe (und neue Meilen auf Ihrem Vielfliegerkonto). Wenn Sie seit drei oder mehr Tagen permanent Durchfall und Bauchschmerzen haben, könnte bei Ihnen eine bakterielle Infektion vorliegen, die eine Behandlung mit Antibiotika erfordert. Blutige Schlieren im Stuhl können ebenfalls ein Hinweis auf eine bakterielle Infektion sein. (Hauptverursacher sind Kolibakterien, Shigellen und Salmonellen.)

Falls diese Symptome während einer Fernreise auftreten, sprechen die Ärzte von einer Reisediarrhö. Sie können das Infektionsrisiko senken, indem Sie sich häufig die Hände waschen, keine rohen Speisen verzehren und auf die Herkunft Ihres Wassers (und Ihrer Eiswürfel!) achten.

Sie haben seit Wochen zeitweilig Durchfall und Bauchschmerzen, die nach dem Toilettengang besser werden. Bei Ihnen könnte ein Reizdarmsyndrom (RDS) vorliegen, bei dem es zu Durchfällen, Verstopfung oder auch zu beidem im Wechsel kommen kann. Bei dem recht häufigen RDS, von dem jeder Zehnte betroffen ist, beruhigt sich der empfindliche Darm häufig nach dem Stuhlgang. (In seltenen Fällen kommt es nach einer Darmentleerung allerdings *verstärkt* zu Schmerzen.) Der Durchfall ist abhängig von der Nahrungsaufnahme und sollte daher nur während des Tages auftreten und nicht etwa für nächtliche Toilettengänge sorgen – es sei denn, Sie futtern auch nachts. Ihr Arzt wird Ihnen vermutlich eine Ernährungsumstellung empfehlen und/oder Medikamente zur Linderung der Beschwerden verschreiben.

Sie sind nervös, und Ihnen ist ständig zu warm. Wenn Sie chronischen Durchfall haben, der mit Zittern, Herzklopfen, Gewichtsverlust und Schweißausbrüchen einhergeht, könnte bei Ihnen eine Schilddrüsenüberfunktion vorliegen, bei der Stoffwechsel und Darmfunktionen auf Hochtouren laufen. Gehen Sie zum Arzt, der anhand eines Blutbilds die Diagnose stellen kann.

Sie nehmen Antibiotika oder ein anderes neues Medikament. Durchfall ist eine ausgesprochen häufige Nebenwirkung bestimmter Medikamente. Typische Verursacher sind Antibiotika, nichtsteroidale Antirheumatika/NSAR (eine Gruppe von Schmerzmitteln, zu denen Wirkstoffe wie Ibuprofen und Naproxen zählen), Colchicin (wird unter anderem bei Gicht verschrieben) und Metformin (ein Diabetesmedikament). Wenn Sie glauben, dass bei Ihnen ein Medikament für den Durchfall verantwortlich ist, dann setzen Sie es nicht ohne Rücksprache mit Ihrem Arzt ab. Falls Sie Antibiotika nehmen und der Durchfall auch nach dem Ende der Einnahme noch tagelang anhält, sollten Sie sich auf das Vorliegen einer Infektion mit Clostridium difficile (C. diff.) testen lassen. (Antibiotika sind leider auch wirksam gegen die »guten« Darmbakterien, deren Stelle dann von den »fiesen« C.-diff.-Bakterien eingenommen wird.)

Der Durchfall hält seit Tagen oder Wochen an und geht mit Gewichtsverlust, Fieber und Gelenkschmerzen einher. Sie könnten an einer Autoimmunerkrankung wie einer Zöliakie oder einer chronisch-entzündlichen Darmerkrankung wie Colitis ulcerosa oder Morbus Crohn leiden. Bei diesen Erkrankungsformen kommt das Immunsystem durcheinander und greift die Darmschleimhäute an, die aufgrund der Schädigung Nährstoffe nicht mehr richtig aufnehmen können. Als Folge davon passiert ein größerer Teil des Speisebreis unverdaut den Darm und wird als Durchfall ausgeschieden.

Sie benötigen einen gründlichen Check-up, zu dem vermutlich ein Blutbild gehört, eine Stuhluntersuchung und aufwendigere Untersuchungsverfahren wie eine Computertomografie des Bauchraums sowie eine Magen- und/oder Darmspiegelung.

Ab in die Notaufnahme!

Der Durchfall ist rot und blutig oder schwarz und teerig. Wenn sich hin und wieder ein oder zwei Tropfen Blut auf dem Stuhl finden, mag das einfach von einer kleinen Hämorrhoide herrühren. Eine größere Menge Blut kann jedoch auf einen lebensbedrohlichen Zustand hinweisen. Sie sollten sich so schnell wie möglich zu einer gründlichen Untersuchung in die Notaufnahme begeben. (Näheres dazu weiter unten im Abschnitt »Blut im Stuhl«.)

Sie fühlen sich benommen und können weder feste Nahrung noch Flüssigkeit bei sich behalten. Wahrscheinlich haben Sie aufgrund des Durchfalls viel Flüssigkeit verloren und sind völlig dehydriert. Noch gravierender wäre eine Blutung im Darm. Schwäche und ein schneller Herzschlag sind weitere Alarmzeichen. Wenn Sie sich nach der Einnahme einer fertigen Rehydrationslösung nicht besser fühlen oder diese nicht bei sich behalten können, dann begeben Sie sich in die Notaufnahme, wo man Sie eingehend untersuchen und Ihnen Infusionen geben wird.

VERSTOPFUNG

Redaktionelle Bearbeitung: Benjamin Lebwohl

Fühlen Sie sich stärker verstopft als die A1 zur Hauptverkehrszeit? Oder dauert Ihre Toilettensitzung schon so lange, dass Sie dieses Buch jetzt zum dritten Mal lesen? (Danke jedenfalls für Ihre geschätzte Aufmerksamkeit.)

Vielleicht gehören dann auch Sie zu den Millionen von Menschen, die an chronischer Verstopfung leiden. Es ist ein sehr weit verbreitetes Problem, vor allem innerhalb der älteren Bevölkerung. Der Definition nach liegt dann eine Verstopfung (Obstipation) vor, wenn es weniger als dreimal in der Woche zum Stuhlgang kommt, wobei der Stuhl hart oder klumpig ist, ein großer Pressdruck aufgebracht werden muss und trotzdem das Gefühl der unvollständigen Entleerung bleibt, soviel Zeit man auch auf dem Klo zubringt. Dauern die Symptome mehr als drei Monate an, dann gilt die Verstopfung offiziell als chronisch.

Wenn Ihnen die Diagnose »Obstipation« allein noch nicht genügt, um etwas gegen die Darmträgheit zu unternehmen, dann bedenken Sie Folgendes: Nur weil Sie keinen Kot ausscheiden, heißt das noch nicht, dass Ihr Körper keinen mehr produziert. Vielmehr sitzen Sie wahrscheinlich in diesem Moment auf einem kleinen Kotberg – was nicht nur unschön ist, sondern auch Beschwerden verursachen und auf längere Sicht zu Problemen mit dem Dickdarm führen kann.

Wie also können Sie sich nun entleeren? Brauchen Sie sich einfach nur mit Joghurt einzudecken, der ja für eine gute Verdauung sorgen soll – was auch immer das bedeuten mag? Oder müssen Sie drastischere Maßnahmen ergreifen?

Entspannen Sie sich

Sie sind genauso trocken wie die Sahara. Wenn Sie tagsüber nicht genug trinken und das ständige Durstgefühl übergehen, dann ist Ihr Dickdarm wahrscheinlich so trocken wie eine Wüste und Ihr Stuhl so hart wie die Pyramiden. Nehmen Sie mehr Flüssigkeit zu sich, vor allem in Form des guten alten Wassers, um den Stuhl zu lockern und den Weg zum Ausgang geschmeidiger zu machen.

Sie haben keine Ahnung, was ein »Venti« ist. Ein großer Becher Kaffee regt die Darmbewegung an und befördert damit den Stuhl schneller zum Ausgang. Gönnen Sie sich also eine zweite Tasse Kaffee zum Frühstück, und beten Sie, dass Sie nicht in einen Stau geraten.

Sie ernähren sich ballaststoffarm. Ballaststoffe sind komplexe Kohlenhydrate aus pflanzlicher Nahrung, die vom Darm nicht verwertet und aufgenommen werden können. Eine ballaststoffreiche Ernährung sorgt für einen weichen Stuhl, der sich leicht ausscheiden lässt, während die mangelnde Aufnahme von Ballaststoffen zu Verstopfung führen kann. Essen Sie daher mehr Ballaststoffreiches wie Obst, Gemüse, Hülsenfrüchte, Nüsse und Vollkornprodukte (zum Beispiel Vollkornbrot und -nudeln). Reduzieren Sie nach Möglichkeit zugleich Ihren Verzehr ballaststoffarmer Lebensmittel wie Weißbrot, Nudeln aus Weißmehl, Käse und Eier.

Sie sind eine Couchpotato. Wenn Sie den größten Teil des Tages am Schreibtisch und die meiste Zeit des Wochenendes auf der Couch zubringen, dann ist Ihr Dickdarm wahrscheinlich ebenso träge wie Sie selbst. Versuchen Sie, wenigstens dreißig Minuten am Tag in moderatem Tempo spazieren zu gehen. Abgesehen davon, dass Sie die Stuhlansammlung in Ihrem Unterleib in Bewegung bringen, tun Sie damit auch Ihrem Herzen und Ihrer gesamten Gesundheit etwas Gutes.

Sie sind ein Platin-Elite-Vielflieger. Flugreisen führen häufig zu Verstopfung – nicht nur weil die Flugzeugtoiletten so wenig einladend sind (können Sie sich vorstellen, dass Ihnen da drin das Toilettenpapier ausgeht?), sondern auch deshalb, weil Sie von Ihrer Alltagsroutine und damit von Ihrem üblichen Speiseplan abweichen. Es sei denn natürlich, Sie erwartet auch zu Hause beim Aufwachen ein Frühstücksbuffet, das eines Hotels würdig wäre. (Können wir in diesem Fall vorbeikommen?) Versuchen Sie, auch auf Reisen Ihren gewohnten Rhythmus beizubehalten, indem Sie viel Wasser trinken und sich nicht zu weit von Ihren sonstigen Essenszeiten und -gewohnheiten entfernen. Manche Menschen finden es auch hilfreich, sich an feste Toilettenzeiten zu halten.

In Ihnen regt sich ein kleines Wesen. Während der Schwangerschaft erhöht sich der Progesteronspiegel, wodurch sich die Darmpassage des Stuhls verlangsamt. Auch das in Schwangerschafts-Vitaminpräparaten enthaltene Eisen kann eine Verstopfung bewirken. Eventuell empfiehlt Ihr Gynäkologe Ihnen dann eine Ernährungsumstellung und/oder verschreibt abführende Medikamente.

Ihre Medikamente legen Ihren Darm lahm. Zu den Arzneimitteln, die eine Verstopfung bewirken können, zählen Opioide (wie Oxycodon, Hydrocodon usw.), Mittel gegen Bluthochdruck (v.a. Calciumkanalblocker und Diuretika), Eisentabletten, bestimmte Antidepressiva und antiallergische Mittel.

Opioide sind dabei mit Abstand die Hauptübeltäter. Falls Sie aus gutem Grund dauerhaft Opioide einnehmen, kann ein Medikament mit dem Wirkstoff Methylnaltrexon Ihnen gegen die Darmträgheit helfen. Setzen Sie aber bitte kein Medikament ab, ohne vorher mit Ihrem Arzt zu sprechen.

Info-Box

SO ENTSCHLACKEN SIE ALLENFALLS IHR PORTEMONNAIE

Im Internet wimmelt es nur so von Angeboten, in denen magische Reinigungs- und Entgiftungskuren angepriesen werden, die Sie von allen möglichen bösen Geistern befreien sollen. Wir halten es da mit dem Astronomen Neil deGrasse Tyson, der einmal twitterte, dass »die Häufigkeit, mit der eine Person das Wort ›Giftstoff‹ im Munde führt, proportional zu deren *Un*kenntnis der Chemie« sei.

Auch wenn es tatsächlich einige Giftstoffe gibt, denen man tunlichst aus dem Weg gehen sollte – Zigarettenrauch zum Beispiel –, sollten Sie sich nicht allzu viel von einer einwöchigen Saftfastenkur versprechen. In Ihrem Dickdarm befindet sich kein verborgenes Giftstoffreservoir, das es auszuleeren gälte, und es gibt keinen Grund zu glauben, dass Sie irgendwelche gesundheitlichen Vorteile davon haben, eine Woche lang überteuerte Säfte zu konsumieren.

Wenn Sie an Verstopfung leiden, dann versuchen Sie, die Ratschläge in diesem Kapitel zu befolgen. Sollten Sie sich müde und schlapp fühlen, sorgen Sie für ausreichend Schlaf und Bewegung. Essen Sie mehr Obst und Gemüse, und schränken Sie Ihren Fleisch- und Zuckerkonsum möglichst ein. Bei den meisten sogenannten Giftstoffen handelt es sich um eingebildete Gefahren, die heraufbeschworen werden, um Ihnen Ihr sauer verdientes Geld aus der Tasche zu ziehen.

Gehen Sie zum Arzt

Sie haben starke Bauchschmerzen, die sich nach dem Stuhlgang bessern. Sie könnten an einem Reizdarmsyndrom (RDS) leiden, eine häufige Erkrankung, die Bauchschmerzen verursacht zusammen mit häufigen Episoden von Durchfall oder Verstopfung beziehungsweise beidem im Wechsel. Für gewöhnlich lassen die Schmerzen nach dem Stuhlgang nach. Eine ursächliche Therapie steht nicht zur Verfügung, doch lässt sich durch eine Umstellung der Ernährung und geeignete Medikamente eine Linderung der Symptome erreichen.

Ihnen ist neuerdings häufig kalt, Sie sind müde und aufgedunsen. Möglicherweise produziert Ihre Schilddrüse, die den Stoffwechsel reguliert, nicht genügend Hormone. Das kann eine ganze Reihe unterschiedlicher Symptome nach sich ziehen wie Verstopfung, Gewichtszunahme, Haut- und Haarprobleme, Müdigkeit oder ständiges Frösteln. Ihr Arzt kann anhand eines einfachen Blutbilds die Diagnose stellen.

Sie haben abgenommen und/oder Blutspuren im Stuhl. Vielleicht hat Ihnen die Verstopfung den Appetit genommen, wodurch Sie an Gewicht verloren haben, während sich durch das viele Pressen auf der Toilette Hämorrhoiden bildeten, also erweiterte Blutgefäße am After, die manchmal bluten. Eine andere Erklärung für beide Symptome wäre ein Tumor im Dickdarm, der blutet und die Stuhlpassage behindert. Wahrscheinlich müssen Sie sich einer Darmspiegelung unterziehen, ein Untersuchungsverfahren, bei dem der Gastroenterologe mit einer Kamerasonde im Dickdarm nach krankhaften Veränderungen sucht.

Die Verstopfung wird trotz vielen Trinkens, regelmäßiger Bewegung und ballaststoffreicher Ernährung nicht besser. Vielleicht haben Sie einfach eine besonders hartnäckige

Form von Verstopfung. Lässt sich keine Ursache finden, können Sie versuchen, mit Medikamenten die Darmtätigkeit anzuregen. Hier kommen Wirkstoffe wie Bisacodyl oder Polyethylenglycol infrage. Beraten Sie sich mit Ihrem Hausarzt über das richtige Mittel und die richtige Dosierung.

Ab in die Notaufnahme!

Sie haben starke Leibschmerzen. Bei Ihnen könnte ein Darmverschluss (Unterbrechung der Stuhlpassage), eine Appendizitis (Blinddarmentzündung) oder eine Divertikulitis (Entzündung von Ausstülpungen der Darmschleimhaut) vorliegen. All diese Krankheitsbilder können die Darmtätigkeit zum Erliegen bringen und zu akuter Verstopfung führen. Umgekehrt erhöht chronische Verstopfung das jeweilige Erkrankungsrisiko. Es handelt sich ausnahmslos um medizinische Notfälle, die einer sofortigen Abklärung bedürfen.

BLUT IM STUHL

Im Jahr 2007 machte ein geschäftstüchtiger junger Mann im Internet mit einer zweifelhaften Aktion von sich reden, die als »Ganzkörperfädeln« bekannt wurde. Er drehte von sich ein Video, in dem er nach und nach eine ganze Rolle Zahnseide verschluckte, wobei er jede Stunde ein weiteres Stück verschlang, bis das eine Ende mit seinen Exkrementen zum Vorschein kam ... während ihm das andere Ende noch aus dem Mund hing.

Das ist natürlich abstoßend und gefährlich und sollte von niemandem nachgeahmt werden. Niemals. Andererseits führt diese Demonstration sinnfällig die Tatsache vor Augen, dass der Mund mit dem After durch ein langes gewundenes Gangsystem verbunden ist, das sich durch Brust, Bauch- und Beckenraum zieht.

Dieser Transportweg vom Mund zum After ist der sogenannte Verdauungstrakt, von dem der Magen-Darm-Trakt den größten Abschnitt ausmacht. Zu ihm gehören Mundhöhle, Rachen, Speiseröhre, Magen, Dünndarm, Dickdarm und Rektum. Glaubt man einem kürzlich erschienenen Artikel, hat seine Oberfläche zusammengenommen die Größe eines Ein-Zimmer-Apartments.

Da seine gesamte Oberfläche mit Blutgefäßen bedeckt ist, stellt der Verdauungstrakt eine wichtige Blutungsquelle dar, für die es nur zwei Ausgänge gibt, wobei sich häufiger Blut im Stuhl als im Erbrochenen findet. Beides kann allerdings das Anzeichen für eine lebensbedrohliche Erkrankung sein.

Beim blutigen Stuhl hängt dessen Erscheinungsbild davon ab, woher das Blut stammt. Bei einer Magenblutung ist der Stuhl für gewöhnlich schwarz und teerig, da das Blut zusammen mit der Nahrung verdaut wird. Blutet es dagegen aus dem unteren Darmbereich, führt das zu einer rotbraunen oder hellroten Färbung des Stuhls.

Falls Sie also Blutbeimischungen im Stuhl entdecken, sollten Sie dies dann einfach Ihren Hämorrhoiden zuschreiben und sich nicht weiter darum kümmern? Oder müssen Sie sich sofort vom Arzt untersuchen lassen?

Entspannen Sie sich

Sie sind im Hotel und entdecken Blutspuren auf dem Toilettenpapier. Das Klopapier in Hotels und öffentlichen Toiletten ist offenbar nicht das aus der Fernsehwerbung, denn genauso gut könnten Sie sich mit Schleifpapier den Hintern abwischen. Wahrscheinlich stammt das Blut aus kleinen Verletzungen im Afterbereich. Nehmen Sie sich das nächste Mal eine Rolle Klopapier von daheim mit (und zwar das aus der Fernsehwerbung).

Ihr Stuhl weist eine Rotfärbung auf, und Sie haben vor Kurzem ein köstliches Gericht mit Roter Bete genossen. Rote Bete enthält ein stark färbendes Pigment, das allem, womit sie in Berührung kommt, eine Rotfärbung verleiht. Was wie eine Blutbeimischung im Stuhl aussieht, verrät in diesem Fall nur, was Sie zu Mittag gegessen haben. Übrigens können die Farbstoffe der Roten Bete auch ins Blut gelangen und von dort in den Urin, der dann eine rosa oder violette Färbung annimmt.

Gehen Sie zum Arzt

Aus Ihrem After kommen ein oder zwei Tropfen Blut. Hämorrhoiden sind fragile erweiterte Blutgefäße am und im After. Sie treten häufiger im höheren Lebensalter auf, können sich aber auch während der Schwangerschaft bilden (durch den erhöhten Druck auf die Beckenvenen) und bei Menschen, die an Verstopfung leiden (durch das ständige Drücken und Pressen, von dem die Venen ausleiern). Beim Stuhlgang können Hämorrhoiden aufplatzen, woraufhin sich auf dem Stuhl oder in der Toilettenschüssel leichte Blutspuren finden. Der Proktologe kann die Diagnose anhand einer Rektaluntersuchung stellen und wird, je nachdem, wie alt Sie sind, auch eine Krebserkrankung ausschließen wollen.

Hämorrhoiden sind nur dann behandlungsbedürftig, wenn sie stärker bluten, jucken oder schmerzen. Nehmen Sie, falls Sie an Verstopfung leiden, mehr Ballaststoffe zu sich, die für einen weicheren Stuhl sorgen und damit die Entleerung erleichtern (siehe weiter oben). Bewegen Sie sich auch mehr, um die Darmtätigkeit anzuregen. Die meisten Menschen mit Hämorrhoiden können sich durch warme Sitzbäder Linderung verschaffen. Schließlich können Sie es auch mit einer frei verkäuflichen schmerzlindernden Hämorrhoidensalbe versuchen. Wenn all das nichts hilft, müssen die Hämorrhoiden unter Umständen chirurgisch entfernt werden.

Sie entdecken Blutspuren auf dem Stuhl, fühlen sich ansonsten aber gut. Möglicherweise haben Sie Hämorrhoiden (wie soeben beschrieben), einen blutenden Tumor oder Veränderungen an den Blutgefäßen im Dickdarm. Um die Ursache festzustellen, wird eventuell eine Darmspiegelung notwendig (siehe Info-Box weiter unten).

Sie haben beim Stuhlgang stechende Schmerzen, und es zeigen sich hellrote Blutspuren auf dem Stuhl. Möglicherweise gibt es bei Ihnen einen Einriss in der Haut oder Schleimhaut des Afters, eine sogenannte Analfissur. Die häufigsten Ursachen sind chronische Verstopfung (wenn großer, fester Stuhl durch den After gepresst wird), eine Geburt (bei der alles da unten in Mitleidenschaft gezogen wird) und Analsex (vergessen Sie beim nächsten Mal nicht das Gleitmittel). Analfissuren können bluten und zu starken Schmerzen beim Stuhlgang führen. Warme Sitzbäder verschaffen Linderung, und eine ballaststoffreiche Ernährung sorgt für einen weichen Stuhl. In der Regel verschreibt der Arzt eine durchblutungsfördernde Salbe, um die Abheilung der Fissur zu beschleunigen.

Sie nehmen Blutverdünner. Blutverdünnende Medikamente bewirken oft spontane Blutungen aus kleinen harmlosen Gefäßveränderungen, die ansonsten nicht bluten würden. In manchen Fällen jedoch verstärken Blutverdünner die Blutungsneigung eines Tumors oder eines anderen abnormen Zellwachstums und ermöglichen damit eine frühzeitige Diagnose. Ihr Arzt wird Ihnen wahrscheinlich zu einer Darmspiegelung raten, um sicherzugehen, dass bei Ihnen alles normal aussieht (siehe Info-Box weiter unten). Zu den wichtigsten Wirkstoffen mit blutverdünnender Wirkung zählen Warfarin, Apixaban, Rivaroxaban, Dabigatran und Acetylsalicylsäure (ASS).

Sie haben gelegentlich krampfartige Bauchschmerzen und Durchfall, der manchmal mit Spuren von hellrotem Blut durchzogen ist. Eventuell leiden Sie an einer chronisch-entzündlichen Darmerkrankung wie Colitis ulcerosa oder Morbus Crohn. Gehen Sie baldmöglichst zum Arzt, um sich daraufhin untersuchen zu lassen. Begeben Sie sich in die Notaufnahme, wenn die Durchfälle und/oder Blutungen sehr stark sind und Sie sich außerdem benommen fühlen.

Ihr Stuhl ist pechschwarz, aber Sie fühlen sich nicht unwohl. Falls Sie Eisenpräparate nehmen, sind wahrscheinlich diese der Grund. Auch Lakritze und Blaubeeren können zu einer Schwarzfärbung des Stuhls führen. Wenn Sie nichts davon zu sich genommen haben, könnte bei Ihnen eine Magenblutung vorliegen. Auf dem Weg durch den Darm wird das Blut verdaut und nimmt dabei eine schwarze Färbung an (und damit auch Ihr Stuhl). Geben Sie bei Ihrem Arzt eine Stuhlprobe ab (und entsorgen Sie anschließend die Frischhaltebox!). Ein einfacher Test kann zeigen, ob der Stuhl Blutspuren aufweist. Falls ja, müssen Sie sich wahrscheinlich einer Magenspiegelung unterziehen, um eine Magenblutung auszuschließen.

In Ihrer Familie hat es schon Fälle von Darmkrebs gegeben, und Sie haben außerdem an Gewicht verloren. Sie müssen in jedem Fall eine Darmspiegelung (siehe Info-Box weiter unten) durchführen lassen, auch wenn es sich nur um ein oder zwei Tropfen Blut im Stuhl handelt, da Ihr Darmkrebsrisiko stark erhöht ist.

Sie haben häufig Nasenbluten oder blaue Flecken ohne erkennbare Ursache. Möglicherweise liegt bei Ihnen eine Blutgerinnungsstörung vor, zum Beispiel aufgrund einer zu geringen Anzahl von Blutplättchen (die bei der Blutgerinnung beteiligten Thrombozyten). In diesem Fall ist die Blutungsneigung vielerorts im Körper erhöht, auch an den Darmschleimhäuten. Gehen Sie möglichst bald zum Arzt, um sich eingehender untersuchen zu lassen. Falls die Blutungen sehr häufig auftreten oder sehr stark sind, sollten Sie keine Zeit verstreichen lassen.

Ab in die Notaufnahme!

Ihnen ist schwindlig, besonders im Stehen. Wenn Sie Blut im Stuhl entdecken und Ihnen außerdem schwindlig wird, ist das ein Anzeichen dafür, dass die Blutung bereits kritische Ausmaße angenommen hat. Sie müssen sich zu einer dringenden Abklärung in die Notaufnahme begeben, wo man Ihnen eventuell Bluttransfusionen geben wird.

Sie sitzen auf der Toilette, und hellrotes Blut läuft nur so aus Ihnen heraus. Sie können über den After ohne Weiteres verbluten. Wenn Sie sich nicht sofort in die Notaufnahme begeben, könnte die Blutung zur selben Zeit wie Ihr Herz zum Stillstand kommen.

Info-Box

DREHARBEITEN IM DICKDARM

In jungen Jahren dreht sich noch alles um die großen Etappenziele des Lebens. Mit sechzehn gehen wir in die Tanzstunde, und mit achtzehn machen wir den Führerschein. Im späteren Leben sind die Wegmarken dann nicht mehr ganz so süß und verlockend, und mit fünfzig ist die erste Darmspiegelung fällig. (Wenigstens ist es dann auch nicht mehr lange hin bis zu den ermäßigten Kinokarten und Sozialversicherungsbezügen.)

Bei einer Darmspiegelung schiebt der Arzt eine Kamerasonde den Dickdarm hinauf, um nach Anomalien Ausschau zu halten. Von allem, was auffällig aussieht, entnimmt er dabei Gewebeproben, die anschließend auf Krebszellen hin untersucht werden. Die Kamera sitzt am Ende eines langen, etwa fingerdicken Schlauchs, der mit reichlich Gleitmittel in den After eingeführt wird. Das klingt nach einer Prozedur, die ungefähr so angenehm ist, als würden einem die Fingernägel gezogen werden, aber Sie erhalten Medikamente, die Ihnen dabei helfen zu entspannen. Das Ganze dauert auch nur etwa dreißig Minuten.

Das Schlimmste daran ist meist nicht die Untersuchung selbst, da Sie diese mehr oder weniger verschlafen, sondern die Vorbereitung darauf, die am Abend zuvor beginnt. Sie erhalten vom Arzt ein Pulver oder Konzentrat, das Sie am Vorabend und Morgen der Untersuchung mit Wasser zu einer Trinklösung anrühren. Leider besteht der Zweck dieser Lösung darin, starken Durchfall zu bewirken, damit Ihr Darm durchgespült wird. (Es ist schwer, einen Tumor zu entdecken, wenn die Darmwände mit einer dicken Kotschicht bedeckt sind.)

Die Darmspiegelung ist gesetzlich ab fünfundfünfzig Jahren empfohlen, seit April 2019 für Männer bereits ab fünfzig Jahren. Manche Fachleute empfehlen allerdings, sie schon ab fünfundvierzig Jahren durchführen zu lassen. Wenn es in Ihrer Familie gehäuft Fälle von Darmkrebs gegeben hat, sollten Sie noch früher zur Darmspiegelung gehen. Sie wird auch dann dringend nötig, wenn es bei Ihnen Anzeichen für eine mögliche Darmkrebserkrankung gibt wie Blut im Stuhl oder eine Anämie (ein Mangel an roten

Blutkörperchen) mit unbekannter Ursache. Die Darmspiegelung wird in der Regel alle zehn Jahre wiederholt oder auch öfter, wenn dabei Polypen (gutartige Schleimhautgeschwülste) entdeckt worden sind.

Wir empfehlen Ihnen dringend, der Vorsorgeempfehlung zu folgen, auch wenn Ihnen die Vorstellung gänzlich widerstrebt. Falls Sie sich partout dagegen sträuben, sollten Sie zumindest einen jährlichen Stuhltest durchführen lassen, bei dem der Kot auf verborgenes Blut untersucht wird. Leider lassen sich mit diesem Test nicht ebenso zuverlässig Krebserkrankungen oder deren Vorstufen entdecken, und falls es Anzeichen dafür gibt, müssen Sie ohnehin zur Darmspiegelung.

Teil 7

ARME UND BEINE

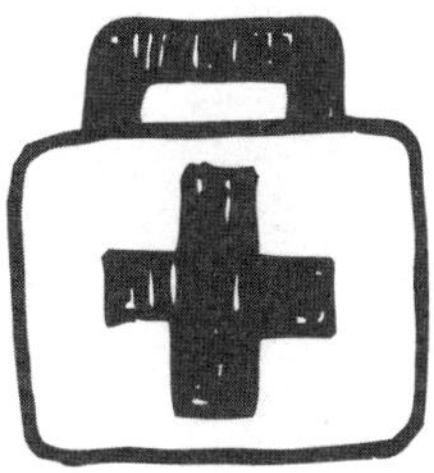

BEINSCHMERZEN UND WADENKRÄMPFE

Redaktionelle Bearbeitung: Nicholas Morrissey

Machen Ihnen Ihre schmerzenden Beine zu schaffen? Beinschmerzen sind zwar eine treffliche Ausrede, um Ihr Sportprogramm auszulassen und die Füße hochzulegen. Andererseits können sie auch eine echte Beeinträchtigung oder Anzeichen eines umfassenderen Problems sein.

Die meisten Menschen kennen Beinschmerzen in Form von Wadenkrämpfen. Diese Krämpfe treten aufgrund starker Kontraktionen der Wadenmuskulatur auf, zu denen es bei einer Übererregbarkeit der motorischen Nerven kommt. Ursache ist häufig ein Mangel an Elektrolyten wie Magnesium, Kalium oder Calcium, eine lokale Übersäuerung oder auch Dehydration. Auch ungenügende Dehnung nach dem Sport kann zu Krämpfen führen.

Aber handelt es sich bei Ihren Beinschmerzen tatsächlich um Krämpfe? Oder stecken etwa doch Durchblutungsstörungen, ein Blutgerinnsel oder eine Muskel-, Nerven- oder Gelenkentzündung dahinter?

Entspannen Sie sich

Mit dem Gewicht Ihrer Langhanteln liegen Sie im Pkw-Bereich. Wir empfehlen zwar einen aktiven Lebensstil, zu dem auch Krafttraining gehören kann, aber übertreiben Sie es nicht. Ein allzu ehrgeiziges Trainingsprogramm kann zu Muskelkrämpfen, Dehydration und sportbedingten Verletzungen wie zum Schienbeinkantensyndrom, zu Tendopathien und Knochenfissuren führen. Nehmen Sie ausreichend

Flüssigkeit zu sich, und zwar besser fertige Rehydrationslösungen als lediglich Wasser, und dehnen Sie sich vor und nach dem Work-out. Achten Sie auch auf bequeme, gut sitzende Sportschuhe. Diese sollten den Zehen ausreichend Bewegungsfreiheit bieten, ohne dass Sie mit dem Fuß im Schuh hin und her rutschen. Falls Sie nach dem Work-out Schmerzen haben, dehnen und massieren Sie die betroffene Muskulatur, bis die Schmerzen nachlassen.

Sie wachen nachts mit schmerzhaften Wadenkrämpfen auf. Jeder zweite Erwachsene über fünfzig hat nachts schmerzhafte Krämpfe in den Waden oder Füßen. Die Beschwerden bessern sich nach dem Aufstehen und Strecken der betroffenen Muskulatur. Sie können Krämpfen vorbeugen, indem Sie sich mindestens drei- bis viermal am Tag dehnen, auch kurz vor dem Zubettgehen. Wenn das nicht hilft, können Sie es mit einem Vitamin-B-Komplex versuchen. Falls Sie dann *immer noch* Krämpfe bekommen, fragen Sie Ihren Arzt, ob er Ihnen Medikamente mit muskelentspannender oder krampflösender Wirkung verschreiben kann. Manche Ärzte empfehlen, vor dem Schlafengehen ein Glas Tonic Water zu trinken, da es das krampflösende Chinin enthält. Leider kann Chinin auch schwerwiegende Nebenwirkungen haben wie Hautausschläge, Kopfschmerzen, Übelkeit, Ohrensausen, Herzrhythmusstörungen und eine Verringerung der Anzahl der Thrombozyten. Nehmen Sie es daher nur unter Aufsicht Ihres Arztes ein.

Sie haben in den vergangenen neun Monaten an Gewicht zugelegt. Während der Schwangerschaft sind Beinkrämpfe keine Seltenheit – auch wenn sie nur ein kleiner Vorgeschmack auf das sind, was der werdenden Mutter noch bevorsteht. Zum Teil rühren die Beschwerden vom zusätzlichen Gewicht her, das auf den Beinen lastet. Außerdem haben Frauen im letzten Schwangerschaftsdrittel einen relativ niedrigen Calcium- und Magnesiumspiegel. Wenn Sie also auf den letzten Metern der Schwangerschaft mit Beinschmerzen zu kämpfen haben, versuchen Sie es mit einem Calcium- und/oder Magnesiumpräparat, das Ihnen Linderung verschaffen kann und für Ihr ungeborenes Baby in aller Regel unbedenklich ist. (Fragen Sie sicherheitshalber dennoch vorher Ihren Frauenarzt, falls in Ihrem Fall irgendetwas gegen die Einnahme spricht.) Leider kommt es in der Schwangerschaft auch eher zur Bildung von Blutgerinnseln. Sofern also ein Bein besonders gerötet und geschwollen ist und/oder stark schmerzt, sollten Sie sofort Ihren Arzt verständigen.

Gehen Sie zum Arzt

Sie verspüren nächtlichen Bewegungsdrang in den Beinen. Ein Restless-Legs-Syndrom verursacht in der Regel keine Schmerzen, sondern ein unangenehmes Kribbeln in beiden Beinen, das sich beim Umhergehen bessert. Die Symptome sind am stärksten in Ruhe und während der Einschlafphase ausgeprägt und bessern sich am frühen Morgen. Etwa jeder zehnte Erwachsene hat ein Restless-Legs-Syndrom. Wenn Sie also nachts herumtigern, anstatt friedlich im Bett zu schlafen, könnten auch Sie an dieser Störung leiden. In einigen Fällen tritt das Restless-Legs-Syndrom als Nebenwirkung bestimmter Medikamente auf, so zum Beispiel von Antihistaminika, Antidepressiva und Antiemetika, also Mitteln gegen Übelkeit, zum Beispiel mit dem Wirkstoff Metoclopramid. (Bitte setzen Sie aber keines dieser Medikamente ohne Rücksprache mit Ihrem Arzt ab.) In anderen Fällen kann das Restless-Legs-Syndrom Anzeichen eines Eisenmangels sein oder Symptom einer Nierenerkrankung, Neuropathie oder Multiplen Sklerose. Manchmal tritt es auch während der Schwangerschaft auf. Versuchen Sie, ob es hilft, vor dem Zubettgehen die Beine zu strecken, auch warme Duschen können Linderung bringen. In jedem Fall sollten Sie sich von Ihrem Arzt gründlich untersuchen lassen.

Ihre Socken hinterlassen tiefe Eindrücke an Ihren Unterschenkeln, und Ihre Lieblingsschuhe passen Ihnen nicht mehr. Möglicherweise haben Sie einen Flüssigkeitsstau in den Beinen, was zu schmerzhaften Spannungsgefühlen in der Haut führen kann. Geschwollene Beine können viele Ursachen haben (siehe den nächsten Abschnitt), und Sie sollten sich vom Arzt gründlich durchchecken lassen, um auszuschließen, dass bei Ihnen eine Nieren-, Leber- oder Herzerkrankung vorliegt.

Sie haben in einem Bein oder beiden Beinen ein Kribbeln oder Brennen beziehungsweise ein Taubheits- und/oder Schwächegefühl. Eine verrutschte Bandscheibe in der Lendenwirbelsäule oder ein verengter Rückenmarkskanal kann Druck auf die Beinnerven ausüben und so zu Schmerzen, Missempfindungen und/oder Schwächegefühlen führen. Wenn sich die Symptome beim Vorbeugen bessern, könnte bei Ihnen eine Verengung der Nervenbahnen in den Wirbelkanälen (spinale Stenose) vorliegen, da die Beugung der Wirbelsäule nach vorn eine gewisse Weitung der Nervenbahnen bewirkt. Entzündungshemmende Medikamente können den Druck auf die Nerven verringern und damit die Beschwerden lindern helfen. Falls sich so keine Besserung erzielen lässt, wird Ihnen der Arzt möglicherweise Cortison in die Umgebung des Nervs spritzen wollen, um die Entzündung zum Abklingen zu bringen, oder er wird Ihnen zu einer Operation raten, um den Druck auf den Nerv zu beseitigen. Vergleichbare Symptome können auch bei einer Neuropathie auftreten, einer Form von Nervenschädigung, zu der es bei Diabetes, langjährigem Alkoholmissbrauch, Vitaminmangel und bestimmten Autoimmunerkrankungen kommen kann.

Die Behandlung richtet sich nach der Ursache – Medikamente mit dem Wirkstoff Gabapentin oder Pregabalin lindern jedoch häufig die Symptome.

Sie haben beim Gehen Schmerzen, die sich in Ruhe bessern. Möglicherweise liegt bei Ihnen eine Verengung der Arterien vor, die Ihre Beine mit Blut versorgen. Als Folge davon werden Ihre Muskeln bei Beanspruchung nicht ausreichend mit Sauerstoff versorgt, was dann zu Schmerzen führt. Es handelt sich dabei um die sogenannte Schaufensterkrankheit. Rauchen, Bluthochdruck, ein hoher Cholesterinspiegel und Diabetes sind die wichtigsten Risikofaktoren. Die Therapie besteht darin, mit dem Rauchen aufzuhören (wer hätte das gedacht?), Blutdruck, Cholesterin- und Blutzuckerwerte regelmäßig zu kontrollieren und gezielt die Gehleistung zu steigern. Ziel dabei ist, jeden Tag eine etwas größere Strecke zu Fuß zurückzulegen, da dieses progressive Training den Körper zur Bildung neuer, freier Blutgefäße in den Beinen anregt.

Sind die Symptome wirklich schwerwiegend, kann Ihr Arzt eine medikamentöse Behandlung einleiten, um die Durchblutung der Beine zu verbessern, oder er wird Ihnen alternativ zu einem Eingriff raten, bei dem die Engstelle geöffnet oder ein Bypass gelegt wird. Wenn sich die Symptome in einem Bein rapide verschlimmern oder die Schmerzen auch in Ruhe auftreten, ist die Blutversorgung unter Umständen ganz unterbrochen – ein Akutfall, bei dem Sie sofort den Notarzt rufen müssen.

Sie nehmen seit Kurzem ein neues Medikament. Zu den Medikamenten, die Beinschmerzen und -krämpfe fördern können, zählen Diuretika (Entwässerungsmittel, die dem Körper ein Zuviel an Wasser und Salz entziehen und dabei gelegentlich Dehydration und Elektrolytmangel bewirken), Salbutamol (wird in Inhalatoren bei Asthmaanfällen verwendet), orale Verhütungsmittel, Raloxifen (bei Osteoporose) und Statine (Cholesterinsenker). Setzen Sie aber kein Medikament ab, ohne zuvor mit Ihrem Arzt gesprochen zu haben.

Ein Bein ist gerötet, fühlt sich heiß an und schmerzt bei Berührung. Eventuell liegt bei Ihnen eine Entzündung des Unterhautgewebes vor, eine sogenannte Phlegmone, was umso wahrscheinlicher ist, wenn Sie sich in letzter Zeit die Haut im Bereich der Rötung verletzt haben. Möglich ist auch, dass Sie ein Blutgerinnsel in einer der unter der Haut verlaufenden Beinvenen haben, was im Allgemeinen nicht gefährlich ist, aber zu einer schmerzhaften Schwellung führen kann. Gehen Sie noch heute zum Arzt. Falls Sie keinen Termin mehr bekommen oder zusätzlich Fieber und Schüttelfrost haben, müssen Sie sich in die Notaufnahme begeben.

Ab in die Notaufnahme!

Ein Bein ist schmerzhaft geschwollen, und Sie haben eine lange Bus-, Bahn- oder Flugzeugreise hinter sich beziehungsweise tragen einen Gipsverband. Sie könnten ein Blutgerinnsel in einer tief gelegenen Beinvene (Beinvenenthrombose) haben, das zu einer schmerzhaften Schwellung führt und in andere Teile des Körpers verschleppt werden kann, etwa die Lunge. Derartige Blutgerinnsel kommen eher bei einer längeren Ruhigstellung der Beine vor (wie bei einer langen Bus-, Bahn- oder Flugreise beziehungsweise einem Gipsverband), bei der Einnahme oraler Verhütungsmittel (die »Pille«) oder auch bei Krebserkrankungen. Die Diagnose lässt sich anhand einer Ultraschalluntersuchung stellen. Behandelt wird eine Beinvenenthrombose mit Medikamenten, welche die Blutgerinnung hemmen (»Blutverdünner«) und die über mindestens drei Monate eingenommen werden müssen.

Ein Bein schmerzt und fühlt sich kalt und taub an (und Sie sitzen nicht in einer Gefriertruhe). Möglicherweise liegt bei Ihnen ein plötzlicher und vollständiger Verschluss einer Beinarterie vor. Dabei handelt es sich um einen Notfall, der die sofortige Gabe von Medikamenten und einen ärztlichen Eingriff erfordert, um die Durchblutung wiederherzustellen, da es sonst zu irreversiblen Schäden kommen kann wie einem Gangrän (Gewebsnekrose). Wenn Sie sich noch nicht von Ihrem Bein trennen wollen, dann rufen Sie sofort den Notarzt.

GESCHWOLLENE FÜSSE

Sie wundern sich, warum Ihnen auf einmal Ihre Lieblingspumps nicht mehr passen, und wenn Sie auf Ihre Füße sehen, fragen Sie sich: »Wo zum Teufel sind meine Knöchel geblieben?!«

Bei Ödemen, wörtlich »Schwellungen«, handelt es sich um Flüssigkeitsansammlungen im Bindegewebe. Bei stärkerer Ausprägung sind außer den Fußgelenken auch die Unter- und Oberschenkel betroffen, wobei eine Mulde im Gewebe verbleibt, wenn man mit dem Daumen hineindrückt.

Das ist unschön, gewiss – aber ist es auch bedenklich? Zum Glück haben Sie es in den meisten Fällen bloß mit einem unliebsamen kosmetischen Problem zu tun. Manchmal können die Schwellungen aber auch schmerzhaft sein, und in seltenen Fällen deuten Ödeme auf ein ernsthaftes Problem mit dem Herzen, den Nieren oder anderen lebenswichtigen Organen hin, das dringend der ärztlichen Abklärung bedarf.

Was steht Ihnen also bevor – ein Leben mit Stützstrümpfen oder der Gang zur Notaufnahme?

Entspannen Sie sich

Sie haben sich an Salzigem gütlich getan. Auch wir mögen chinesisches Essen to go, schließlich haben wir uns damit durch unser Medizinstudium gerettet. Leider zählt Peking-Ente nicht gerade zu den Beauty Foods (ach, wenn es nur so wäre!). Jede Menge Salz lässt Ihren Körper nach Wasser lechzen, damit Ihr Blut nachher nicht einen Salzgehalt aufweist wie das Tote Meer, und die Schwerkraft tut ein Übriges, um die Flüssigkeit in Richtung der Füße versacken zu lassen. Schränken Sie Ihren Konsum von Mitnahme- und Fertiggerichten, Tütensuppen und anderen stark gesalzenen Speisen ein.

Sie bringen den größten Teil des Tages am selben Ort im Sitzen oder Stehen zu. Ihr Herz pumpt zwar Blut durch den ganzen Körper, sorgt aber nicht auf gleiche Weise für den Rücklauf. Wenn Sie sich nicht genug die Beine vertreten, staut sich darin durch die Schwerkraft Flüssigkeit. Durch die Kontraktion der Beinmuskulatur wird die Flüssigkeit buchstäblich in Richtung des Herzens zurückgepresst, gehen Sie daher einmal pro Stunde mindestens fünf Minuten lang umher. Falls das gar nicht infrage kommt, versuchen Sie, beim Sitzen die Beine hochzulagern.

Die Schwellungen treten kurz vor der Periode auf. Die starken Schwankungen im Hormonhaushalt vor dem Einsetzen der Menstruation wirken sich nicht nur auf Ihre Stimmung aus, sondern sorgen auch dafür, dass sich in Ihrem Körper mehr Flüssigkeit ansammelt. Falls Sie sich daran stören, essen Sie weniger salzig, und legen Sie die Beine hoch, wann immer Sie können.

Sie nehmen seit Kurzem ein neues Medikament. Bestimmte Arzneiwirkstoffe können zu geschwollenen Beinen führen; zu ihnen zählen Amlodipin (gegen Bluthochdruck), Cortisonpräparate, Östrogen und Testosteron sowie Minoxidil (gegen Bluthochdruck und Haarausfall). Wie immer gilt auch hier: Setzen Sie kein Medikament ohne Rücksprache mit Ihrem Arzt ab.

Gehen Sie zum Arzt

Sie sind in anderen Umständen. Flüssigkeitsansammlungen während der Schwangerschaft sind normal, und im zweiten Schwangerschaftsdrittel bemerken die meisten Frauen an sich geschwollene Knöchel. Im weiteren Verlauf nimmt die Gebärmutter immer mehr Raum ein, sodass sie auf die von den

Beinen aufsteigenden Venen drückt, wodurch sich die Ödeme noch verstärken. Falls die Schwellungen jedoch plötzlich auftreten, könnte das auch ein Anzeichen für ein ernsteres Problem sein. Wenn dabei ein Bein stärker geschwollen ist, könnten Sie ein Blutgerinnsel haben (wofür schwangere Frauen anfälliger sind). Sind beide Beine geschwollen, liegt bei Ihnen eventuell eine seltene Schwangerschaftskomplikation namens Präeklampsie vor, zu deren Symptomen auch Bluthochdruck und Nierenprobleme zählen. Möglich wäre auch eine seltene Komplikation mit Namen »peripartale Kardiomyopathie«, bei der es zu einer plötzlich einsetzenden Herzschwäche kommt. Gehen Sie sicherheitshalber sofort zum Arzt!

Die Schwellungen halten an, obwohl Sie sich salzarm ernähren und den ganzen Tag auf den Beinen sind. Außerdem haben Sie Besenreiser an den Beinen. Manchmal nehmen die Beinvenen Schaden und verlieren an Elastizität. Sie weiten sich und werden als ein bläulich rotes Liniennetz unter der Haut sichtbar. Gleichzeitig kommt es zu einem Blut- und Flüssigkeitsstau im Bindegewebe der Beine. Es handelt sich dabei um die recht weit verbreitete chronische Veneninsuffizienz oder Venenschwäche. Der Arzt kann Ihnen Diuretika verschreiben, welche die überschüssige Flüssigkeit aus dem Körper ausleiten, außerdem können Sie Stützstrümpfe tragen, um einen Rückstau zu verhindern (betrachten Sie es einfach als Shapewear für die Beine).

Sie haben außerdem Schwellungen an Oberschenkeln, Händen oder im Gesicht. Wenn der Flüssigkeitsstau so ausgeprägt ist, könnten Sie ein Problem mit dem Herzen, der Leber oder den Nieren haben und müssen diese Möglichkeit ärztlich abklären lassen.

Im Bereich der Schwellungen ist die Haut außerdem heiß, gerötet und druckempfindlich. Möglicherweise haben Sie eine sogenannte Phlegmone, eine Entzündung des Unterhautgewebes, oder auch ein Blutgerinnsel in einer der unmittelbar unter der Haut verlaufenden Beinvenen. Gehen Sie noch heute, spätestens morgen zum Arzt. Kommen Fieber und Schüttelfrost hinzu, dann begeben Sie sich direkt in die Notaufnahme.

Ab in die Notaufnahme!

Sie haben eine schmerzhafte Schwellung in einem Bein und tragen einen Gipsverband oder haben kürzlich eine längere Reise unternommen. Möglicherweise hat sich bei Ihnen ein Blutgerinnsel in einer tiefen Beinvene gebildet, eine sogenannte Thrombose, die das Blut am Abfließen hindert. Als Folge davon schwillt das Bein an, häufig kommt es zu Schmerzen. Ein Teil des Gerinnsels kann sich auch lösen und in die Lunge verschleppt werden, woraus sich womöglich eine lebensbedrohliche Situation ergibt. Mithilfe einer Ultraschalluntersuchung des Beins lässt sich die Diagnose stellen. Liegt bei Ihnen tatsächlich eine Thrombose vor, müssen Sie über einen Zeitraum von mindestens drei Monaten blutverdünnende Medikamente einnehmen.

Sie leiden außerdem an Atemnot. Probleme mit dem Herzen, der Leber oder den Nieren können dazu führen, dass sich im ganzen Körper Flüssigkeit ansammelt, anfänglich meist in den Beinen, bis schließlich auch die Lunge betroffen ist. Staut sich Flüssigkeit in der Lunge, kommen Sie schneller außer Atem und leiden auch unter Atemnot, wenn Sie sich abends ins Bett legen. Eine andere Erklärung wäre, dass sich in Ihrem Bein ein Blutgerinnsel gebildet hat, das zu der Schwellung führte, woraufhin sich ein Teil des Blutgerinnsels gelöst hat und in die Lunge geraten ist, wo es nun die Atemnot bewirkt. Beide Möglichkeiten müssen unverzüglich ärztlich abgeklärt werden.

ZITTERN

Haben Sie auf einmal einen Tatterich und machen sich jetzt Sorgen, dass Sie nie wieder in einem feinen Restaurant werden Suppe bestellen können?

Wenn bei Ihnen in bestimmten Situationen ein unwillkürliches und schwer zu kontrollierendes Zittern auftritt, dann leiden Sie eventuell an einem sogenannten Tremor. Auch wenn sich ein Tremor in der Regel an den Händen zeigt, kann er darüber hinaus Beine, Kopf, Zunge, Augen, Kinn und sogar die Stimmbänder betreffen (wobei er dann zu Heiserkeit führt). Ein Tremor kann zwar grundsätzlich in jedem Alter auftreten, setzt aber meist erst in späteren Lebensjahren ein.

Zum Teil tritt das Zittern nur in Ruhe auf und bessert sich, wenn man den entsprechenden Körperteil bewegt (Ruhetremor). Umgekehrt ist es möglich, dass die betroffene Körperpartie in Ruhe nicht zittert, sondern erst dann, sobald man sie bewegt (Bewegungstremor). Manchmal setzt das Zittern auch erst bei einer zielgerichteten Bewegung ein und verstärkt sich mit der Annäherung an das Bewegungsziel (Intentionstremor).

Ein Tremor kann zwar ein Anzeichen für eine schwerwiegende Grunderkrankung wie Parkinson sein, in den meisten Fällen handelt es sich jedoch nur um eine lästige Beeinträchtigung bei sonst gesunden Menschen. Aber was steckt nun eigentlich hinter Ihrem Tatterich?

Entspannen Sie sich

Das Zittern tritt nur dann auf, wenn Ihnen kalt ist. Um es gleich vorweg zu sagen: Auch wenn jedes Zittern unter den medizinischen Fachbegriff des Tremors fällt, handelt es sich dabei um ein vollkommen normales Phänomen bei allen Warmblütern. Sollten Sie also kein des Lesens kundiges Reptil sein (in welchem Fall Sie uns bitte umgehend kontaktieren wollen), müssen Sie sich wegen Ihres Zitterns keine Sorgen machen. Bei Kälte zittert Ihr Körper, um Kalorien zu verbrennen und durch die dabei entstehende Wärme die Körpertemperatur zu normalisieren.

Sie zittern nur dann, wenn Sie morgens um drei vor der Bar eine rauchen. Bei jedem Menschen gibt es einen normalen physiologischen Tremor, der in der Regel unmerklich ist und erst dann sichtbar wird, wenn man die Finger spreizt (oder versucht, unter dem Mikroskop Nähgarn einzufädeln). Bei Stress, Müdigkeit und Angst sowie unter dem Einfluss von Nikotin verstärkt sich das Zittern.

Von der Mama haben Sie die Augen und vom Papa das Zittern. Der sogenannte essenzielle (familiäre) Tremor beginnt für gewöhnlich im späteren Erwachsenenalter und kann von den Eltern vererbt sein. Er betrifft etwa jeden Zwanzigsten und ist damit relativ häufig. Es handelt sich um einen Aktionstremor (bei willkürlichen Bewegungen), der normalerweise in der dominanten Hand beginnt und auch auf die andere Hand übergehen kann. Nach ein oder zwei Gläsern eines alkoholischen Getränks lässt ein essenzieller Tremor in der Regel nach, was bei der Diagnosestellung hilfreich sein mag; sich zu betrinken kann allerdings nicht als eine nachhaltige Therapie gelten. Falls der Tremor für Sie eine ernstliche Behinderung im Alltag darstellt, wäre zu erwägen, ob Ihr Arzt Ihnen Medikamente verschreiben kann, etwa Betablocker oder ein Antikonvulsivum. Dabei gilt es, zwischen dem Nutzen der Tremorunterdrückung und möglichen Nebenwirkungen der Medikamente abzuwägen. Es kann sinnvoll sein, nur an bestimmten Tagen zu Medikamenten zu greifen, wozu Ihr Arzt Ihnen gegebenenfalls auch raten wird.

Gehen Sie zum Arzt

Der verflixte Tremor macht es Ihnen unmöglich, die Tablettenschachtel zu öffnen. Bei verschiedenen Medikamenten kann Zittern als Nebenwirkung auftreten; dazu zählen Stimulanzien wie Amphetamine und Pseudoephedrin, Koffein, Asthmamittel, einige Neuroleptika, Lithium, Theophyllin und Schilddrüsenhormone. Wenn Sie glauben, dass der Tremor von einem Medikament herrührt, setzen Sie dieses nicht ohne Rücksprache mit Ihrem Arzt ab.

Ihnen ist ständig zu warm, Sie haben an Gewicht verloren und leiden an Durchfall und/oder Herzrasen. Eventuell liegt bei Ihnen eine Schilddrüsenüberfunktion vor, durch die Ihr Stoffwechsel übersteuert wird und auch ein gesteigerter physiologischer (normaler) Tremor auftreten kann. Anhand einer einfachen Blutuntersuchung wird Ihr Arzt die Konzentration an Schilddrüsenhormonen bestimmen.

Sie haben einen Ruhetremor, eventuell in Verbindung mit einer verlangsamten, starren Bewegungsweise und einem schlurfenden Gang. Bei der Parkinson-Krankheit (Morbus Parkinson) handelt es sich um einen fortschreitenden Verlust von Nervenzellen, von dem in Deutschland schätzungsweise 300 000 Menschen betroffen sind. Ein klassisches Symptom der Parkinson-Krankheit ist der »Pillendrehertremor«, bei dem sich der Daumen rotierend gegen den Zeigefinger bewegt. Andere Symptome sind Steifigkeit, Gleichgewichtsstörungen, schlurfender Gang, Schluckstörungen und Vergesslichkeit oder Demenz. Da die Parkinson-Krankheit auf einem Untergang der Dopamin produzierenden Nervenzellen beruht, besteht die Standardtherapie in der Gabe von Medikamenten, die den Dopaminspiegel normalisieren. Führt das nicht zum Erfolg, profitieren die Patienten manchmal von der Implantation eines Hirnstimulators (»tiefe

Hirnstimulation«), wobei es sich im Prinzip um eine Art Hirnschrittmacher handelt.

Während ein echter Morbus Parkinson für gewöhnlich nicht vor dem sechzigsten Lebensjahr auftritt, können vergleichbare Krankheitsbilder (Parkinson-Syndrom oder Parkinsonismus) auch in früherem Lebensalter eine ähnliche Symptomatik hervorrufen. Eine Hauptursache des Parkinsonismus ist die Einnahme von Medikamenten, welche die Dopaminrezeptoren blockieren, wie Metoclopramid sowie Neuroleptika wie Haloperidol und Risperidon.

Das Zittern verschlimmert sich, wenn Sie nach Ihrem Glas greifen wollen. Ein Intentionstremor tritt nicht bei einer beliebigen Bewegung auf, sondern zeigt sich insbesondere dann, wenn sich die Hand dem Bewegungsziel annähert. Häufig ist dies ein Anzeichen für krankhafte Veränderungen im Kleinhirn, das dem Hirnstamm aufliegt. Mögliche Ursachen sind Multiple Sklerose, Schlaganfall, Kopfverletzungen und Alkoholismus.

Sie leeren jede Flasche bis zum Grund und zittern, sobald Sie nicht trinken. Wenn Sie viel Alkohol trinken (mehr als vier bis sechs Gläser am Tag), kann es zu einem Tremor als Entzugserscheinung kommen. Weitere Symptome sind Kopfschmerzen, Schlafstörungen, Schwitzen und Herzrasen. In der Regel bessern sich diese Symptome nach ein paar Tagen. Schwerwiegende Entzugserscheinungen können allerdings lebensbedrohlich sein, und Sie müssen sich in jedem Fall in die Notaufnahme begeben, wenn Sie an Halluzinationen, Verwirrtheit oder Krampfanfällen leiden.

Sie sind unter vierzig Jahre alt. Bei Ihnen könnte eine der oben beschriebenen Formen von Tremor vorliegen, aber Ihr Arzt sollte auch an die Möglichkeit eines Morbus Wilson (Kupferspeicherkrankheit) denken, eine seltene Erbkrankheit, die aufgrund einer vermehrten Ansammlung von Kupfer im Körper zu irreversiblen Gehirn- und Leberschäden führt. Dabei kann es auch zu einem Ruhe- oder Intentionstremor kommen. Ein klassisches Symptom ist der Flattertremor, bei dem sich die Hände bei ausgestreckten Armen wie Flügel auf und ab bewegen. Andere mögliche Symptome sind Muskelsteifheit, Gelbfärbung der Haut, Erbrechen, Leibschmerzen, Flüssigkeitsansammlungen im Bauchraum und in den Beinen sowie Artikulationsstörungen und Persönlichkeitsveränderungen.

Auch wenn der Tremor bei Morbus Wilson nur selten ohne weitere Symptome auftritt, sollten Sie die Möglichkeit einer solchen Erkrankung ärztlich abklären lassen, da sie unbehandelt zum Tod führen kann. Charakteristische Veränderungen der Blutwerte können einen Hinweis auf das Vorliegen eines Morbus Wilson liefern. Die Therapie besteht für gewöhnlich im Vermeiden stark kupferhaltiger Nahrungsmittel (wie Nüssen, Pilzen, Schokolade, Trockenobst und Meeresfrüchten) und einer medikamentösen Behandlung, durch die der Kupferüberschuss im Körper gebunden wird.

Ab in die Notaufnahme!

Das Zittern hat plötzlich eingesetzt, und Sie fühlen sich außerdem schwach, haben Mühe zu sprechen, sind verwirrt oder haben hohes Fieber. Ein neu auftretender Tremor kann unter Umständen Anzeichen für einen lebensbedrohlichen Zustand sein, ausgelöst etwa durch massive Störungen des Elektrolythaushalts (Magnesium oder Calcium), einen Schlaganfall oder schwerwiegende Infektionen. Rufen Sie sofort den Notarzt, oder lassen Sie sich in die Notaufnahme bringen.

GELENK- UND MUSKELSCHMERZEN

Redaktionelle Bearbeitung: Anca Dinu Askanase

Im menschlichen Körper gibt es über zweihundert Knochen und etwa dreihundertsechzig Gelenkverbindungen, die das Knochengerüst zusammenhalten und stabilisieren, einen reibungslosen Bewegungsablauf ermöglichen und Stöße abdämpfen. Bänder aus Bindegewebe sorgen für zusätzlichen Halt, während Sehnen die Verbindung zwischen Knochen und Muskeln herstellen.

Gelenke können verschleißen oder sich entzünden. Bei einer Gelenkentzündung spricht man von einer Arthritis, wobei man zwischen bakterieller und nichtbakterieller Arthritis unterscheidet (Letztere zählt zu den Autoimmunerkrankungen, da dabei die eigene Gelenksubstanz von Abwehrzellen angegriffen wird, wie im Fall von Rheuma oder Lupus). Handelt es sich dagegen um eine reine Verschleißerscheinung, ist von einer Arthrose die Rede.

»Myalgie« ist der medizinische Fachbegriff für Muskelschmerz. Stellen Sie sich vor, wie Ihre Mannschaftskameraden staunen werden, wenn Sie beim Verlassen des Umkleideraums im Brustton der Überzeugung verkünden, dass Sie unbedingt Eis benötigen, weil Sie sich »von dem Spiel eine Myalgie geholt« haben. Und die kann wirklich aus einer Überbeanspruchung resultieren, aber auch Folge einer Autoimmunerkrankung oder anderer gesundheitlicher Probleme sein.

Besagen Ihre Gelenk- oder Muskelschmerzen nun, dass Sie sich auf Schlimmeres gefasst machen müssen? Kommen sie von dem Zeckenbiss im vergangenen Sommer? Oder sind sie nur ein Zeichen dafür, dass Sie langsam alt werden? Und nehmen Sie dagegen Schmerztabletten, oder lassen Sie sich am besten gleich komplett durchleuchten?

Entspannen Sie sich

Sie trainieren für den nächsten Iron-Man-Wettkampf und haben nun Schmerzen in Muskeln und Gelenken. Wir befürworten zwar eine aktive Lebensweise, zu der auch regelmäßige Bewegung gehört – idealerweise mindestens zwanzig bis dreißig Minuten am Tag –, aber übertreiben Sie es nicht. Insbesondere an jede größere Anforderung sollten Sie sich behutsam heranarbeiten. Dehnen Sie sich vor und nach jedem Work-out. Sollten Sie nach dem Training dennoch Schmerzen haben, versuchen Sie es zunächst mit klassischen Maßnahmen wie Kühlung und Massage und indem Sie die betroffenen Gelenke eine Weile schonen. Falls es davon nicht besser wird, können Sie es mit frei verkäuflichen Schmerzmitteln versuchen. Denken Sie aber daran, dass bei Leber- und Herzproblemen mit den sogenannten nichtsteroidalen Antirheumatika (NSAR) Vorsicht geboten ist. Gehen Sie zum Arzt, falls Ihnen bestimmte Bewegungen schwerfallen beziehungsweise wenn Sie starke oder anhaltende Schmerzen haben, die trotz Medikamenten und Schonung nicht besser werden. In diesem Fall könnte es sich auch um eine Rhabdomyolyse handeln, bei der es nach intensivem Training zu einem Zerfall von Muskelgewebe kommt.

Bei Kälte oder in Stresssituationen werden Ihre Finger oder Zehen weiß. Möglicherweise haben Sie das Raynaud-Syndrom. Bei dieser nicht ganz seltenen Störung der Gefäßregulation (Prävalenz: drei bis fünf Prozent je nach Bevölkerungsgruppe) führen sowohl Kälte als auch psychischer Stress dazu, dass sich die Blutgefäße in den Fingern stark verengen. Diese werden dann zuerst weiß und schließlich blau. Manchmal kommt es dabei auch zu Schmerzen. Das Phänomen kann außerdem an Zehen, Ohren, Nase und Brustwarzen auftreten.

Versuchen Sie, die betroffenen Körperpartien aufzuwärmen, wenn es zu einem Anfall kommt, und beugen Sie ansonsten vor, indem Sie Kälte meiden (zum Beispiel nicht mit bloßen Händen in die Gefriertruhe greifen), warme Handschuhe tragen (eventuell mit zusätzlichen Wärmepads), nicht rauchen und möglichst keine gefäßverengenden Medikamente nehmen.

Das Raynaud-Syndrom ist in der Regel harmlos, kann aber manchmal in Zusammenhang mit einer Autoimmunerkrankung wie Lupus oder einer Sklerodermie stehen. Erwähnen Sie das Problem bei Ihrem nächsten Besuch beim Hausarzt, der eventuell weitere Untersuchungen veranlassen wird.

Falls Ihre Symptome wirklich sehr unangenehm sind und Vorbeugen nicht hilft, kann Ihnen der Arzt Medikamente mit gefäßerweiternder Wirkung wie Alpha-Rezeptorenblocker oder Calciumantagonisten verschreiben. Sollten Ihre Finger länger als dreißig Minuten blau sein und schmerzen, liegt bei Ihnen möglicherweise eine andere Form von Gefäßverengung vor, die Sie dringend in der Notaufnahme abklären lassen müssen.

Gehen Sie zum Arzt

Sie haben sich ein Gelenk verrenkt oder verletzt, das nun geschwollen ist und schmerzt. Solange der Schmerz erträglich ist und Sie das Gelenk mühelos bewegen können, haben Sie sich vermutlich nur eine Bänderzerrung zugezogen. Warten Sie am besten ab, indem Sie sich an die Viererregel halten: schonen, kühlen, bandagieren und hochlagern. Gehen Sie aber zum Arzt, wenn die Symptome länger als ein oder zwei Tage anhalten. Falls Sie starke Schmerzen haben, das Gelenk sich nicht mehr normal bewegen beziehungsweise belasten lässt oder es zu Taubheitsgefühlen im Bereich der Verletzung kommt, liegt vermutlich ein ernsteres Problem vor wie ein Bruch respektive ein Bänder- oder Sehnenriss. Falls Sie heute keinen Arzttermin mehr bekommen, begeben Sie sich in die Notaufnahme, wo man das Gelenk genauer untersuchen und röntgen wird.

Sie sind über sechzig und haben schon seit Monaten oder Jahren Schmerzen in dem einen oder anderen Gelenk. Mit dem Alter kommt die Weisheit, leider aber auch die Arthrose. Gelenkverschleiß ist ein Befund, der jenseits der sechzig keine Seltenheit ist. Am stärksten betroffen sind normalerweise Knie, Hüften, Hände und Wirbelsäule. In der Regel verschlimmern sich die Beschwerden bei Belastungen und bessern sich in Ruhe.

Falls Sie bestimmte Gelenke durch immer wiederkehrende Bewegungsabläufe belasten (zum Beispiel beim Sport oder beim Tanzen), kann Sie die Arthrose auch schon in jüngeren Jahren ereilen. Auch Übergewicht belastet die tragenden Gelenke (wie Knie und Hüften) und beschleunigt den Abnutzungsprozess.

Ihr Arzt wird Sie zum Röntgen (und eventuell auch zum MRT) schicken. Die primären Behandlungsschritte umfassen den Einsatz von schmerzlindernden Salben (mit nichtsteroidalen Antirheumatika, NSAR), physikalische Therapie und Bewegung. Eventuell rät Ihnen der Orthopäde oder Physiotherapeut auch dazu, eine Schiene oder Bandage zu tragen, um das Gelenk zu entlasten und zu stabilisieren. Manche schwören auch auf Capsaicinsalbe, die ölige Auszüge aus Chilischoten enthält und daher eine schmerzbetäubende Wirkung hat (beim ersten Auftragen aber brennen kann). Auch der Abbau von Übergewicht führt zu einer Entlastung des Gelenks und kann so die Beschwerden lindern helfen.

Falls die örtliche Anwendung von NSARs nicht hilft, können Sie diese auch in Tablettenform nehmen (siehe die Info-Box »Schmerztabletten« am Ende von Teil 2). Bei ständigen Schmerzen können Injektionen mit Cortison oder anderen Substanzen wie Blutplasma, die direkt ins Gelenk gespritzt werden, Linderung verschaffen. Wenn Sie trotz all dieser Maßnahmen noch immer Beschwerden haben, bleibt als letzter Ausweg unter Umständen nur, sich ein künstliches Gelenk einsetzen zu lassen.

Sie haben außerdem juckende, schuppige Stellen an Ellenbogen, Knien oder auf der Kopfhaut. Jeder Fünfte, der mit Schuppenflechte (Psoriasis, siehe auch den Abschnitt »Juckende Haut und Hautausschläge« in Teil 8) zu tun hat, leidet auch an einer Arthritis, bei der das Immunsystem körpereigene Gelenksubstanz angreift. (Auffallend dabei ist, dass eine Psoriasis-Arthritis auch ohne die typischen Hautveränderungen auftreten kann.) Häufig sind darüber hinaus Sehnen und andere Gewebestrukturen vor allem im Bereich der Finger- und Zehengelenke betroffen, wodurch es zu Schmerzen und Schwellungen kommt, den sogenannten Wurstfingern. Ihr Arzt verschreibt Ihnen je nachdem Schmerzmittel oder auch wirksamere Medikamente, die das Immunsystem zum Teil unterdrücken, um die Gelenkschäden zu begrenzen.

Sie haben Fieber, Schüttelfrost, Kopfschmerzen, Husten und Gliederschmerzen. Eventuell haben Sie eine Grippe (auch wenn Sie sich in dieser Saison haben impfen lassen). Mit Bettruhe, ausreichender Flüssigkeitszufuhr und der Einnahme von Schmerzmitteln geht es den meisten Menschen innerhalb einer Woche besser. Falls Ihre Symptome seit weniger als achtundvierzig Stunden bestehen, verschreibt Ihnen der Arzt eventuell auch ein virenhemmendes Medikament. Bedenken Sie aber, dass eine Grippe schwere und lebensbedrohliche Komplikationen wie eine Lungenentzündung haben kann. Wenn Sie sich also sehr schlecht fühlen (hohes Fieber, Dauerhusten und so weiter) und heute keinen Arzttermin mehr bekommen, dann begeben Sie sich in die Notaufnahme oder rufen Sie den Notarzt.

Sie haben außerdem blutigen Durchfall und Bauchschmerzen. Möglicherweise leiden Sie an einer Autoimmunerkrankung, durch die Darm und Gelenke in Mitleidenschaft gezogen sind, wie im Fall einer Zöliakie oder einer chronisch-entzündlichen Darmerkrankung wie Colitis ulcerosa oder Morbus Crohn. Bei einer Zöliakie lassen die Gelenkschmerzen in der Regel mit einer glutenfreien Diät nach. Bei einer chronisch-entzündlichen Darmerkrankung hingegen sprechen die Schmerzen häufig auf Immunsuppressiva an, Medikamente also, welche die Funktionen des Immunsystems hemmen.

Sie sind über fünfzig und wachen mit Schmerzen und Steifheit in beiden Schultern oder Hüften auf. Möglicherweise leiden Sie an einer Polymyalgia rheumatica (»rheumatischem Vielmuskelschmerz«), kurz Polymyalgie oder PMR. Die entzündliche Erkrankung tritt meist erst ab sechzig Jahren auf (fast nie bei unter Fünfzigjährigen) und betrifft etwas häufiger Frauen als Männer. Bei einer Polymyalgie kommt es zu starken Muskelschmerzen und Steifheit im Schulter- und/oder Beckengürtel. Bei den meisten Betroffenen bessern sich die Symptome deutlich durch die Einnahme niedrig dosierter Cortisonpräparate. Bei etwa jedem fünften Polymyalgiepatienten liegt zugleich eine Riesenzellarteriitis vor, bei der es zu krankhaften Veränderungen an den Schläfenarterien kommt und in der Folge zu Kopfschmerzen, empfindlicher Kopfhaut, Kaubeschwerden und Sehstörungen. Wird die Erkrankung nicht unverzüglich mit hoch dosierten Cortisonpräparaten behandelt, kann sie zum Sehverlust führen.

Seit Sie ein neues Medikament gegen Ihre hohen Cholesterinwerte nehmen, sind diese perfekt, aber nun tun Ihnen Ihre Muskeln weh. Statine wie Atorvastatin und Rosuvastatin sind eine äußerst beliebte Arzneimittelgruppe zur Behandlung eines erhöhten Cholesterinspiegels und damit zur Vorbeugung von Herzinfarkt und Schlaganfall. Während der Einnahme von Statinen kann es zu Muskelbeschwerden kommen; aber auch wenn diese Nebenwirkung sehr kontrovers diskutiert wird, tritt sie weit weniger häufig auf, als die Skeptiker behaupten. Kommt es zu Muskelschmerzen, machen sie sich besonders beim Aufstehen von einem Stuhl, beim Treppensteigen und beim Heben der Arme über den Kopf bemerkbar. Die Beschwerden können allerdings auch andere Ursachen haben (wie eine Schilddrüsenerkrankung oder Vitamin-D-Mangel) oder auf der Wechselwirkung mit anderen Medikamenten beruhen, etwa bei der gleichzeitigen Einnahme von Colchicin (bei Gicht), Nikotinsäure und Fibraten (beides ebenfalls Cholesterinspiegelsenker), Ciclosporin (ein Immunsuppressivum) sowie Cortisonpräparaten.

Zu bedenken ist auch, dass Grapefruitsaft den Statinspiegel im Blut erhöhen und so zu Muskelbeschwerden führen kann, allerdings nur, wenn Sie regelmäßig mehr als einen Viertelliter am Tag davon trinken. Sprechen Sie mit Ihrem Arzt, wenn Sie glauben, dass Ihre Muskelschmerzen von den Statinen herrühren. Manchmal reicht es schon aus, auf einen anderen Statintyp auszuweichen. Zwar verringert sich durch die Einnahme von Statinen die Konzentration des Coenzyms Q_{10} im Körper, andererseits gibt es keinen eindeutigen Beleg dafür, dass die Einnahme von Q_{10}-Nahrungsergänzungsmitteln statinbedingten Muskelbeschwerden vorbeugen kann.

Sie nehmen Antibiotika gegen eine Harnwegsinfektion oder gegen Durchfall und haben plötzlich ein schmerzendes, geschwollenes Gelenk. Durch die Einnahme von Ciprofloxacin – ein Antibiotikum, das in der Regel bei Harnwegsinfekten und Durchfall verschrieben wird – kann es zu schmerzhaften Schwellungen, Entzündungen und sogar Rissen von Sehnen kommen, wobei das Verletzungsrisiko beim Sport am höchsten ist. Lassen Sie es also langsam angehen. Falls es während der Einnahme in einem Gelenk oder seiner Umgebung zu plötzlich einsetzenden Schmerzen kommt, gehen Sie sofort zum Arzt.

Sie haben kürzlich einen Waldspaziergang gemacht oder sind durch hohes Gras gelaufen. Eine Lyme-Borreliose beruht auf einer Infektion mit Borrelia burgdorferi, einer Bakterienart, die in der Regel durch Zecken wie den Gemeinen Holzbock auf den Menschen übertragen wird. Das erste Anzeichen ist häufig ein Ausschlag, der wie das Zentrum einer Zielscheibe aussieht: in der Mitte ein sich ausweitender roter Fleck, der von einem hellroten Kreis auf normal aussehender Haut umgeben ist (»Wanderröte«). Weitere Symptome im Frühstadium sind Fieber sowie Kopf- und Gliederschmerzen. In den darauffolgenden Wochen und Monaten kommt es häufig zu Gelenkschmerzen, die von einem Gelenk auf das andere übergehen. Der Arzt kann die Diagnose anhand einer Blutuntersuchung stellen. Im Anfangsstadium ist eine Borreliose noch gut mit Antibiotika behandelbar, die aber in ausreichend hoher Dosierung und über mehrere Wochen eingenommen werden müssen.

Einige Tage oder Wochen nach einer leidenschaftlichen Nacht haben Sie Gelenkschmerzen und bemerken blutige oder eitrige Bläschen auf der Haut. Ein Tripper (Gonorrhö) kann sich über den Blutkreislauf auf den ganzen Körper ausbreiten, wobei, von den Geschlechtsorganen ausgehend, auch Haut und Gelenke befallen werden. Die Hautveränderungen zeigen sich dann in Form von kleinen Pusteln an Armen und Beinen, und die Gelenkschmerzen können mehrere Gelenke zugleich betreffen. Eventuell liegen dabei auch nicht die üblichen Anzeichen einer sexuell übertragbaren Krankheit wie Genitalausfluss vor. Der Arzt wird Urin, Blut und Gelenkflüssigkeit auf Gonokokken untersuchen und Antibiotika verschreiben. (In diesem Fall müssen Sie auch Ihre[n] Partner[in] verständigen, damit er/sie sich ebenfalls behandeln lässt.)

Sie haben ständig Gelenk- und Muskelschmerzen und schlafen schlecht. Möglicherweise leiden Sie an einer sogenannten Fibromyalgie, die mit ausgedehnten Muskelschmerzen einhergeht, welche sich durch Stress, körperliche Anstrengung, Schlafmangel und Kälte verschlimmern. Weitere Symptome sind leichte Erschöpfbarkeit, Taubheitsgefühle und Kribbeln, Schlafstörungen, Konzentrationsschwäche und Depressionen. Regelmäßige sportliche Betätigung und häufig angewandte Entspannungstechniken (wie Meditation) können erheblich zur Verbesserung der Symptome beitragen. Führt dies nicht zum Erfolg, kann der Arzt Ihnen Medikamente verschreiben. Einige Antidepressiva sowie Antiepileptika haben sich als besonders wirksam bei der Therapie erwiesen.

Sie haben plötzlich starke Schmerzen im Grundgelenk des großen Zehs, der außerdem gerötet und geschwollen ist. Möglicherweise haben Sie einen Gichtanfall. Bei einer Gicht lagern sich winzige Harnsäurekristalle in den Gelenken ab und rufen damit das Immunsystem auf den Plan. Meist tritt ein Gichtanfall zuerst im Großzehen-Grundgelenk auf, aber auch Sprung- und Handgelenke sowie Knie und Ellenbogen können betroffen sein. Gehen Sie möglichst noch heute zum Arzt. Falls es Ihr erster Gichtanfall ist, wird dabei eventuell etwas Gelenkflüssigkeit entnommen, um die Diagnose zu sichern.

Bei einem Gichtanfall werden Schmerzmittel und manchmal auch Cortisonpräparate verschrieben. Zur Vorbeugung gegen weitere Anfälle kommen Wirkstoffe wie Colchicin, Allopurinol und Febuxostat infrage. Falls Sie harntreibende Mittel zur Senkung des Blutdrucks nehmen, wird Ihr Arzt diese eventuell durch andere Medikamente ersetzen, da Diuretika das Risiko eines Gichtanfalls erhöhen.

Gichtpatienten sollten purinreiche Nahrungsmittel meiden wie Fleisch und Wurst, bestimmte Fischsorten und Hülsenfrüchte sowie Fruchtzucker und fettreiche Milch und Milchprodukte. Wichtig ist auch, viel zu trinken und Übergewicht möglichst abzubauen. Wer regelmäßig frische Kirschen isst, kann auch damit Gichtanfällen vorbeugen. (Aber lassen Sie die Schwarzwälder Kirschtorte besser weg.)

Ab in die Notaufnahme!

Ein Gelenk ist angeschwollen, fühlt sich warm an und schmerzt dabei stark. Sie könnten einen Gichtanfall haben (wie eben besprochen), es könnte sich aber auch um eine bakterielle Infektion im Gelenk handeln. In diesem Fall kann das Gelenk schweren Schaden nehmen, wenn es nicht sofort versorgt und die Infektion mit Antibiotika behandelt wird. Um eine sichere Diagnose stellen zu können, muss das Gelenk eventuell punktiert werden, um etwas Gelenkflüssigkeit zu entnehmen.

Sie haben Schmerzen in Oberschenkeln oder Schultern, und Ihr Urin weist eine rotbraune Färbung auf. Möglicherweise ist es bei Ihnen zu einem weitreichenden Muskelzerfall gekommen, einer sogenannten Rhabdomyolyse, bei der die Muskeln schmerzen und anschwellen. Beim Zerfall der Muskelfasern wird Myoglobin freigesetzt, das den Urin rotbraun färbt und die Nieren bis hin zum Nierenversagen schädigen kann. Zu den vielfältigen möglichen Ursachen einer Rhabdomyolyse zählen Quetschungen, Bettlägerigkeit, exzessives Training, Krampfanfälle, Hitzschlag, bestimmte Medikamente (Statine, Colchicin) sowie Alkohol- und Drogenmissbrauch (Kokain, Heroin und Amphetamine).

Teil 8

HAUT UND HAAR

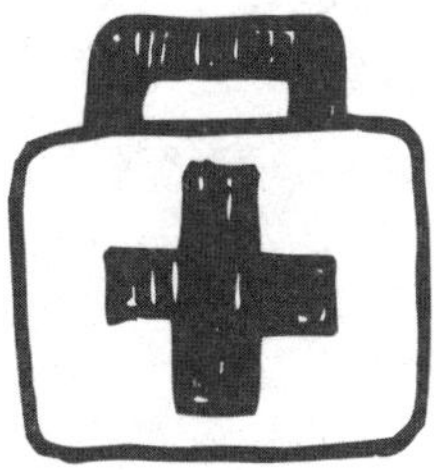

ÜBERMÄSSIGES SCHWITZEN

Heben Sie nur ungern die Arme? Haben Sie Angst, beim ersten Date den Eindruck zu erwecken, als wären Sie gerade aus dem Swimmingpool gestiegen, oder einen Geruch zu verströmen, der eines Schulumkleideraums würdig wäre?

Millionen von Schweißdrüsen, die sich in besonders großer Zahl an Stirn, Handflächen und Fußsohlen befinden, dienen dazu, den Körper durch Verdunstung zu kühlen. Wenn Sie Ausdauersport betreiben, können Sie ohne Weiteres mehrere Liter Schweiß am Tag absondern. (Denken Sie daran, wenn Sie das nächste Mal ohne Wasserflasche ins Fitnessstudio aufbrechen wollen.)

Eine feuchte Stirn und schwitzende Hände können zwar zu Peinlichkeiten beim Fototermin oder beim Händeschütteln führen, was aber noch ohne Geruchsbelästigung vonstattengeht. Es ist nur eine kleinere Gruppe von Schweißdrüsen in der Achsel- und Leistengegend, die für Ihr Odeur verantwortlich sind und deren Absonderungen eine andere Zusammensetzung haben als der wässrige Schweiß anderer Körperregionen. Er ist dicker und milchiger, und wenn die auf der Haut lebenden Bakterien sich an diesem saftigen Schmaus gütlich tun, produzieren sie dabei das für Sie charakteristische Aroma, das in weniger kultivierten Zeiten dazu gedient haben würde, einen Sexualpartner anzulocken. (Heutzutage erfüllen Sportwagen und Tinder-Profile denselben Zweck.) Die in diesen Körperzonen wachsenden Haare fungieren dabei wie ein Schwamm, der Ihre persönliche Duftnote aufnimmt und bewahrt.

Von übermäßigem Schwitzen ist dann die Rede, wenn die Schweißmenge in keinem Verhältnis mehr zur Regulierung der Körpertemperatur steht und zu so großen Ängsten und Beklemmungen führt, dass die Lebensqualität dadurch beeinträchtigt ist. Etwa jeder Zwanzigste leidet unter übermäßiger Schweißabsonderung, auch »Hyperhidrose« genannt. Die gute Nachricht ist, dass Sie wahrscheinlich eher nicht »schwitzen wie ein Schwein«, denn Schweine schwitzen nicht. Es wäre also richtiger zu sagen, dass Sie *mehr* schwitzen als ein Schwein.

Sollten Sie sich also Hemden zum Wechseln mit auf die Arbeit nehmen? Oder ist eher ein Arztbesuch angesagt? (Aber bitte nicht, ohne vorher zu duschen; schließlich sind Sie ja nicht allein im Wartezimmer.)

Entspannen Sie sich

Das Schwitzen hat in Ihrer Familie Tradition. Wenn Sie übermäßig an Händen und Füßen und unter den Armen transpirieren, leiden Sie möglicherweise an einer erblichen Krankheit namens Hyperhidrose. (Halten Sie beim nächsten Familienessen bei den Anwesenden nach Achselschweißflecken Ausschau.) Das Problem tritt in der Regel vor dem sechsundzwanzigsten Lebensjahr auf und zeigt sich nicht während des Schlafs. Gesundheitliche Risiken gibt es dabei nicht, allenfalls besteht eine stärkere Neigung zu Hautinfektionen. Sprechen Sie trotzdem Ihren Hausarzt auf das Thema an, der eventuell andere Ursachen für das starke Schwitzen wird ausschließen wollen.

Die Therapie besteht im Wesentlichen darin, ein aluminiumhaltiges Antitranspirant zu verwenden, das *abends* aufgetragen werden sollte, damit es seine volle Wirksamkeit entfaltet. (Die Aluminiumsalze bilden beim Trocknen über Nacht einen Film, der die Schweißdrüsen verschließt und beim Duschen am nächsten Morgen nicht mit abgewaschen wird.) Wechseln Sie möglichst auch jeden Tag die Schuhe, und lassen Sie sie nach dem Tragen gut trocknen. Auch Entspannungstechniken zur Beruhigung der Nerven können hilfreich sein.

Führt all das nicht zum Erfolg, kann Ihnen der Arzt rezeptpflichtige Deodorants verschreiben, die vermutlich stark genug sind für ein Pferd (und hoffentlich auch für Menschen gedacht), und – als eine noch drastischere Maßnahme – Botox, das in die hartnäckig schwitzenden Hautzonen gespritzt wird. Es sorgt dafür, dass die Schweißdrüsen »lahmgelegt« werden und die Haut trocken bleibt.

Sie haben Hitzewallungen. Eine häufige Begleiterscheinung der Wechseljahre sind Hitzewallungen mit anschließendem Schweißausbruch. Dabei läuft eine Hitzewelle über Gesicht, Hals und Brust, und das Gesicht ist gerötet. Leider können diese Hitzewallungen über Jahre hinweg auftreten und sich im Alltag sehr störend bemerkbar machen. Ursache ist der zurückgehende Östrogenspiegel, wodurch es zu Turbulenzen im Wärmeregulationszentrum des Körpers kommt. Die einfachste Lösung besteht darin, sich schichtweise zu kleiden und bei einer Hitzewallung rasch einzelne Kleidungsstücke abzulegen. Wenn die Symptome häufig oder in sehr ausgeprägter Form auftreten, können Sie mit Ihrem Arzt über die Möglichkeit einer Hormonersatztherapie sprechen, durch die der normale Östrogenspiegel wiederhergestellt wird und die Wallungen unterdrückt werden. Falls Sie keine Hormone nehmen möchten, stehen auch zahlreiche andere Medikamente zur Verfügung, die sonst als Antidepressiva verschrieben werden und einen ähnlichen Effekt haben.

Bei Ihnen ist eine Erkältung oder Grippe dabei abzuklingen. Bei einem Infekt erhöht der Körper seine Solltemperatur. Sie packen sich warm ein und schlottern, bis das Temperatursoll erreicht ist – in diesem Fall also Fieber. Man geht davon aus, dass die erhöhte Temperatur den Zweck hat, die Infektion zu bekämpfen. Ist sie überwunden, senkt der Körper die Solltemperatur wieder auf den Normalwert, und Sie schwitzen stark, um den Körper herunterzukühlen, bis das Fieber abgeklungen ist. (Falls Sie allerdings fiebersenkende Medikamente nehmen, kann die Schwitzphase schon vor dem Abklingen der Infektion einsetzen.) Wenn das Schwitzen jedoch länger als ein oder zwei Tage anhält, könnten Sie eine latente Infektion oder auch Schlimmeres haben (siehe den folgenden Abschnitt).

Gehen Sie zum Arzt

Sie haben außerdem abgenommen. Wird der Stoffwechsel angekurbelt, führt das unter Umständen auch zu Gewichtsverlust und übermäßigem Schwitzen. Häufiges Schwitzen in Verbindung mit Gewichtsverlust (ohne dass Sie ständig Sport treiben) kann aber auch ein Zeichen für eine Schilddrüsenüberfunktion sein, für bestimmte Formen von Krebs (wie Lymphdrüsenkrebs), eine schwelende Infektion (wie HIV/Aids oder Tuberkulose) oder auch eine generalisierte Angststörung. Ihr Arzt wird ein Blutbild erstellen lassen, um die wahrscheinliche Ursache eingrenzen zu können.

Info-Box

FIEBER

Ihnen ist heiß und unwohl? Normalerweise geht Fieber mit weiteren Symptomen einher, die an anderer Stelle in diesem Buch erörtert werden. Manchmal jedoch kann Fieber auch für sich allein auftreten. Sollten Sie dann ein paar Pillen einwerfen, sich auf der Arbeit krankmelden und einfach abwarten? Oder will Ihr Körper Ihnen damit signalisieren, dass grundsätzlich etwas mit ihm nicht stimmt?

Werfen wir zunächst einen Blick auf die Basics. Im Normalfall wird die Körpertemperatur vom Gehirn so reguliert, dass sie innerhalb einer geringen Schwankungsbreite liegt. Ihr Körper erzeugt Wärme, indem er Kalorien verbrennt, entweder durch die normalen Stoffwechselvorgänge oder durch Bewegung – Wärme, die Sie dann mit Ihrer Kleidung zurückhalten. Wenn die Körpertemperatur zu sehr ansteigt, veranlasst Ihr Gehirn Sie, Kleidungsstücke abzulegen (wie im Song »Hot in Herre« von Nelly: »It's gettin' hot in herre [so hot], so take off all your clothes …«), sodass die Wärme über die Haut abstrahlen kann. Sie beginnen eventuell auch zu schwitzen, da die Verdunstung auf der Haut einen kühlenden Effekt hat, und geben außerdem Wärme über den Atem ab. Sinkt die Körpertemperatur hingegen zu sehr ab, fordert Ihr Gehirn Sie auf, sich wieder mehr anzuziehen (sorry, Nelly), und Ihr Körper zittert, um Kalorien zu verbrennen und über die dabei entstehende Wärmeenergie die Körpertemperatur anzuheben.

Als Fieber gilt üblicherweise eine Körpertemperatur von mehr als 38,2 Grad Celsius. Fieber zu haben bedeutet, dass Ihr Körper seine Solltemperatur angehoben hat, in der Regel, um auf diese Weise eine Infektion zu bekämpfen. (Durch die erhöhte Temperatur wird Ihr Körper für Eindringlinge zu einem feindlicheren Lebensraum.) In manchen Fällen allerdings wird Fieber auch durch anderes als eine Infektion ausgelöst – etwa durch Krebs, Autoimmunkrankheiten, Blutgerinnsel, Gehirnverletzungen oder große körperliche Anstrengung.

Isoliert auftretendes Fieber ist an sich nicht gefährlich, solange die Temperatur nicht zu stark erhöht ist. (Lassen Sie sich bei über vierzig Grad

Fieber in die Notaufnahme bringen oder rufen Sie den Notarzt.) Wenn Sie ein oder zwei Tage abwarten, zeichnet sich die Ursache der erhöhten Temperatur in der Regel deutlicher ab. In der Zwischenzeit können Sie ein fiebersenkendes Mittel nehmen. Hält das Fieber dagegen drei Tage oder länger an, ohne dass sich die typischen Symptome einer Erkältung einstellen (wie Verstopfung, laufende Nase, schmerzende Nebenhöhlen), einer Grippe (Kopf- und Gliederschmerzen, Abgeschlagenheit, Husten) oder einer anderen Infektion, dann sollten Sie einen Arzt aufsuchen. Es könnte sich dann um eine Infektion der inneren Organe (etwa des Herzens) handeln oder um eine der anderen oben genannten Ursachen. Je nachdem, wie lange das Fieber schon anhält und was die Blutuntersuchung ergibt, wird Ihr Arzt eine Ultraschalluntersuchung vornehmen, um eine Diagnose stellen zu können.

Sie haben nächtliche Schweißausbrüche. Nachtschweiß, der seinen Namen verdient, ist so stark, dass er Sie dazu treibt, das Laken und den Pyjama zu wechseln. Er kann das Anzeichen für eine lebensbedrohliche Erkrankung oder auch gänzlich harmlos sein. Aber eins nach dem anderen: Sorgen Sie dafür, dass Ihr Schlafraum nachts nicht zu warm ist, und nehmen Sie eine Decke, die nicht geradezu erdrückend dick ist. Falls Sie Diabetiker sind, sollten Sie nachts Ihren Blutzucker kontrollieren, da er abfallen und dann zu nächtlichem Schwitzen führen kann. Wenn Sie mit einem bitteren Geschmack im Mund aufwachen, könnte das an einem Magensäurereflux liegen (siehe den Abschnitt »Bauchschmerzen« in Teil 3), der manchmal ebenfalls zu Schweißausbrüchen führt. Versuchen Sie in diesem Fall, das Kopfende Ihres Betts zu erhöhen, und nehmen Sie Medikamente zur Neutralisierung der Magensäure. Falls all diese Maßnahmen nicht greifen, dann sprechen Sie mit Ihrem Hausarzt. Er wird Sie auf andere Ursachen hin untersuchen, die Ihren Stoffwechsel überaktivieren, wie eine Schilddrüsenerkrankung, eine Infektion oder Krebs.

Sie spritzen sich Insulin. Wenn Sie Diabetes haben und sich Insulin spritzen, um Ihren Blutzucker zu regulieren, dann werden Sie ja hoffentlich auch regelmäßig Ihre Blutzuckerwerte kontrollieren. Falls nicht, könnte häufiges Schwitzen ein Anzeichen für eine Unterzuckerung (Hypoglykämie) sein. Halten Sie einen Glukometer bereit, und messen Sie Ihren Blutzucker beim nächsten Schweißausbruch. Sollte der Wert dann unter sechzig liegen, trinken Sie sofort etwas Fruchtsaft, um den Blutzucker wieder auf einen Normalwert zu bringen. Sprechen Sie auch baldmöglichst mit Ihrem Arzt über eine Anpassung Ihrer Insulindosen.

Sie haben anfallartige Schweißausbrüche, die mit Kopfschmerzen und/oder Herzrasen einhergehen. Sie könnten ein sogenanntes Phäochromozytom haben, eine seltene Tumorerkrankung, bei der es in regelmäßigen Abständen zur Ausschüttung von Adrenalin kommt. Meist sitzt der Tumor in den (direkt auf den Nieren aufliegenden) Nebennieren. Viele Patienten mit einem Phäochromozytom leiden auch an anfallartigem Bluthochdruck. Anhand von Blut- und Urinuntersuchungen lässt sich eine erste Verdachtsdiagnose stellen, die durch weitere Untersuchungen bestätigt werden muss.

Sie haben anfallartige Schweißausbrüche, die von lähmender Angst begleitet sind. Möglicherweise leiden Sie an Panikattacken, also plötzlich einsetzenden Angstzuständen, die mit Schweißausbrüchen, Atemnot, Brustschmerz und Herzrasen einhergehen. Eine manifeste Panikstörung, die durch wiederholte Attacken gekennzeichnet ist, tritt für gewöhnlich nicht vor dem dritten oder vierten Lebensjahrzehnt auf und betrifft Frauen zweimal so häufig wie Männer. Da Panikattacken sehr stark im Alltag beeinträchtigen und andererseits sehr effektive Behandlungsmöglichkeiten zur Verfügung stehen, ist es wichtig, sich so bald wie möglich professionelle Hilfe zu suchen.

Ihre Medikamente sind schuld. Arzneimittel sind häufig die Ursache für Schwitzen, gerötete Haut und Ausbrüche von Nachtschweiß. Zu den Hauptmissetätern zählen Antidepressiva, die bei etwa fünfzehn Prozent der damit Behandelten zu vermehrtem Schwitzen führen. Andere mögliche Verursacher sind Schmerzmittel wie Paracetamol und nichtsteroidale Antirheumatika oder NSAR, vor allem wenn sie zur Fiebersenkung eingesetzt werden, Medikamente zur Behandlung von Herzerkrankungen wie Nikotinsäure, Calciumantagonisten (Calciumkanalblocker) und Nitroglyzerin, Migränemittel (Triptane), Mittel zur Hormontherapie von Brust- und Prostatakrebs sowie das Potenzmittel

Sildenafil. Bitte sprechen Sie immer mit Ihrem Arzt, bevor Sie irgendein Medikament absetzen.

Sie sind von einem ganzen Flaschenarsenal umgeben. Alkohol kann bei manchen Menschen zu Hautrötungen und Schwitzen führen, vor allem wenn eine genetische Disposition vorliegt, die den Stoffwechsel verlangsamt (was am häufigsten bei Asiaten der Fall ist). Bei starken Trinkern (mehr als vier bis sechs Gläser am Tag) kann es bei plötzlicher Abstinenz zu starkem Schwitzen kommen, das häufig mit Übelkeit und Erbrechen, Schlafstörungen, Herzrasen, Zittern und innerer Unruhe einhergeht. Unbehandelt können die Entzugserscheinungen lebensbedrohliche Komplikationen wie Krampfanfälle nach sich ziehen. Die Symptome setzen für gewöhnlich ein oder zwei Tage nach dem letzten Alkoholkonsum ein. Wenn Sie glauben, dass Sie an Entzugserscheinungen leiden, und heute keinen Termin mehr bei Ihrem Hausarzt bekommen, dann begeben Sie sich in die Notaufnahme.

Ab in die Notaufnahme!

Sie haben sehr hohes Fieber (über vierzig Grad Celsius). Vermutlich steht Ihr Körper durch eine Infektion oder eine gestörte Hirnfunktion unter großem Stress und sondert jetzt viel Schweiß ab, um seine Temperatur zu senken. Sie müssen sich sofort untersuchen lassen – nicht nur, um die Ursache abklären zu lassen, sondern auch, weil eine stark erhöhte Temperatur von über vierzig Grad Celsius das Gehirn schädigen kann. Eine andere, ebenso gefährliche Form von Überhitzung des Körpers (Hyperthermie) ist ein Hitzschlag, zu dem es dann kommt, wenn der Körper bei längerem Aufenthalt in einer heißen Umgebung nicht mehr ausreichend in der Lage ist, seine Temperatur zu regulieren.

JUCKENDE HAUT UND HAUTAUSSCHLÄGE

Redaktionelle Bearbeitung: Lindsey Bordone

Fühlen Sie sich wohl in Ihrer Haut? Im übertragenen Sinn ist das hoffentlich der Fall. Aber trifft es auch im wörtlichen Sinn zu? Dient Ihre Haut Ihrem Körper als eine behagliche Hülle, und ist sie weitgehend frei von Malen, Flecken und Blessuren?

Die Haut ist bei Weitem unser größtes Organ. Würden Sie sich die Haut komplett abziehen, wovon wir dringend abraten, brächte sie zwischen neun und dreizehn Kilogramm auf die Waage. Die Haut besteht aus drei Schichten: der Oberhaut (Epidermis, der wasserdichten Außenschicht), der Lederhaut (Dermis, dem Sitz der Schweißdrüsen und Haarwurzeln) und der Unterhaut (Subcutis, dem Binde- und Unterhautfettgewebe).

Ihre Haut ist aber nicht nur da, um schön auszusehen, Ihre inneren Organe vor Wind und Wetter zu schützen und von Ihrem letzten Strandurlaub Zeugnis abzulegen. Sie schützt Sie außerdem vor Infektionen, reguliert Ihre Körpertemperatur, verhindert Flüssigkeitsverluste und produziert wichtige Substanzen wie Vitamin D.

Leider kommt es häufig vor, dass die Haut von Trockenheit, Ausschlägen und Infektionen verunstaltet wird, was nicht nur unschön, sondern auch sehr unangenehm sein kann. Sie haben also einen Hautausschlag. Sollten Sie erst einmal ein Haferbad nehmen, wie es im Internet empfohlen wird, und darauf hoffen, dass die Hautirritation davon verschwindet? Oder steht für Sie ein Besuch beim Dermatologen an?

Entspannen Sie sich

Sie haben keinen sichtbaren Ausschlag, aber Ihre Haut juckt, schuppt und spannt. Möglicherweise leiden Sie einfach an trockener Haut. In der kalten Jahreszeit, bei trockener Luft und mit zunehmendem Alter tritt dieses Problem gehäuft auf. Benutzen Sie rückfettende Seifen und Waschlotionen, und tupfen Sie den Körper nach dem Baden oder Duschen mit dem Handtuch trocken, statt sich abzureiben. Cremen Sie sich zweimal täglich ein, vor allem nach dem Abtrocknen. Wenn Sie besonders trockene Haut an den Händen haben, liegt es vielleicht daran, dass Sie sich die Hände zu oft waschen oder sie häufig in Wasser tauchen, etwa beim Geschirrspülen. Benutzen Sie nach dem Händewaschen eine Handcreme, und tragen Sie beim Abspülen Gummihandschuhe.

Verwenden Sie bei besonders trockener Haut pflegende Cremes. Trockene Haut kann jucken und rissig werden, wodurch sie auch anfällig für einen Keimbefall wird. Falls Sie Ihre Hautprobleme nicht mit entsprechenden Pflegeprodukten aus der Drogerie in den Griff bekommen, sollten Sie sich an einen Hautarzt wenden.

Sie haben gerötete, juckende Haut und sind gerade auf eine andere Seifen- oder Waschmittelmarke umgestiegen. Bei vielen Menschen kommt es aufgrund der in Seifen und Waschmitteln enthaltenen chemischen Substanzen zu Hautreizungen. Weichen Sie dann auf mildere Produkte ohne Duft- und Zusatzstoffe sowie optische Aufheller aus.

Nach einem Tag in der Sonne ist Ihre Haut gerötet, brennt und fühlt sich warm an. Ein übler Sonnenbrand ist mehr als nur ein unerfreuliches Mitbringsel von der Strandpromenade. Er erhöht außerdem ganz wesentlich das Risiko, in späteren Lebensjahren an Hautkrebs zu erkranken. (In der Tat reichen schon fünf Sonnenbrände in Kindheit und Jugend aus, um das Melanomrisiko um achtzig Prozent zu erhöhen!) Geeigneter Sonnenschutz ist daher von grundlegender Bedeutung. Wenn Sie den ganzen Tag in der Sonne zubringen, dann tragen Sie alle zwei Stunden eine Sonnenschutzcreme mit UVB-Filter und einem Lichtschutzfaktor von dreißig oder mehr auf. Falls Sie schwimmen gehen, cremen Sie sich nach jedem Abtrocknen ein (auch wenn die Sonnencreme angeblich wasserfest ist). Falls Sie sich nur für kurze Zeit in der Sonne aufhalten, dann cremen Sie sich zumindest das Gesicht ein.

Sollten Sie sich dennoch einen Sonnenbrand geholt haben, ist es wichtig, viel zu trinken. Beruhigen Sie die betroffenen Hautpartien mit einer fettfreien Feuchtigkeitscreme oder -salbe. Gegen Schmerzen können Sie ebenfalls ein Mittel nehmen. Falls sich Bläschen bilden, sollten Sie diese nicht öffnen. Gehen die Blasen von selbst auf, reinigen Sie die Stellen vorsichtig mit Wasser und Seife, tragen eine rezeptfrei erhältliche antibakterielle Salbe auf und legen anschließend einen Wundverband an. Bei einem ausgedehnten Sonnenbrand, starker Blasenbildung, Kopfschmerzen und/oder starken Schmerzen müssen Sie sofort zum Arzt.

Sie sind schwanger. Juckende, trockene Haut ist während der Schwangerschaft keine Seltenheit, da die Schwankungen im Hormonhaushalt sich auch auf den Stoffwechsel der Haut auswirken. Bei Frauen, die früher schon mit Ekzemen zu tun hatten, können sich die Symptome während der Schwangerschaft verstärkt zeigen. Weniger häufig dagegen ist die polymorphe Schwangerschaftsdermatose (PUPPP oder Pruritic Urticarial Papules and Plaques of Pregnancy), bei der am Bauch (und häufig im Bereich von Dehnungsstreifen) juckende rote Quaddeln und später in anderen Körperzonen auch Knötchen auftreten. Die Hautveränderungen sind nicht bedenklich, verschwinden in der Regel wieder nach ein paar Wochen und lassen sich mit einer cortisonhaltigen Salbe behandeln. Eine schon weniger harmlose Erkrankung ist die intrahepatische Schwangerschafts-Cholestase. Dabei kommt es aufgrund einer gestörten Ausscheidung von Gallensäuren am ganzen Körper zu starkem Juckreiz, von dem manchmal vor allem Handflächen und Fußsohlen betroffen sind. Gelegentlich kommt es auch zu einer Gelbfärbung von Haut und Augenbindehäuten. Eine mögliche Komplikation ist eine schwere Lebererkrankung, weshalb die Symptome dringend ärztlich abgeklärt werden müssen.

Sie haben einen juckenden, rötlichen, ringförmigen Hautausschlag. Wahrscheinlich handelt es sich um eine Pilzinfektion der Haut namens »Ringelflechte« oder »Tinea corporis«. Die Ringelflechte ist ansteckend, und Sie können sie sogar von Ihrem Haustier haben (manchmal ist der Hund eben doch nicht des Menschen bester Freund). Behandeln Sie die Infektion über drei bis vier Wochen zweimal täglich mit einer rezeptfrei erhältlichen Antipilzcreme, zum Beispiel mit dem Wirkstoff Clotrimazol.

Sie waren in der Sauna Pilze sammeln. Fußpilz verursacht einen juckenden, schuppigen, roten Hautausschlag, insbesondere zwischen den Zehen. Die Infektion kann gelegentlich auf die Handflächen, die Leistengegend (Leistenflechte, Tinea inguinalis), die Innenseiten der Oberschenkel oder das Gesäß übergehen. Behandeln lässt sich Fußpilz mit Antipilzcremes (Antimykotika), die nach Abklingen der Symptome noch für weitere drei bis vier Wochen aufgetragen werden sollten. Falls die Infektion davon nicht zurückgeht, müssen Sie unter Umständen ein systemisch wirksames Antimykotikum nehmen, also ein Pilzmittel in Tablettenform. Um einer Neuinfektion vorzubeugen, sollten Sie in öffentlichen Duschen und ähnlichen Umgebungen, in denen der Fußpilz auf der Lauer liegt, Badeschuhe tragen und sich anschließend die Zehenzwischenräume desinfizieren. Verwenden Sie auch vorbeugend ein antimykotisches Fußpuder, bevor Ihre Füße heiß und verschwitzt sind, denn das ist ein Milieu, in dem der Pilz besonders gut gedeiht.

Ihre Nase und/oder Ihre Wangen sind ständig gerötet und weisen sichtbare Blutgefäße auf. Möglicherweise leiden Sie an einer Rosazea, von der überwiegend Raucher und hellhäutige Frauen über vierzig Jahren betroffen sind. Durch Kaffee-, Tee- und Alkoholgenuss, scharf gewürzte Speisen, Sonneneinstrahlung, körperliche Aktivität sowie Kälte und Hitze verstärken sich für gewöhnlich die Rötungen. Bei einer Rosazea kann es zu akneähnlichen Pusteln im Gesicht, knollenartigen Verdickungen der Haut von Nase und Wangen (einem sogenannten Rhinophym) und Augentrockenheit kommen. Leider gibt es für eine Rosazea keine auf Dauer wirksame Therapie. Jedoch lässt sich das Hautbild verbessern, indem man regelmäßig Feuchtigkeits- und Sonnencremes verwendet und die üblichen Auslöser vermeidet. Sind die Symptome sehr ausgeprägt, gibt es von hautärztlicher Seite verschiedene weitere Behandlungsoptionen, unter anderem in Form von Antibiotika (wie Metronidazol).

Sie machen keine Stielaugen, haben dafür aber Stielwarzen. Ungefähr jeder Zweite hat kleine Auswüchse des normalen Hautgewebes, sogenannte weiche Fibrome oder Stielwarzen, kleine Hautlappen, die vor allem im Bereich von Hals, Augen, Achseln, Gesäß und Leisten auftreten. Weiche Fibrome sind ungefährlich und können vom Hautarzt entfernt werden, falls sie an sichtbarer Stelle vorkommen oder störend sind.

Auf der Mauer, auf der Lauer liegt 'ne kleine Wanze. Sind Sie heute Morgen mit roten, juckenden Pickelchen auf der Haut aufgewacht? Haben Sie Angst, es mit Bettwanzen zu tun zu haben, und würden Sie nun am liebsten vorsichtshalber Ihre ganze Behausung abfackeln? Oft gefürchtet und selten erblickt, sind Bettwanzen nachtaktive Plagegeister, die sich tagsüber unter der Matratze und hinter Möbelstücken verbergen. Sie sind etwa einen halben Zentimeter groß und gelangen aus angrenzenden Wohnungen, mit gebrauchtem Mobiliar, in Koffern und anderen Gegenständen, die zuvor in einem Raum mit Bettwanzen gestanden haben, in unser Heim.

Bettwanzen mögen Blut, aber nicht das Licht, weshalb sie nur in der Nacht zubeißen. Die Bisse finden sich dann vor allem an unbedeckten Flächen des Körpers wie Gesicht, Hals, Armen und Händen. Es bilden sich juckende rote Pusteln, die etwa eine Woche lang sichtbar bleiben. Cortisonhaltige Salben und Antihistaminika (Diphenhydramin) in Tablettenform helfen gegen den Juckreiz. Um einen möglichen Befall festzustellen, müssen Sie einen Kammerjäger zurate ziehen, der gegebenenfalls auch die Bekämpfung vornimmt. Gibt es bei Ihnen keinen Bettwanzenbefall, müssen Sie sich vom Arzt untersuchen lassen, damit er eine andere Erklärung für Ihre Hautirritationen findet.

Gehen Sie zum Arzt

Sie haben seit mehr als zwei Wochen am ganzen Körper Juckreiz, der durch Feuchtigkeitscreme nicht besser wird. In seltenen Fällen ist Juckreiz eine Folge von Erkrankungen der Nieren, der Leber, der Schilddrüse, der Nerven oder der Blutkörperchen. Ihr Hausarzt wird ein Blutbild anfordern, um die häufigsten dieser Ursachen auszuschließen.

Sie nehmen seit Kurzem ein neues Medikament. Ziemlich viele Medikamente – wie Schmerzmittel, Antibiotika und Antimykotika – können Ausschläge und Juckreiz als Nebenwirkung haben, die in der Regel fünf bis sieben Tage nach Beginn der Einnahme einsetzen. Falls es bei Ihnen nach der

Einnahme eines neuen Medikaments zu Hautveränderungen kommt, verständigen Sie sofort Ihren Hausarzt. Beim Auftreten von Fieber oder Geschwüren im Mund könnte es sich um eine schwere Unverträglichkeitsreaktion handeln, mit der Sie sich sofort in die Notaufnahme begeben müssen.

Sie haben juckende, schuppige Stellen an Ellenbogen, Knien oder auf der Kopfhaut. Möglicherweise leiden Sie an Schuppenflechte (Psoriasis), bei der sich entzündliche, scharf abgegrenzte Hautveränderungen bilden. Die Plaques sind oft von einem Film aus silbrig glänzenden Schuppen bedeckt, der durch Feuchtigkeit oder beim Eincremen verschwinden kann. Der untere Rückenbereich sowie Hände, Füße und Ohren sind ebenfalls häufig betroffen. Es handelt sich um eine Autoimmunkrankheit, bei der cortisonhaltige Salben und in schweren Fällen immunsuppressive Medikamente zum Einsatz kommen.

Sie haben seit Ihrer Kindheit immer wieder trockene, juckende Stellen am Nacken, an den Armbeugen und/oder den Kniekehlen. Wahrscheinlich leiden Sie an einem Ekzem, auch »atopische Dermatitis« genannt. Eine Neigung zu Ekzemen setzt für gewöhnlich in der Kindheit ein und legt sich dann wieder, hält bei manchen Betroffenen aber auch bis zum Erwachsenenalter an. Viele Menschen mit Ekzemen leiden ebenfalls an Asthma und Nahrungsmittelallergien.

Sie können dem Ausbruch von Ekzemen vorbeugen, indem Sie Feuchtigkeitslotionen verwenden, langes und zu heißes Duschen und Baden vermeiden sowie alles andere, was die Ausschläge hervorrufen kann, wie bestimmte Seifen, Nahrungsmittel, Stress und Schwitzen. Zur Behandlung leichter Ekzeme reichen normalerweise eine Feuchtigkeitscreme und eine Salbe mit leicht entzündungshemmender Wirkung aus. Bei starkem Juckreiz können Sie es mit einem Antihistaminikum versuchen. In schwereren Fällen kommen rezeptpflichtige Cortisonsalben und Lichttherapie (Bestrahlung der Haut mit hoch dosiertem UV-Licht) infrage. Kratzen Sie nicht zu viel oder zu sehr, da sich über dabei entstehende Wunden die Haut infizieren kann.

Ein Hautbereich schmerzt, ist gerötet und überwärmt, eventuell haben Sie auch Fieber und Schüttelfrost. Wahrscheinlich haben Sie eine Entzündung des weichen Unterhautgewebes, eine sogenannte Phlegmone. Wenn ein Teil des infizierten Bereichs angeschwollen und sehr druckempfindlich ist, hat sich eventuell auch ein Abszess gebildet. Beim weiteren Fortschreiten der Infektion werden größere Hautareale erfasst, wobei sich rote Streifen bis in den gesunden Hautbereich hinein erstrecken können. Eine Phlegmone muss mit Antibiotika behandelt werden, und falls ein Abszess vorliegt, muss er eventuell geöffnet werden, damit der Eiter abfließen kann. Falls Sie nicht sofort einen Arzttermin bekommen, begeben Sie sich in die Notaufnahme.

Sie haben einen sehr schmerzhaften Ausschlag auf einer Gesichts- oder Körperhälfte. Möglicherweise haben Sie eine Gürtelrose, die auf einer Reaktivierung des Windpockenvirus beruht. Die Viren wandern in diesem Fall die Nervenbahnen entlang zu einem Hautbereich auf einer Seite des Gesichts, der Brust oder des Rückens. Wird eine Gürtelrose frühzeitig diagnostiziert, lässt sie sich eventuell noch mit virenhemmenden Medikamenten eindämmen. In manchen Fällen kommt es zu starken Schmerzen, die noch Wochen nach Abklingen des Ausschlags anhalten können. Falls Sie permanent Schmerzen haben, sollten Sie das unbedingt Ihrem Arzt mitteilen, da er Ihnen entsprechende Medikamente verschreiben kann. In selteneren Fällen kann die Infektion den Augenbereich betreffen und zum Sehverlust führen.

Wenn Sie über fünfzig Jahre alt sind, sollten Sie mit Ihrem Arzt über die Möglichkeit einer Impfung gegen Gürtelrose sprechen, um diese Komplikationen von vornherein zu vermeiden.

Sie haben einen heftig juckenden Ausschlag zwischen den Fingern, an den Handgelenken, in den Achseln, an den Knien und Füßen sowie im Genitalbereich. Leider müssen wir Ihnen mitteilen, dass Sie möglicherweise die Krätze (Scabies) haben. Die Übertragung der winzigen Milben erfolgt in der Regel über direkten, längeren Hautkontakt. Krätzemilben bohren sich in die Oberhaut, und als allergische Reaktion auf ihre Absonderungen kommt es zu starkem Juckreiz und dem Auftreten kleiner roter Pusteln. Das Jucken erstreckt sich mit der Zeit auf den gesamten Körper (wobei insbesondere die genannten Körperzonen befallen sind), während Kopf und Hals meist verschont bleiben. Nachts verschlimmert sich das Jucken. Falls Ihr Arzt die Diagnose bestätigt, müssen Sie für etwa zwölf Stunden eine spezielle Creme auftragen (normalerweise über Nacht) und außerdem alle Gegenstände, mit denen Sie in den letzten drei oder vier Tagen Körperkontakt hatten, bei sechzig Grad waschen, absaugen oder für vier Tage in Plastiksäcken lagern (wie Bettwäsche, Kleidung, Couchkissen und so weiter). Zeit für einen außerplanmäßigen Frühjahrsputz!

Sie haben einen Leberfleck, der größer oder dunkler wird. Aus einem normalen Leberfleck kann sich mit der Zeit ein bösartiger Hautkrebstyp namens Melanom entwickeln. Umgekehrt kann ein neu auftretender Leberfleck bereits selbst ein Melanom sein. Sie sollten routinemäßig vom Arzt den ganzen Körper auf verdächtig aussehende Leberflecke hin untersuchen lassen. Was aber gilt als verdächtig?

Ärzte bedienen sich zur Einschätzung gern der »ABCDE-Regel«: *A*symmetrie, *B*egrenzung (unscharf/unregelmäßig), *C*hromatik (mehrfarbig), *D*urchmesser (mehr als fünf Millimeter), *E*ntwicklung (neu entstanden beziehungsweise sich verändernd). Auch eine erhabene oder verdickte Hautveränderung ist ein Warnsignal. Die frühzeitige Erkennung und Behandlung eines Melanoms ist von entscheidender Bedeutung. In Deutschland erkranken jährlich über zwanzigtausend Menschen am malignen Melanom, und bei zu spät einsetzender Therapie sind die Überlebenschancen gering.

Beide Arme jucken, und das geht Ihnen auf die Nerven. Ihrem Juckreiz liegt möglicherweise eher ein Problem mit den Nerven zugrunde als eines mit der Haut. Der brachioradiale Pruritus (Juckreiz) ist ein etwas rätselhaftes Krankheitsbild, das möglicherweise durch Druck auf die Nerven aufgrund einer Schädigung der Halswirbelsäule entsteht. Es kommt zu starkem Juckreiz im Nacken- und Schulterbereich sowie an Ober- und/oder Unterarmen. Während Kühlung das Jucken lindert, verschlimmert es sich durch Sonneneinstrahlung. Versuchen Sie es mit einer rezeptfrei erhältlichen Capsaicin-Creme oder mit Capsaicin-Pflastern. Falls das nicht hilft, kann Ihr Arzt Ihnen Medikamente gegen neuropathische Schmerzen verschreiben, etwa mit den Wirkstoffen Gabapentin oder Pregabalin.

Sie haben einen roten Ausschlag, der sich über den Nasenrücken und mit deutlicher Begrenzung symmetrisch über beide Wangen erstreckt. Dabei handelt es sich um das sogenannte Schmetterlingserythem. Eine mögliche Ursache ist ein seborrhoisches Ekzem, dem vermutlich eine Pilzinfektion zugrunde liegt und das einen schuppigen roten Ausschlag im Gesicht verursachen kann, der sich manchmal in dieser Form zeigt. In vielen Fällen erstreckt sich der Ausschlag allerdings über Stirn und Kopfhaut. Die schulmedizinische Therapie besteht im Auftragen antimykotischer und cortisonhaltiger Cremes. Eine weitere mögliche Ursache ist eine Rosazea, wie weiter oben beschrieben.

Die seltenste und am meisten gefürchtete Ursache eines

Schmetterlingserythems ist Lupus, eine Autoimmunerkrankung, von der vor allem junge Frauen betroffen sind. Wie bei einer Rosazea kann sich der Ausschlag beim Lupus durch Sonneneinstrahlung verschlimmern. Im Unterschied zur Rosazea wirken sich scharfe Speisen und Alkohol beim Lupus jedoch normalerweise nicht negativ aus. Durch einen gründlichen ärztlichen Check-up (inklusive diverser Blutuntersuchungen) können Sie sich Klarheit über die Ursache Ihres Ausschlags verschaffen.

Sie waren im Wald oder im hohen Gras unterwegs und haben jetzt einen Ausschlag, der wie die Mitte einer Zielscheibe aussieht. Eine Lyme-Borreliose beruht auf einer Infektion mit Borrelia burgdorferi, einer Bakterienart, die durch Zeckenbisse auf den Menschen übertragen wird. Nur etwa jeder vierte Infizierte ist sich eines vorangegangenen Zeckenbisses bewusst. Meistens zeigt sich als erstes Symptom die sogenannte Wanderröte (Erythema migrans): ein großer roter Fleck, der von einem hellroten Kreis auf normal aussehender Haut umgeben ist. Im Verlauf einiger Tage weitet sich der Fleck dann kreisförmig weiter aus, daher der Name »Wanderröte«. Antibiotika sind in diesem frühen Stadium noch sehr gut wirksam und können den Langzeitfolgen einer Lyme-Borreliose wie Gelenkschmerzen und Herzproblemen vorbeugen.

Sie waren jahrelang der Sonne ausgesetzt und haben jetzt raue, gelbliche Verkrustungen auf der Haut. Vermutlich handelt es sich um eine sogenannte aktinische Keratose, einen verdickten, krustigen Hautbereich, der sich wie grobes Sandpapier anfühlt und sich vor allem an solchen Stellen bildet, die intensiver Sonneneinstrahlung ausgesetzt waren (wie Gesicht, Ohren, Hals, Kopfhaut und Handrücken). Eine aktinische Keratose kann in eine besondere Form von Hautkrebs übergehen, das Plattenepithelkarzinom, weshalb Sie Ihren

Arzt auf die Hautveränderungen hinweisen sollten. Eine aktinische Keratose kann auf unterschiedliche Weise behandelt werden, etwa chirurgisch, mit Laser, flüssigem Stickstoff oder einer photodynamischen Therapie (PDT).

Sie haben höckrige, braune Hautauswüchse, die sich talgig anfühlen und wie angeheftet erscheinen. Vermutlich handelt es sich bei Ihren Hautveränderungen um eine seborrhoische Keratose, die vor allem ab der zweiten Lebenshälfte häufig auftritt. Für gewöhnlich ist die Oberfläche unregelmäßig und warzenartig. Auch wenn die »Alterswarzen« harmlos sind, sollten Sie damit sicherheitshalber zum Hautarzt gehen, da es sich auch um Melanome handeln könnte, von denen sie sich mitunter schwer unterscheiden lassen. Eine seborrhoische Keratose muss nicht behandelt werden, aber Sie können sich die Knötchen entfernen lassen, wenn Sie störend sind.

Sie ertasten einen gummiartigen Knoten unter der Haut, der sich mit den Fingern leicht verschieben lässt. Wahrscheinlich haben Sie ein Lipom, eine eingekapselte Fettansammlung unter der Haut. Lipome treten in manchen Familien gehäuft auf und sind harmlos, können aber entfernt werden, wenn sie optisch stören. In seltenen Fällen kann sich aus einem Lipom ein bösartiges Liposarkom entwickeln, daher sollten Sie sich von Ihrem Hautarzt regelmäßig auf Veränderungen untersuchen lassen.

Ab in die Notaufnahme!

Sie haben einen ausgedehnten fleckigen, (hell)roten Ausschlag (Nesselsucht), der mit einem Kribbeln und/oder Anschwellen der Zunge oder des Rachens sowie Übelkeit und Atemnot einhergeht. Möglicherweise haben Sie eine sogenannte Anaphylaxie, eine schwere allergische Reaktion, die nach der Einnahme von Medikamenten oder nach dem Verzehr bestimmter Lebensmittel auftreten kann. Zu den häufigsten Auslösern zählen Erdnüsse, Eier, Fisch, Schalentiere sowie Mandeln und Walnüsse. Der Ausschlag spricht normalerweise auf Antihistaminika wie Diphenhydramin an. In schweren Fällen mit Atemproblemen sind Cortisongaben und eine Notfallinjektion mit Adrenalin erforderlich.

Sie haben Fieber, schmerzhafte Blasen im Mund-, Rachen- und Genitalbereich, eventuell auch brennende, gerötete Augen. Möglicherweise haben Sie das potenziell lebensbedrohliche Stevens-Johnson-Syndrom. Es handelt sich um eine seltene, aber massive allergische Reaktion auf Medikamente und in selteneren Fällen auf eine Infektion. Bei sehr schwerem Verlauf (Lyell-Syndrom) kann sich Ihre Haut buchstäblich ablösen, wodurch es zu erheblichem Flüssigkeitsverlust und Infektionen kommt. Die Behandlung muss ähnlich wie bei großflächigen Verbrennungen auf der Intensivstation erfolgen.

HAARAUSFALL

Redaktionelle Bearbeitung: Lindsey Bordone

Die Natur scheint den Männern damit einen üblen Streich spielen zu wollen: Oft verlieren sie die Haare auf dem Kopf, um sie gegen ein dichtes, unansehnliches Fell am Nacken, auf dem Rücken und (Sie wissen schon, wo) einzutauschen. Und das ergibt nicht mal einen Sinn: Sollen wir uns etwa, wenn es nach dem Willen der Natur geht, den Schädel in der Sonne verbrennen? Und sollten Sie sich deshalb Sonnencreme auf die Glatze schmieren? (Allerdings.)

Haarausfall ist ein äußerst weit verbreitetes Phänomen, das beide Geschlechter betrifft. Männer bemerken ihn üblicherweise ab Ende dreißig an den zusätzlichen Büscheln in der Haarbürste. Meistens sind für den erblichen Haarausfall die Gene beider Elternteile verantwortlich, und es ist bloß ein Mythos, dass man ihn vom Großvater mütterlicherseits hat.

Es gibt drei Stadien normalen Haarwachstums. Neunzig Prozent Ihres Haars befinden sich in der Anagen- beziehungsweise Wachstumsphase, die zwischen zwei und sechs Jahren andauert und für die maximale Haarlänge entscheidend ist. Die übrigen Haare befinden sich bereits entweder in der Katagenphase, in der sie langsam ihren Halt verlieren, oder der Telogenphase, eine Art Abgesang, der so lange dauert, bis die Haare schließlich ihre letzte Ruhestätte im Abfluss Ihrer Dusche finden.

In der Regel ist Haarausfall ein normaler Teil des Alterungsprozesses und kein Krankheitssymptom. In seltenen Fällen allerdings kann er durch Stress, eine Erkrankung oder Umstellungen im Hormonhaushalt bedingt sein. Wohin also soll die Reise gehen – ins Krankenhaus oder zum Zweithaarstudio?

Entspannen Sie sich

Aus Alt mach Neu. Es ist normal, etwa hundert Haare am Tag zu verlieren. (Aber fangen Sie jetzt bitte nicht an, sie zu zählen.) Die gute Nachricht ist, dass dafür etwa hundert Haare am Tag nachwachsen. Solange sich also Soll und Haben die Waage halten, sollten Sie weiterhin etwa hundert- bis hundertfünfzigtausend Haare auf dem Kopf haben.

Sie sind kahlköpfig und sehen damit aus wie Ihr Vater. Androgenetische Alopezie ist der Fachbegriff für hormonell bedingten Haarausfall, der bei Männern und Frauen unterschiedliche Formen annimmt. Am häufigsten sind weiße Männer betroffen, von denen etwa die Hälfte bis zum Alter von fünfzig Jahren mit Glatzenbildung zu tun hat. Frauen bewahren ihr Haupthaar etwas länger, obwohl immerhin ein Drittel der weißen Frauen mit siebzig Jahren an Haarausfall leidet. Bei Männern lichten sich die Haare meistens vor allem im Stirn- und Tonsurbereich, während es bei Frauen eher zu einer generellen Ausdünnung kommt. Im Lauf der Zeit hat man jede Menge Mittel und Prozeduren gegen Haarausfall ersonnen, deren Wirksamkeit nicht in jedem Fall überzeugt (siehe die folgende Info-Box).

Die Haartransplantation ist eine weitere Option, bei der gesunde Haarfollikel von einem Teil der Kopfhaut (oder notfalls des übrigen Körpers) auf eine kahle Stelle verpflanzt werden. Falls Sie diesen Weg beschreiten wollen, sollten Sie sich unbedingt *echte* Vorher-nachher-Fotos von ehemaligen Patienten Ihres Arztes zeigen lassen, damit Sie wissen, was Sie zu erwarten haben. (Unseren Glatzenwitz, der ursprünglich an dieser Stelle stand, mussten wir leider streichen, weil er an den Haaren herbeigezogen war.)

Sie malträtieren Ihr Haar. Sie können ebenfalls Haupthaar einbüßen, wenn Sie ständig an ihm herumzerren, um es in diese oder jene Richtung zu zwingen, oder es gern in sehr straffer Form tragen, zum Beispiel als Pferdeschwanz oder enge Flechtfrisur (»Cornrows«). Bei dieser Art von Haarverlust, der sogenannten Traktionsalozepie, ist nur der Haaranteil betroffen, der einer erhöhten mechanischen Belastung ausgesetzt ist. Gönnen Sie also Ihrem Haar ein bisschen mehr Bewegungsfreiheit, indem Sie es offen tragen.

Info-Box

HAARWUCHSMITTEL

Viele Menschen, die an dünner werdendem Haar oder Glatzenbildung leiden, können mithilfe diverser Haarwuchsmittel tatsächlich etwas von ihrer Haarpracht zurückgewinnen. Allerdings helfen diese Mittel nur bei androgenetischem, also durch männliche Sexualhormone bedingtem Haarausfall. Außerdem wimmelt es im Internet von dubiosen Angeboten, die wahrscheinlich Ihr Haar nicht dichter, dafür aber auch noch Ihre Brieftasche dünner werden lassen. Daher raten wir stets dazu, sich bei der Behandlung mit dem Hausarzt abzusprechen.

Bei Männern hilft noch am besten eine Lotion mit dem Wirkstoff Minoxidil, die auf die Kopfhaut aufgetragen wird, oder in Tablettenform Finasterid. Letzteres wirkt am besten bei jungen Männern und bietet den zusätzlichen Vorteil, die Prostata zu verkleinern und damit den Urinstrahl zu verstärken. Allerdings kann Finasterid auch schwere Nebenwirkungen haben und führt bei etwa einem Prozent der behandelten Männer zu sexuellen Funktionsstörungen – was möglicherweise den Vorteil volleren Haupthaars negativ kompensiert.

Frauen profitieren ebenfalls am ehesten von der äußerlichen Anwendung von Minoxidil. Manchmal werden gegen weiblichen Haarausfall auch Tabletten mit antiandrogener Wirkung (zur Hemmung männlicher Sexualhormone) wie Cyproteron verschrieben. Zu den möglichen Nebenwirkungen zählen vor allem Zwischenblutungen, Gewichtszunahme und depressive Verstimmungen.

Wichtig: Während der Schwangerschaft darf Cyproteron nicht eingenommen werden.

Gehen Sie zum Arzt

Sie fühlen sich ständig müde, und das liegt nicht daran, dass Ihnen der Gedanke an Haarausfall den Schlaf raubt. Sowohl eine Schilddrüsenerkrankung als auch Eisenmangel können zu Haarausfall und rascher Ermüdbarkeit führen. Eine Schilddrüsenunterfunktion bewirkt ständige Müdigkeit, während sich eine Anämie durch Kurzatmigkeit und raschen Leistungsabfall äußert. Anhand eines Blutbilds kann die Diagnose gestellt werden, an der sich dann auch die Therapie orientiert.

Sie hatten vor einer Weile großen Stress … und verlieren nun auch noch Ihre Haare! Die großen Belastungen, denen Sie durch eine Operation, rapiden Gewichtsverlust oder eine Geburt ausgesetzt sind, können einen Großteil Ihres Kopfhaars in die Telogenphase versetzen. Da dieses Stadium durchschnittlich drei Monate dauert, fallen die meisten Haare aus, nachdem Sie die belastende Zeit schon eine Weile hinter sich haben. Dieses Phänomen bezeichnet man als »telogenes Effluvium«, obwohl »vom Regen in die Traufe« eine treffendere Bezeichnung wäre. Die gute Nachricht lautet: Ihr Haar wächst anschließend wieder nach. Die schlechte: Sie können leider nichts tun, um den Regenerationsprozess zu beschleunigen. Sie sehen sich also besser nach einer hübschen Perücke um. Außerdem ist es sinnvoll, mit Ihrem Arzt zu sprechen, um sicherzugehen, dass Ihre Diagnose richtig ist.

Sie müssen Ihre Medikamente durchkämmen. Zu den Wirkstoffen, die Haarausfall bewirken können, zählen viele Chemotherapien sowie Warfarin, Cortison, orale Empfängnisverhütungsmittel, Lithium, Amphetamine und Vitamin-A-Nahrungsergänzungsmittel. In den meisten Fällen stellt sich der Haarwuchs einige Monate nach dem Ende der Einnahme wieder ein. Setzen Sie jedoch kein Medikament ohne Rücksprache mit Ihrem Arzt ab.

Bei Ihnen bilden sich kleine, glatte, runde Kahlstellen am Kopf. Möglicherweise leiden Sie an Alopecia areata oder kreisrundem Haarausfall, bei dem das Immunsystem versehentlich Haarfollikel angreift. Etwa jeder Fünfzigste ist von diesem Krankheitsbild betroffen, das gehäuft bei jüngeren Menschen unter dreißig Jahren auftritt. Es entstehen glatte, etwa münzgroße Kahlstellen, an deren Rändern ein Kranz sich nach oben verjüngender Stoppelhaare steht. In seltenen Fällen kommt es zum völligen Verlust der Bartbehaarung (Alopecia barbae), des Kopfhaars (Alopecia totalis) oder der gesamten Körperbehaarung (Alopecia universalis, was sich frei mit »glatt wie ein Babypopo« übersetzen lässt). Etwa bei der Hälfte der Betroffenen wachsen die Haare innerhalb eines Jahres wieder nach, der Haarverlust kann aber auch dauerhaft sein. Cortisoninjektionen in die Kahlstellen (zur Deaktivierung der Immunreaktion) können Abhilfe schaffen. Zum Glück handelt es sich bei Alopecia areata nicht um ein Anzeichen für eine umfassendere Autoimmunerkrankung.

Sie haben auf dem Kopf kleine Kahlstellen, die jucken und brennen. Möglicherweise leiden Sie an einem sogenannten vernarbenden Haarausfall (Alopecia cicatricalis), einer schwerwiegenden Art von Haarverlust, bei dem die Haarfollikel zerstört werden. Fazit: Das Haar wächst nicht mehr nach. Die betroffenen Hautstellen weisen in der Regel einen narbigen Rand auf und können auch jucken und brennen. Wichtig ist, die Diagnose möglichst frühzeitig zu stellen, um ein Fortschreiten des Haarausfalls zu verhindern, in der Regel mithilfe von Cortisonsalben und/oder -injektionen. Um bei der Diagnose sicherzugehen, wird Ihr Hautarzt wahrscheinlich eine kleine Gewebeprobe entnehmen (was nicht sehr schmerzhaft ist). Es gibt viele verschiedene Formen und

Ursachen von Alopecia cicatricalis. Eine erwähnenswerte Sonderform ist die »zentrale zentrifugale zikatrikale Alopezie« (sagen Sie das fünfmal schnell hintereinander), von der meist farbige Frauen betroffen sind und bei der sich der Hausausfall vom Scheitel ausgehend nach allen Seiten ausbreitet. Weitere häufige Formen sind der Lichen planopilaris (LPP) und die frontal fibrosierende Alopezie (FFA).

Sie haben außerdem einen schmetterlingsförmigen Ausschlag im Gesicht. Lupus ist eine potenzielle Ursache für Haarausfall bei jungen Frauen. Ein klassisches Lupus-Symptom ist das Schmetterlingserythem, das sich über Nasenflügel und Wangen erstreckt (siehe oben im Abschnitt »Juckende Haut und Hautausschläge«). Manchmal kommt es bei Lupus lediglich zu einer Ausdünnung und/oder Austrocknung des Haars, in schwereren Fällen jedoch kann er dauerhaften Haarverlust bewirken, wobei die betroffene Kopfhaut sich hell oder dunkel verfärbt. Da Lupus auch zu gravierenden Problemen mit dem Herzen, den Nieren und den Gelenken führen kann, ist es wichtig, sich im Verdachtsfall gründlich untersuchen zu lassen.

Sie sind mit der falschen Person intim geworden. Sexuell übertragbare Krankheiten können zu Haarausfall führen, was ein weiterer Grund ist, keinen ungeschützten Geschlechtsverkehr zu haben. Vielleicht will die Natur ja auf diese Weise Ihren Sex-Appeal etwas drosseln, bis Sie Ihren Laden wieder in Ordnung haben … Die Hauptursache für diese Art von Haarverlust ist Syphilis. (Nebenbei bemerkt: Syphilis ist auch heute noch ein Thema und nicht etwas, was nur noch in den Tagebüchern unserer Großväter vorkommt.) Eine Syphilis bewirkt bei manchen Infizierten einen mottenfraßähnlichen Haarausfall, das heißt zerstreute kleine Kahlstellen, die aussehen, »als hätte man die Motten«. Haarausfall kann ebenso bei einer HIV-Infektion vorkommen, sowohl als Folge der Erkrankung selbst wie auch der dagegen eingenommenen Medikamente (wie Lamivudin). Aus ungeklärter Ursache kann es bei farbigen Männern aufgrund einer HIV-Infektion auch zu einem kräftigeren Haarwuchs kommen.

Sie haben juckende, schuppige Kahlstellen. Eine häufige Ursache für juckende, schuppige Kahlstellen auf dem Kopf ist eine Pilzinfektion namens »Tinea capitis« (»Scherpilzflechte«). Sie führt nicht zum Ausfall des Haars, sondern dazu, dass es knapp über der Kopfhaut abbricht. Die betroffenen Stellen sehen daher aus wie kleine, kreisrunde Stoppelfelder. Der »Kopfpilz« ist ansteckend, was Sie bedenken sollten, bevor Sie sich von jemand mit einer kahlen Stelle auf dem Kopf den Hut ausleihen. Eine andere mögliche Ursache ist eine Psoriasis (Schuppenflechte), die vor allem dann als Erklärung infrage kommt, wenn sich die Hautveränderungen auch an anderen Körperstellen zeigen wie den Ellenbogen oder Knien. Ein Besuch beim Hautarzt kann Ihnen zur richtigen Diagnose und geeigneten Therapie verhelfen.

Ab in die Notaufnahme!

Sie nehmen Medikamente gegen Haarausfall und leiden an starkem Schwindel, Benommenheit und/oder Ohnmachtsanfällen. Medikamente gegen Haarausfall wie Minoxidil und Finasterid können zu Schwindel führen, Minoxidil wird zudem auch gegen Bluthochdruck verschrieben und kann einen gefährlichen Blutdruckabfall verursachen. Falls Sie Minoxidil nehmen und unter starker Benommenheit oder Ohnmachtsanfällen leiden, rufen Sie sofort den Notarzt.

VERSTÄRKTE NEIGUNG ZU BLUTUNGEN UND BLUTERGÜSSEN

Ein Erwachsener hat etwa fünf bis sechs Liter Blut in seinem Körper. Es transportiert Sauerstoff zu den Organen, bekämpft Infektionen, führt Leber und Nieren Abfallstoffe zu und leistet vieles mehr – Aufgaben, denen es natürlich nicht mehr nachkommen kann, wenn es eine Lache zu Ihren Füßen bildet. Um dieses Szenario zu verhindern, ist das Blut in der Lage, zu sogenannten Gerinnseln zu verkleben, die eine Wunde ungefähr so verschließen wie Mörtel ein Loch in der Wand.

Manchmal gerinnt das Blut nicht so schnell, wie es sollte, wodurch es dann auch bei kleineren Blessuren zu anhaltenden Blutungen oder Blutergüssen kommt. Das Spektrum reicht von lästigem Nasenbluten, das Ihr Rendezvous platzen und die Kollegen die Nase rümpfen lässt, bis hin zu massiven, lebensbedrohlichen Blutungen, die selbst dem abgebrühtesten Horrorfilmfan das Blut in den Adern gefrieren lassen würde.

Um zu »verbluten«, ist es übrigens nicht nötig, seinen letzten Tropfen des kostbaren Safts zu lassen, was auch eher selten vorkommt. Lebensgefährlich sind Blutungen häufiger dann, wenn sie das Gehirn betreffen (das durch den erhöhten Druck gequetscht wird) oder wenn der versiegende Blutstrom zu einer Mangelversorgung des Herzens mit Sauerstoff führt. Und wie jeder Medizinstudent sehr früh lernt: Jede Blutung kommt irgendwann zum Stillstand …

Vielleicht bekommen Sie schneller blaue Flecken an Armen und Beinen, als das früher der Fall war. Möglicherweise haben Sie auch immer wieder Nasenbluten oder starke Monatsblutungen. Ist das normal? Oder müssen Sie sich wegen des Blutverlusts Gedanken machen? Brauchen Sie nur Eisentabletten? Oder einen Krankenwagen?

Entspannen Sie sich

Sie haben hin und wieder Nasenbluten. Wenn Sie nur ein paarmal im Jahr Nasenbluten haben, brauchen Sie sich weiter keine Sorgen zu machen. Die Hauptursachen sind Nasebohren (vor allem wenn Sie scharfkantige Fingernägel haben) und Erkältungen (wegen des häufigen Schnäuzens und Naseputzens). Im Winter kommt es ebenfalls des Öfteren zu Nasenbluten, weil die trockene Luft den Nasenschleimhäuten zusetzt.

Die Lösung besteht darin, in Ihrem Schlafzimmer einen Luftbefeuchter aufzustellen. Es ist jedoch ein verbreiteter Irrglaube, dass Nasenbluten von hohem Blutdruck kommt – obwohl es umgekehrt Ihren Blutdruck in die Höhe treiben kann zu sehen, wie das Blut nur so aus Ihrer Nase schießt. Nasenbluten lässt sich normalerweise zum Stillstand bringen, indem man die Nasenflügel für wenigstens zwanzig Minuten zusammendrückt. Ist das Nasenbluten allerdings besonders hartnäckig, kann ein Besuch in der Notaufnahme nötig werden. Falls Sie mehrmals in der Woche Nasenbluten haben oder schon öfter wegen unstillbarer Blutungen in der Notaufnahme gelandet sind, dann sollten Sie mit Ihrem Arzt darüber sprechen, ob bei Ihnen eine Blutgerinnungsstörung vorliegen könnte.

Sie nehmen ein Antidepressivum. Die heute gängigsten Antidepressiva sind die sogenannten selektiven Serotonin-Wiederaufnahmehemmer (SSRI), die eine erhöhte Konzentration des Neurotransmitters Serotonin zwischen den Gehirnsynapsen und zugleich einen allgemeinen Serotoninmangel im Körper bewirken. Leider spielt Serotonin auch bei der Blutgerinnung eine Rolle, da es die Blutplättchen (Thrombozyten) dazu anregt, sich aneinanderzulagern. Gelegentlich kommt es daher durch die Einnahme von SSRI zu einer *leicht* erhöhten Neigung zu Blutungen und Blutergüssen. Eine stark erhöhte Blutungsneigung dagegen deutet eher auf eine andere Ursache hin.

Sie nehmen täglich Schmerzmittel aus der Gruppe der nichtsteroidalen Antirheumatika (NSAR) wie Ibuprofen, Naproxen oder Acetylsalicylsäure (ASS). NSAR sind eine sehr beliebte Klasse von Schmerzmitteln mit gerinnungshemmender Wirkung, die zu einem leicht erhöhten Blutungsrisiko führen. Manchmal ist dieser Effekt erwünscht: Zum Beispiel verschreibt der Arzt ASS in niedriger Dosierung (»Baby-Aspirin«), um das Risiko der Bildung von Blutgerinnseln zu senken, die für Herzinfarkt und Schlaganfall verantwortlich sind. Werden NSAR allerdings in höheren Dosierungen als Schmerzmittel angewandt, kann die verstärkte Blutungsneigung eine ernst zu nehmende Nebenwirkung darstellen. Sollten Sie ASS vorbeugend gegen Herzinfarkt und Schlaganfall nehmen, dann setzen Sie es nicht ohne Abstimmung mit Ihrem Arzt ab. Falls Sie NSAR gegen Schmerzen nehmen, versuchen Sie, in Rücksprache mit dem Arzt auf ein anderes Mittel auszuweichen.

Sie sind nicht mehr ganz jung und bekommen schnell blaue Flecken an Armen und Beinen. Genau wie Ihre Nerven wird auch Ihre Haut mit zunehmendem Alter dünner. Die Blutgefäße liegen dann dichter unter der Oberfläche und sind damit den Unbilden des Alltags stärker ausgesetzt. Da kommt es dann schon aufgrund kleinerer Blessuren leicht zu blauen Flecken. Falls Sie in Ihrem Leben häufig der Sonne ausgesetzt waren oder über längere Zeit cortisonhaltige Salben benutzt haben, kann die erhöhte Stoßempfindlichkeit auch schon früher einsetzen. Leider gibt es dafür keine wirksame Therapie, und Ihnen bleibt nur übrig, lange Hosen und langärmelige Hemden zu tragen.

Gehen Sie zum Arzt

Sie sind sich ziemlich sicher, eine überdurchschnittlich starke Neigung zu Blutungen und Blutergüssen zu haben. Sie sollten von Ihrem Arzt feststellen lassen, ob bei Ihnen eine Blutgerinnungsstörung vorliegt, falls eines der folgenden Kriterien auf Sie zutrifft:

- Sie haben häufig große blaue Flecken am ganzen Körper, ohne sich zuvor heftiger gestoßen zu haben.
- Sie haben mehrmals in der Woche Nasenbluten oder waren deshalb schon öfter beim Arzt oder im Krankenhaus.
- Sie haben sehr starke Monatsblutungen, obwohl Ihr Gynäkologe Ihnen eine normale Gebärmutter bescheinigt.
- Ihre Gelenke schwellen schon nach leichten Stößen an und verfärben sich blau.
- Sie bluten stark nach Zahnextraktionen.

Falls die erste Untersuchung nichts ergibt, sollte Ihr Arzt auch an ein Von-Willebrand-Syndrom denken, eine erbliche Blutgerinnungsstörung, von der etwa jeder Hundertste betroffen ist und die bei Routineuntersuchungen nicht auffällt (und daher häufig übersehen wird). Bei Blutungen und vor Operationen müssen die Betroffenen unter Umständen spezielle Medikamente einnehmen.

Sie fehlen wegen starker Monatsblutungen öfter in der Firma. Lesen Sie hierzu den Abschnitt »Vaginalblutung und -ausfluss« am Ende von Teil 4. Starke Regelblutungen sind häufig auf Veränderungen an der Gebärmutterschleimhaut zurückzuführen, etwa in Form von Uterusmyomen oder Gebärmutterpolypen. Sind diese nicht vorhanden, sollten Sie auch an die Möglichkeit einer Blutgerinnungsstörung denken.

Sie nehmen blutverdünnende Medikamente. Eigentlich nicht erstaunlich, oder? Sogenannte Blutverdünner sollen der Entstehung von Blutgerinnseln vorbeugen, und eine verstärkte Blutungsneigung ist die unvermeidliche Nebenwirkung. Sie sollten gemeinsam mit Ihrem Hausarzt die Risiken der Bildung von Blutgerinnseln und erhöhter Blutungsneigung gegeneinander abwägen. Eine Übersicht der gebräuchlichsten Mittel zur Blutverdünnung finden Sie in der Info-Box am Ende dieses Abschnitts. Wie immer gilt: Setzen Sie kein Medikament ohne Rücksprache mit Ihrem Arzt ab.

Sie sind schwanger. Gehen Sie sofort zum Frauenarzt. Vaginalblutungen verweisen mit hoher Wahrscheinlichkeit auf ein Schwangerschaftsproblem. Kommt es zu einer anderen Form von Blutungen oder Blutergüssen, könnte das ein Hinweis auf eine neu aufgetretene Blutgerinnungsstörung sein. So kommt es zum Beispiel durch das HELLP-Syndrom – ein seltsames englisches Akronym, das wie eine Verschmelzung von »hell« und »help« anmutet – im späteren Verlauf der Schwangerschaft zu Blutungen. Ursache ist eine starke Abnahme der Zahl von Thrombozyten, also von Blutplättchen, die bei der Blutgerinnung eine wichtige Rolle spielen. (Das »H« steht dabei für *hemolysis* [»hämolytische Anämie«], »EL« für *elevated liver enzymes* [»erhöhte Leberwerte«] und »LP« für *low platelet count* [»verminderte Thrombozytenzahl«].)

Sie sind wegen einer Nieren- oder Lebererkrankung in Behandlung. Bei schwerer Niereninsuffizienz sind die Nieren nicht mehr ausreichend in der Lage, das Blut zu filtern, wodurch es zu einer Anreicherung von Substanzen im Körper kommt, die den Thrombozyten zu schaffen machen. Bei einer schweren Lebererkrankung hingegen produziert die Leber nicht mehr ausreichend Gerinnungsfaktoren, Substanzen also, die zusammen mit den Blutplättchen an der Blutgerinnung beteiligt sind. Falls Sie an sich eine verstärkte Neigung zu Blutungen oder Blutergüssen bemerken, verständigen Sie

Ihren Arzt. Es gibt kein Patentrezept, um den Nieren oder der Leber auf die Sprünge zu helfen, aber Ihr Arzt kann feststellen, ob bei Ihnen eine andere, reversible Ursache für die Blutungsneigung vorliegt.

Sie leiden in den vergangenen Wochen oder Monaten häufig an Durchfällen. Zunächst: Warum nehmen Sie diesen Zustand überhaupt so lange hin? Sie sollten *unbedingt* den Abschnitt zum Thema »Durchfall« in Teil 6 lesen, um das Problem in den Griff zu bekommen. Durch lang anhaltende Durchfälle, gleich welcher Ursache, kann die Aufnahme bestimmter Vitamine aus der Nahrung beeinträchtigt sein, etwa von Vitamin K. Die K-Vitamine werden von der Leber zur Synthese bestimmter Gerinnungsfaktoren benötigt. Bei einem Vitamin-K-Mangel kommt es folglich leichter zu Blutungen und Blutergüssen. Bis sich Ihre Verdauung wieder normalisiert hat, können Sie unter Aufsicht Ihres Arztes ergänzende Präparate mit Vitamin K nehmen.

Ihre Haut ist von kleinen Blutflecken übersät. Wenn es in der Haut großflächig zum Platzen kleiner Blutgefäße kommt, entstehen viele kleine Blutergüsse, jeder etwa linsengroß. An manchen Stellen können mehrere kleine Blutergüsse zusammen auch größere bilden. Der medizinische Fachausdruck für dieses Phänomen lautet »Purpura«. Zu den vielen möglichen Ursachen zählen eine Schädigung der Blutplättchen, Gerinnungsstörungen aufgrund schwerer Infektionen, Calciumablagerungen an den Wänden der Blutgefäße (die bei schwerer Niereninsuffizienz auftreten können) und Autoimmunerkrankungen. Gehen Sie so schnell wie möglich zum Arzt. Begeben Sie sich in die Notaufnahme, falls die Hämatome schmerzen und/oder mit hohem Fieber einhergehen.

Sie haben seit ein paar Tagen gelegentlich Blutungen, fühlen sich oft müde und kommen leicht außer Atem. Vermutlich leiden Sie an einer Anämie, bei der es zu einem gefährlichen Mangel an roten Blutkörperchen kommt. Ihre Organe und Muskeln werden nicht ausreichend mit Sauerstoff versorgt, sodass sie schon bei geringer Anstrengung überfordert sind oder ermüden. Gehen Sie möglichst bald zum Arzt, damit er die Ursache der Blutung feststellen und sie behandeln kann. Patienten mit einer ausgeprägten Anämie benötigen Bluttransfusionen, bei anderen sind Eisenpräparate ausreichend. (Eisen ist wichtig für die Produktion des roten Blutfarbstoffs Hämoglobin, und nach größeren Blutverlusten kommt es zu einem Eisenmangel.)

Sie sind sehr flexibel. Sie könnten das seltene Ehlers-Danlos-Syndrom haben, bei dem das Bindegewebe Kollagendefekte aufweist (das Bindegewebe ist für den Zusammenhalt von Gelenken, Haut, Blutgefäßen und so weiter zuständig). Menschen mit dieser Erkrankung haben überbewegliche Gelenke – was sich beispielsweise daran zeigt, dass sie bei flach auf dem Tisch aufgelegter Hand den kleinen Finger senkrecht abspreizen können. Wenn Sie also ein Schlangenmensch sind, ungewöhnlich dehnbare Haut haben und (aufgrund schwacher Blutgefäße) schnell blaue Flecken bekommen, dann könnten Sie das Ehlers-Danlos-Syndrom haben. (Seien Sie auf einen verdutzten Blick mit anschließender Google-Recherche gefasst, wenn Sie diesen Verdacht Ihrem Arzt gegenüber äußern.)

Sie haben häufig Nasenbluten und rote Pünktchen im Gesicht, in der Nase, im Mund und/oder an den Fingerkuppen. Sie könnten an einer seltenen Erkrankung namens »Morbus Osler« leiden, auch »hereditäre hämorrhagische Teleangiektasie« genannt (und sich schon mal darin üben, das auszusprechen). Bei dieser Erkrankung können im ganzen Körper fragile Gefäßerweiterungen und abnorme Direktverbindungen zwischen Arterien und Venen (»arteriovenöse

Malformationen«) auftreten. Typische Symptome sind häufiges Nasenbluten (jede Woche oder gar jeden Tag) und/oder blutige Stühle. Viele Patienten haben auch rote Pünktchen auf den Lippen, der Zunge und/oder an den Fingerkuppen, wobei es sich um erweiterte oberflächliche Blutgefäße handelt.

Sie machen sich nichts aus Zitronen. Ahoi, Kumpel! Es ist zwar unwahrscheinlich, dass Sie an Skorbut leiden, aber er führt leicht zu blauen Flecken und ist außerdem ein kurzweiliger Gesprächsstoff. Skorbut, dessen Ursache ein über Wochen anhaltender Vitamin-C-Mangel ist, war früher unter Seefahrern sowie Forschungsreisenden weit verbreitet. Vitamin-C-reiche Kost wie Zitronen, Limonen, Erdbeeren, Rosenkohl, Brokkoli und Blumenkohl gehörte nicht gerade zum typischen Essensvorrat im Laderaum eines Piratenschoners. Da Vitamin C eine wichtige Rolle beim Aufbau von Bindegewebe spielt (das die Blutgefäße und Gelenke zusammenhält), kommt es bei einem Vitamin-C-Mangel leicht zu Blutergüssen. Heutzutage tritt Skorbut vor allem bei ausgeprägter Mangelernährung auf.

Info-Box

BLUTGERINNSEL

Gerinnsel sorgen zwar für einen effektiven Verschluss verletzter Blutgefäße, manchmal aber entstehen sie dort, wo sie nicht sollen, unter Umständen mit verhängnisvollen Folgen. Zu einem Herzinfarkt kommt es beispielsweise dann, wenn sich in den Arterien, die den Herzmuskel mit Blut versorgen, winzige Blutgerinnsel bilden. Entsprechend kann es zu einem Schlaganfall kommen, wenn kleine Blutgerinnsel die Arterien verstopfen, die das Gehirn mit Blut versorgen. Schließlich können auch Blutgerinnsel aus den tiefen Bein- oder Beckenvenen in die Lunge geraten und eine Lungenarterie blockieren, was dann zu einer sogenannten Lungenembolie führt.

Im Anschluss an einen Herzinfarkt oder Schlaganfall wird Ihnen der Arzt wahrscheinlich Acetylsalicylsäure (ASS) verschreiben, um die Funktion der Thrombozyten (der gerinnungsfördernden Blutplättchen) teilweise aufzuheben. Nach einem Herzinfarkt müssen Sie vermutlich noch ein zweites Medikament zur Hemmung der Thrombozytenfunktion einnehmen mit Wirkstoffen wie Clopidogrel, Prasugrel oder Ticagrelor.

Falls Sie große Blutgerinnsel in den Beinen oder in der Lunge haben, wird der Arzt Ihnen einen stark wirksamen Thrombozyten-Aggregationshemmer verschreiben, um eine Ausdehnung der Gerinnsel zu verhindern und deren allmähliche Auflösung zu bewirken. Anders als ASS und die anderen oben genannten Wirkstoffe wirken Gerinnungshemmer (Antikoagulanzien) nicht auf die Thrombozyten, sondern auf die Gerinnungsfaktoren im Blutplasma. Gerinnungshemmer werden auch von vielen Menschen mit einem entgleisten Herzrhythmus (»Vorhofflimmern«) eingenommen. Hierbei besteht ein erhöhtes Risiko, dass sich Blutgerinnsel im Herz bilden, die dann ins Gehirn geschwemmt werden und einen Schlagfall bewirken können. Auch nach dem Einsetzen einer künstlichen Herzklappe muss durch die Einnahme entsprechender Medikamente eine Gerinnselbildung verhindert werden.

Viele Jahre lang stand als einziger effektiver »Blutverdünner« Warfarin zur Verfügung. Der Wirkstoff kann die Entstehung von Blutgerinnseln auf sehr wirksame Weise verhindern, allerdings ist es schwer, für jeden Patienten die individuell richtige Dosierung zu finden. Außerdem verringert sich die Wirkung nach einer Vitamin-K-reichen Mahlzeit (etwa nach dem Verzehr von grünem Blattgemüse, Brokkoli oder anderem Kohlgemüse). Aus diesem Grund muss bei der Einnahme von Warfarin die Blutgerinnungsfunktion regelmäßig kontrolliert und die Dosierung manchmal genau angepasst werden.

In jüngerer Zeit sind neue Medikamente auf den Markt gekommen, die auf vielen Anwendungsgebieten ähnlich wirksam sind wie Warfarin, aber keine engmaschige Kontrolle erfordern und bei denen keine Wechselwirkungen mit den gängigen beziehungsweise handelsüblichen Lebensmitteln zu erwarten sind. (In den USA hat es wegen schwerer und zum Teil tödlicher Blutungen allerdings zahlreiche Klagen gegen die Hersteller gegeben.) Zu ihnen gehören vor allem die Wirkstoffe Rivaroxaban, Dabigatran und Apixaban. Der große Vorbehalt gegen diese Wirkstoffe besteht allerdings darin, dass ihre Wirkung im Fall einer schweren Blutung gegenwärtig nur schwer zu unterbinden ist. Darüber hinaus ist ihr gerinnungshemmender Effekt bei Patienten mit künstlicher Herzklappe unzureichend.

Ab in die Notaufnahme!

Sie haben sich geschnitten, und nun sieht es bei Ihnen aus wie in einer Szene aus einem Horrorfilm. Vielleicht haben Sie ja versucht, eine Sektflasche mit einem Schwert zu öffnen (was schwerer ist, als es aussieht). Oder Sie haben sich nach den ersten Erfolgen im Jonglieren direkt im Messerwerfen versucht. Wie dem auch sei: Jedenfalls haben Sie nun eine stark blutende Schnittwunde und wissen nicht, was zu tun ist. Die erste Maßnahme besteht darin, das Blut lange genug abzutupfen, um einen Blick auf die Wunde werfen zu können. Spülen Sie die Verletzung anschließend mit sauberem Wasser, und legen Sie einen festen Druckverband an, um die Blutung zu stillen.

Gehen Sie in die Notaufnahme, falls der Schnitt sehr tief ist (das heißt, in Muskel- oder Fettgewebe reicht) oder sehr lang (mehr als drei bis fünf Zentimeter). Lassen Sie auf dem Weg dorthin den Druckverband angelegt. Bei einer kleineren Wunde können Sie für zwanzig oder dreißig Minuten einen festen Druckverband anlegen, bis die Blutung aufhört. Wenn die Wunde auseinanderklafft (etwa auch dann, wenn Sie den betroffenen Körperteil normal bewegen) oder weiterhin blutet, muss sie wahrscheinlich genäht werden. Begeben Sie sich auch in diesem Fall in die Notaufnahme. Wenn die Wundränder von selbst zusammenhaften und die Blutung nicht wieder auftritt, können Sie einfach eine antibakterielle Wundsalbe auftragen und darüber einen Wundverband anlegen.

Sie haben hartnäckiges Nasenbluten, das auch anhält, nachdem Sie die Nasenflügel zwanzig Minuten zusammengedrückt halten. Fast jedes Nasenbluten lässt sich stillen, indem man die Nasenflügel zwanzig Minuten ununterbrochen zusammenpresst. Gelingt das nicht, müssen Sie sich zwecks gezielterer Maßnahmen eventuell in die Notaufnahme begeben. Zu den geläufigen Optionen zählen Nasensprays mit blutgefäßverengender Wirkung, ein Nasentampon (so ungefähr das, was Sie sich darunter vorstellen) oder eine Ballontamponade (die im Nasenloch aufgeblasen wird, um durch den Druck die Blutgefäße zu verschließen).

Ihnen läuft hellrotes Blut aus dem After. Es ist möglich, über den Darm zu verbluten. Falls Sie sehr blutigen Stuhl haben, begeben Sie sich sofort in die Notaufnahme. Ein oder zwei Tropfen oder eine Blutspur auf dem Toilettenpapier sind dagegen kein Notfall (Genaueres im Abschnitt »Blut im Stuhl« am Ende von Teil 6).

Sie bluten stark und fühlen sich benommen oder schwach. Einen langsamen Blutverlust kann der Körper kompensieren, indem er neues Blut bildet oder andere Wege findet, um die Auswirkungen zu begrenzen. Bei einem starken und raschen Blutverlust hingegen kommt der Körper nicht mehr nach, und der Blutdruck fällt ab. Zu den Symptomen gehören Benommenheit, Schwindel und/oder Schwäche, vor allem beim Aufstehen. Rufen Sie den Notarzt, bevor Sie ohnmächtig werden.

EPILOG

Sie sind also gesund

Keine der Symptombeschreibungen in diesem Buch trifft auf Sie zu? Herzlichen Glückwunsch! Erfreuen Sie sich Ihrer guten Gesundheit, solange es Ihnen vergönnt ist. Vielleicht fragen Sie sich aber, ob Sie trotzdem einmal im Jahr zum Arzt gehen sollten, um auf der sicheren Seite zu sein. Schließlich kann ein Buch wie dieses keine ärztliche Untersuchung ersetzen oder Ihnen Blut abnehmen. Möglicherweise gibt es ja doch ein latentes Gesundheitsproblem, das noch keine Symptome verursacht.

Wenn Sie unter fünfundsechzig sind, ist ein jährlicher gründlicher Check-up nicht unbedingt notwendig, falls Sie nicht auf Medikamente angewiesen sind. Allerdings ist es wichtig, ab achtzehn Jahren routinemäßig häufige Gesundheitsrisiken ausschließen und den Impfschutz auffrischen zu lassen.

Zum Beispiel sollten Sie mindestens einmal im Jahr zum Hausarzt gehen, um Blutdruck sowie Cholesterin- und Blutzuckerwerte kontrollieren zu lassen. Erhöhte Werte vergrößern das Risiko, im Lauf des Lebens einen Herzinfarkt oder Schlaganfall zu erleiden, und verursachen *keine* Beschwerden, sondern lassen sich nur durch regelmäßige Kontrollen feststellen. Falls Sie vorhaben, Leistungssport zu betreiben oder ein intensives Trainingsprogramm aufzunehmen, wird Ihr Arzt eventuell die eine oder andere Zusatzfrage stellen, um ein Problem mit dem Herzen auszuschließen. Auch Ernährungsfragen können ein Thema sein, und es ist auch nicht verkehrt, Themen wie »Depressionen«, »Angstzustände«, »Suchtmittelmissbrauch« oder »häusliche

Probleme« zur Sprache zu bringen. Schließlich sollten Sie zumindest einmal im Leben einen Aidstest machen lassen, auch wenn Sie keinen ungeschützten Sex hatten oder andere Risikofaktoren aufzuweisen haben.

Als Frau sollten Sie alle paar Jahre zum Gynäkologen gehen. Wenn Sie sexuell aktiv sind, ist es sinnvoll, sich regelmäßig auf das Vorliegen einer Chlamydien- und Gonokokkeninfektion untersuchen zu lassen, die nicht immer Beschwerden verursacht. Auch für das Thema »Empfängnisverhütung« ist der Frauenarzt der richtige Ansprechpartner, da er Sie besser als der Hausarzt über Vor- und Nachteile zum Beispiel der Spirale informieren kann. Schließlich sollten Sie im Rahmen der Gebärmutterhalskrebsvorsorge regelmäßig einen Pap-Test machen lassen (siehe die nachfolgende Übersicht zur Krebsvorsorge).

Darüber hinaus sollten Sie regelmäßig zum Arzt gehen, wenn Sie einer bestimmten Risikogruppe angehören. Zum Beispiel haben homosexuelle Männer ein höheres Risiko, sich mit Aids und anderen sexuell übertragbaren Krankheiten anzustecken, und müssen sich häufiger daraufhin testen lassen. Außerdem kann es für besonders stark infektionsgefährdete Personengruppen (Partner[innen] von HIV-positiven Personen, homosexuelle Männer, die nicht immer Safer Sex haben, Personen mit intravenösem Drogengebrauch) sinnvoll sein, *vorbeugend* ein Medikament gegen eine HIV-Infektion zu nehmen (Präexpositions-Prophylaxe, kurz PrEP).

Mit zunehmendem Alter wird es notwendig, Vorsorgeuntersuchungen für bestimmte Formen von Krebs in Anspruch zu nehmen. Dabei geht es darum, Krebserkrankungen in einem frühen und gut behandelbaren Stadium zu entdecken, in dem sie noch keine Symptome verursachen. Die Tatsache, dass Sie sich gesund fühlen, enthebt Sie also nicht der Notwendigkeit, zur Vorsorgeuntersuchung zu gehen:*

---

* Quelle der folgenden Auflistung: Krebsinformationsdienst des Deutschen Krebsforschungszentrums dkfz (Anm. d. Übers.)

- **Gebärmutterhalskrebs:** Frauen ab zwanzig Jahren einmal jährlich Untersuchung des äußeren und inneren Genitals sowie Abstrichuntersuchung (Pap-Test) von Gebärmuttermund und Gebärmutterhals.
- **Brustkrebs:** Frauen ab dreißig Jahren einmal jährlich Abtastung der Brüste und der Achselhöhlen, Anleitung zur Brustselbstuntersuchung; ab fünfzig bis einschließlich neunundsechzig alle zwei Jahre eine Mammografie. (Vgl. auch die Info-Box »Wie oft zur Mammografie?« zu Beginn von Teil 4.)
- **Darmkrebs:** ab fünfundfünfzig Jahren (Männer schon ab fünfzig) eine Darmspiegelung (Koloskopie) mit einmaliger Wiederholung nach zehn Jahren. Alternativ zur Darmspiegelung ab fünfzig Jahren alle zwei Jahre Test auf okkultes Blut. (Allerdings empfehlen manche Fachleute die routinemäßige Darmspiegelung schon ab fünfundvierzig Jahren. Bei gehäuftem Auftreten von Darmkrebs in der Familie empfiehlt sich ebenfalls ein früherer Beginn.)
- **Prostatakrebs:** Männer ab fünfundvierzig Jahren einmal jährlich Abtastung der Prostata vom Enddarm aus, Untersuchung des äußeren Genitals und Abtastung der Lymphknoten in der Leiste.
- **Hautkrebs:** ab fünfunddreißig Jahren alle zwei Jahre eine gezielte Befragung nach Hautveränderungen und Untersuchung des gesamten Körpers einschließlich des behaarten Kopfs.
- **Lungenkrebs:** Wenn Sie älter als fünfundfünfzig Jahre und starker (Ex-)Raucher sind, dann sprechen Sie Ihren Arzt auf die Möglichkeit einer Vorsorgeuntersuchung an. Eine generelle Lungenkrebs-Vorsorgeuntersuchung ist in Deutschland gesetzlich bisher nicht vorgesehen.

Schließlich empfehlen wir dringend jedem, der das vierzigste Lebensjahr überschritten hat, eine Patientenverfügung zu verfassen. In diesem Dokument halten Sie fest, welche Form von ärztlicher Behandlung Sie wünschen beziehungsweise ablehnen, falls Sie nicht mehr in der Lage sind, für sich selbst zu entscheiden. Dabei sollten Sie konkret darauf eingehen, wie Sie zu lebenserhaltenden Maßnahmen stehen, falls Sie schwer krank sind und keine Wiederherstellung der Gesundheit zu erwarten ist, die ein würdevolles Weiterleben ermöglicht – ein Dilemma, das im Krankenhausalltag häufig auftritt. Leider müssen Sie dabei genau definieren, was Sie unter »lebenserhaltenden Maßnahmen«, »Wiederherstellung der Gesundheit« und »würdevollem Weiterleben« verstehen. »Richtige« Antworten gibt es hier nicht, aber Sie sollten Ihre Vorstellungen im Familienkreis besprechen, damit es später keine Unstimmigkeiten gibt. Sinnvoll ist auch die Abfassung einer Vorsorgevollmacht beziehungsweise einer Betreuungsverfügung, in der Sie eine Person benennen, die berechtigt ist, in Ihrem Sinne Entscheidungen in all jenen Fällen zu treffen, die durch Ihre Patientenverfügung nicht abgedeckt sind. Falls Sie niemanden als Betreuer einsetzen, liegt die Entscheidungsbefugnis nicht automatisch bei den Angehörigen, sondern es wird vom zuständigen Gericht ein gesetzlicher Vertreter bestimmt.

Wenn Sie über fünfundsechzig sind, sollten Sie mindestens einmal im Jahr zu einem gründlichen Check-up zum Arzt gehen – selbst dann, wenn Sie sich so weit gesund fühlen. Natürlich ist es wichtig, auch weiterhin die gesetzlichen Vorsorgeuntersuchungen in Anspruch zu nehmen. Darüber hinaus sollten Sie gewisse Dinge abklären lassen, die im fortgeschrittenen Lebensalter eine größere Rolle spielen, also Probleme mit den Augen und Ohren, dem Gedächtnis, der Knochendichte, eine erhöhte Sturzgefahr und so weiter. Es ist außerdem dringend ratsam, eine Patientenverfügung sowie eine Vorsorgevollmacht beziehungsweise Betreuungsverfügung zu hinterlegen wie oben beschrieben. In vielen Fällen haben wir selbst mit ansehen müssen, welche großen

Konflikte sich für Familien ergeben, deren schwer kranke Angehörige ihren Willen zuvor nicht schriftlich festgehalten hatten und nicht mehr imstande waren, sich selbst dazu zu äußern.

Da Sie aufgrund Ihres Alters ein höheres Risiko haben, schwer zu erkranken, sollten Sie sich auch über die Kliniken in Ihrer Umgebung genauer informieren. Wenn Sie dann mal ins Krankenhaus müssen, wollen Sie die Qualität der medizinischen Versorgung schließlich nicht dem Zufall überlassen. Die Krankenhäuser sind gesetzlich dazu verpflichtet, Qualitätsberichte über ihre Arbeit zu veröffentlichen. Informationen dazu finden Sie im Internet, zum Beispiel auf der Webseite des Gemeinsamen Bundesausschusses *www.g-ba.de.* Außerdem bieten verschiedene Portale Klinikbewertungen, zum Beispiel *www.klinikbewertungen.de* oder *www.krankenhausbewertung.de.*

WEITERFÜHRENDE INFORMATIONEN

Falls es uns nicht gelungen ist, all Ihre brennenden Fragen zu beantworten, oder wenn Sie ein seltsames Symptom an sich feststellen, das wir nicht besprochen haben (zum Beispiel das unerklärliche Verlangen nach Eiscreme), oder auch, weil Sie als guter Patient eine zweite Meinung einholen wollen, dann fragen Sie sich vielleicht, wohin Sie sich als Nächstes wenden sollen. Die Antwort lautet natürlich: an Ihren Hausarzt. (Wer hätte das gedacht?) Falls es aber zwei Uhr morgens ist und Sie die Spannung wirklich nicht mehr aushalten, hier eine kleine Auswahl von Internetadressen, die fundierte und verlässliche Auskunft bieten (übrigens deutet der Heißhunger auf Eiscreme wahrscheinlich auf Eisenmangel hin):

www.apotheken-umschau.de
www.netdoktor.de
www.meine-gesundheit.de

DANK

Eine große Zahl von Freunden, Kollegen und Förderern haben uns bei diesem Buch mit Rat und Tat zur Seite gestanden. Wir danken insbesondere: Cassie Jones, Liz Parker und Stacy Rader (die bei einem gemeinsamen Sushi-Essen einmal spöttelte: »Warum schreibt Ihr beiden eigentlich nicht mal ein komisches Buch?«), Andrea Rosen, Shelby Meizlik, Dr. Allan Schwartz, Dr. Shunichi Homma, Dr. Donald Landry, Dr. Leroy Rabbani, Dr. Mehmet Oz, Dr. Gregg Stone und Dr. Steven Marx sowie den Kollegen, die für einige Kapitel die redaktionelle Bearbeitung übernommen haben. Dr. David Weiner danken wir für die Durchsicht der Kapitel über die »Männerthemen«.

Vor allem aber gilt unser Dank unseren Familien, die uns nicht nur in der Ausübung unseres Arztberufs Kraft und Rückhalt geben, sondern uns auch die vielen Arbeitsstunden bewilligt haben, die nötig waren, um dieses Buch zu schreiben.

DIE AUTOREN

Christopher Rehbeck Kelly ist Kardiologe am NewYork-Presbyterian Hospital/Medical Center der Columbia University, an der er mit Auszeichnung seinen Bachelorabschluss in Neurowissenschaft und außerdem in französischer Literatur machte. Seinen Doktortitel erwarb er als Jahrgangsbester am Columbia University College of Physicians and Surgeons und den Master of Science am Department of Biostatistics der Columbia Mailman School of Public Health. Seine Zeit als Assistenzarzt absolvierte er ebenfalls am NewYork-Presbyterian Hospital/Columbia University Medical Center, wo er gegenwärtig seine Facharztausbildung zum Kardiologen abschließt. Im *New England Journal of Medicine* und anderen führenden Fachzeitschriften sind wissenschaftliche Artikel aus seiner Feder erschienen. Bevor er die medizinische Laufbahn einschlug, versuchte er sich kurz im Musikgeschäft, indem er zunächst Beiträge für Magazine wie *Rolling Stone* und *Spin* schrieb und später Plattenfirmen in Fragen der Digitalisierung beriet. Während seines Studiums konnte er als Autor und Produzent der ersten Staffel der »Dr. Oz Show« vorübergehend seine Leidenschaft für Medizin und die Medien miteinander verbinden. Christopher Kelly ist überzeugt, dass wir alle mehr darüber wissen sollten, wie unser Körper funktioniert, um häufige Gesundheitsprobleme richtig einordnen zu können – eine Überzeugung, der dieses Buch seine Entstehung verdankt. Sein liebstes Hobby besteht darin, jede freie Minute mit seiner Frau Leah und ihren drei gemeinsamen Kindern Blair, Becks und Bryce zu verbringen. Außerdem kocht und schreibt er gern, wenn er es sich nicht gerade mit seinem Hund auf der Couch gemütlich macht. Er lebt in New York.

Marc Sabin Eisenberg ist Dozent am Columbia University Medical Center sowie behandelnder Arzt am NewYork-Presbyterian Hospital/Columbia University Medical Center. Er machte zunächst am Columbia College einen Hochschulabschluss in Kunstgeschichte und erwarb 1995 seinen medizinischen Doktortitel am Columbia University College of Physicians and Surgeons, wo er auch den Michael H. Aranow Memorial Prize gewann, der an Studenten vergeben wird, »welche die fürsorglichen und humanitären Eigenschaften eines praktizierenden Arztes in vorbildlicher Weise verkörpern«. Seine Facharztausbildung als Kardiologe absolvierte er ebenfalls am NewYork-Presbyterian Hospital/Columbia University Medical Center. Er liebt die wöchentlichen Dim-Sum-Mittagessen mit seinen Eltern, kleine Strandspaziergänge mit seinem Hund, den Besuch von Broadwayvorstellungen mit seinen prächtigen Nichten Samantha und Julie und seiner Schwester Amy und joggt außerdem gern, bis ihm jeder Muskel im Körper wehtut. Er ist ein eifriger Leser von Kriminalromanen und hofft, eines Tages selbst einen zu schreiben (und dann natürlich mit einem medizinischen Bezug). Er unterstützt Organisationen, die hungernde Kinder mit Lebensmitteln versorgen (wieso gibt es selbst in reichen Ländern hungernde Kinder? Wir sollten uns was schämen!), sowie Tierasyle und Familien, die Tiere in Pflege nehmen. Er ist Mitglied der amerikanischen Kardiologenvereinigung und arbeitet als klinischer Kardiologe in New York.

DIE REDAKTIONELLEN MITARBEITER

Anca Dinu Askanase ist Rheumatologin am NewYork-Presbyterian Hospital/Columbia University Medical Center. Sie ist Begründerin und Leiterin des Columbia's Lupus Center sowie Leiterin klinischer Studien zur Rheumatologie. Sie arbeitete fünfzehn Jahre lang als Rheumatologin an der medizinischen Fakultät der New York University, wo sie klinische Studien leitete, für die Facharztausbildung zuständig war und schwierige Fälle von Autoimmunerkrankungen behandelte. Um den Patienten, die von einer dieser verheerenden Krankheiten betroffen sind, bessere Behandlungsmöglichkeiten bieten zu können, konzentriert sie sich in ihrer Forschungsarbeit auf das bessere Verständnis der Krankheitsfolgen aus der Perspektive sowohl der Patienten als auch der Ärzte. Die stolze Absolventin der Columbia University und Liebhaberin von Theater und Oper lebt mit ihrer Familie in Morningside Heights, New York.

Amy Atkeson ist Dozentin für klinische Medizin am Zentrum für kardiopulmonale Schlaf- und Atemstörungen am NewYork-Presbyterian Hospital/Columbia University Medical Center. Ihren Hochschulabschluss machte sie in Yale, wo sie im Hauptfach Biologie studierte und ihren Doktortitel erwarb. Anschließend absolvierte sie ihre Facharztausbildung am NewYork-Presbyterian Hospital/Columbia University Medical Center, wo sie sich als Lungenfachärztin anschließend in den Bereichen Intensivversorgung und Schlafmedizin weiterbildete. In ihrer klinischen Tätigkeit ist sie auf Atemstörungen während des Schlafs spezialisiert, und im Mittelpunkt ihrer Forschungsarbeit stehen nichtinvasive Beatmungstechniken bei Patienten mit neuromuskulären Erkrankungen. Sie ist Mutter von vier Söhnen und eine begeisterte Weltenbummlerin, die mit ihren Söhnen schon sechs Kontinente bereist hat. Wenn sie sich nicht gerade vom Jetlag erholt, widmet sie sich in ihrer Freizeit außerdem dem Joggen, Indoorcycling und Skifahren – wenn auch meist nicht alles zur gleichen Zeit.

Lindsey Bordone ist Dozentin für Dermatologie am NewYork-Presbyterian Hospital/Columbia University Medical Center. Sie machte ihren Hochschulabschluss im Fach Biomedizinische Technik an der School of Engineering and Applied Sciences der Columbia University und erwarb anschließend ihren Doktortitel an der Rutgers University, Robert Wood Johnson Medical School. An der Abteilung für Dermatologie des Columbia University Medical Center war sie Melanom-Forschungsstipendiatin, bevor sie eine zweijährige Facharztausbildung als Internistin und eine dreijährige Facharztausbildung als Dermatologin am St. Luke's-Roosevelt Hospital absolvierte. Sie lebt mit ihrem Mann und ihren drei Kindern in Manhattan. In ihrer Freizeit geht sie gern schwimmen oder malt zusammen mit ihren Kindern.

Allen Chen ist Leiter der naturheilkundlichen Abteilung des Daniel and Jane Och Spine Hospital am NewYork-Presbyterian Allen Hospital und Dozent für Rehabilitation und regenerative Medizin am Columbia University Medical Center. Er ist Facharzt für physikalische Medizin und Rehabilitation sowie Schmerzmedizin. Sein Bachelorstudium absolvierte er in Harvard, bevor er an der University of California, Los Angeles, den »Master of Public Health« und an der New York University seinen Doktortitel erwarb. Seine Forschungsarbeiten wurden in verschiedenen Peer-Review-Zeitschriften veröffentlicht, so etwa im *New England Journal of Medicine.* Darüber hinaus wurde über ihn und seine Arbeit in verschiedenen Zeitungen und Onlinemedien berichtet, so in der *New York Times*, dem *Boston Globe* und der *Huffington Post.* Er hat selbst an den Stadtmarathonläufen von Los Angeles und New York teilgenommen und war medizinischer Betreuer bei zahlreichen Marathon- und Ultramarathonläufen in den Wüsten von Atacama, Gobi, Taklamakan und Namibia. Wenn er nicht in Manhattan ist, findet man den begeisterten Surfer, Kletterer und Snowboarder für gewöhnlich an Stränden und in Gebirgen auf der ganzen Welt.

Benjamin Lebwohl ist Dozent für Medizin und Epidemiologie an der Abteilung für Gastroenterologie des NewYork-Presbyterian Hospital/Columbia University Medical Center. Er machte seinen Hochschulabschluss in Harvard und erwarb 2003 seinen Doktorgrad am Columbia University College of Physicians and Surgeons, wo er auch seine Facharztausbildung durchlief. An der Abteilung für Biostatistik der Mailman School of Public Health machte er einen Masterabschluss. Vom Celiac Disease Center der Columbia University aus arbeitet er mit Institutionen in den Vereinigten Staaten und im Ausland auf den Gebieten der Epidemiologie, Patientenversorgung und Zöliakieforschung zusammen. In den Jahren 2014 bis 2017 war er Preisträger des American Gastroenterology Association Research Scholar Award. Im Rahmen einer Gastprofessur betreibt er am Karolinska-Institut in Stockholm bevölkerungsbezogene Studien zur Zöliakie. Wenn er nicht gerade Darmspiegelungen durchführt, spielt er Cello im St. Thomas Orchestra in Mamaroneck, New York.

Jason A. Moche ist Facharzt für plastische Gesichts- und Wiederherstellungschirurgie sowie Kopf-Hals-Chirurgie. Sein Studium an der Washington University schloss er mit Auszeichnung ab, wo er auch an der Entwicklung einer chirurgischen Simulationsplattform für Notfallmaßnahmen im Flugverkehr teilhatte. Seinen Doktorgrad erwarb er als Jahrgangsbester an der Mount Sinai School of Medicine, woraufhin er am Shock Trauma Center der University of Maryland seine Facharztausbildung in Kopf-Hals-Chirurgie absolvierte. Es schloss sich eine Zusatzausbildung in plastischer und wiederherstellender kraniofazialer Chirurgie am St. Luke's-Roosevelt Hospital Center an. Er ist auf vielen Fachtagungen in den USA als Redner aufgetreten und hat zahlreiche wissenschaftliche Artikel und Lehrbuchkapitel veröffentlicht. Sein Spezialgebiet umfasst alle Aspekte kosmetischer und wiederherstellender Gesichtschirurgie, endoskopische Nebenhöhlen- und Schädelbasischirurgie sowie allgemein den Hals-Nasen-Ohren-Fachbereich.

Nicholas Morrissey ist Dozent für Chirurgie/Gefäßchirurgie am Columbia University Medical Center. Sein klinisches Interesse erstreckt sich dabei auf die Versorgung peripherer Gefäßerkrankungen in all ihren Aspekten. Zusätzlich zu seiner umfangreichen Tätigkeit als Chirurg widmet er sich intensiv der klinischen Forschung sowie der Ausbildung von Medizinstudenten und Fachärzten. Er ist Richtlinienbeauftragter der chirurgischen Abteilung des Columbia University Medical Center, wo er andere Ärzte in patientenzentrierter Kommunikation schult. Als passionierter Langstreckenläufer hat er bereits an drei New Yorker Stadtmarathonläufen teilgenommen. Er diente im Reserve-Sanitätskorps der US-Streitkräfte, die er im Rang eines Oberstleutnants verließ. Für verschiedene Onlinemedien hat er Beiträge geliefert, etwa für ESPN Radio, ABC, NBC, CBS und die *New York Times.*

Timothy Ryntz ist Dozent für Geburtshilfe und Gynäkologie am Columbia University Medical Center und Leiter des Menstrual Disorders Program innerhalb der Abteilung für gynäkologische Spezialchirurgie. Mit seinen Erfahrungen in laparoskopischer und robotergestützter Chirurgie hat er die chirurgischen Möglichkeiten innerhalb seines Fachgebiets erweitern können. Er setzt sich für benachteiligte Bevölkerungsgruppen ein, indem er einen großen Teil seiner Arbeit der medizinischen Betreuung von Transsexuellen widmet und seit mehr als einem Jahrzehnt für die Hilfsorganisation »Planned Parenthood of New York City« im Bereich Familienplanung beratend tätig ist. In seiner freien Zeit absolviert er gern ein strammes Fitnessprogramm oder schlendert zum Broadway, um seine Lieblingsschauspieler auf der Bühne zu sehen.

Bryan J. Winn ist Dozent für Augenheilkunde und Leiter der okuloplastischen und orbitalen Chirurgie am Columbia University Medical Center. Er schloss mit Auszeichnung ein Chemiestudium am Amherst College ab und absolvierte sein Medizinstudium am Columbia University College of Physicians and Surgeons. Seine Facharztausbildung durchlief er am Brigham and Women's Hospital in Boston und an der University of California, San Francisco, bevor er sich in Seattle in okuloplastischer Chirurgie weiterbildete. Er war Leiter des Curriculums für angehende Fachärzte, Leiter der studentischen Weiterbildung sowie Beauftragter für die Qualitätssicherung und Patientensicherheit im Fachbereich Augenheilkunde. Sein Spezialgebiet ist die Behandlung von Lid-, Tränendrüsen- und Augenhöhlenerkrankungen sowie die ästhetische Verjüngung des Gesichts. Im Mittelpunkt seiner Forschungsarbeit steht der Zusammenhang zwischen Darmflora und Entzündungen der Augenhöhle. Wenn er seine freie Zeit nicht mit seiner Frau und seinen Kindern verbringt, spielt er Keyboard in einer Soulband in New York.

REGISTER

B

G

I

J

K

N

O

P

R

W

Z